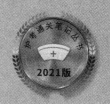

护考通关笔记丛书

2021

全国护士执业资格考试专用

护考通关冲刺宝典

编委会

主 编 李小妹

编 委（按姓氏拼音排序）

曹婷婷 代世嗣 杜姝婷 谷 苗

郭 妍 匡 松 吕 琦 邵振华

童 石 王秋玲 谢来英

◎ 整合核心考点

◎ 把控考点动向

◎ 直击考试精髓

西安交通大学出版社
XI'AN JIAOTONG UNIVERSITY PRESS

国家一级出版社
全国百佳图书出版单位

图书在版编目（CIP）数据

护考通关冲刺宝典/李小妹主编 . —西安：西安
交通大学出版社，2020.9
（护考通关笔记丛书）
ISBN 978 - 7 - 5693 - 1542 - 4

Ⅰ.①护…　Ⅱ.①李…　Ⅲ.①护士—资格考试—自学
参考资料　Ⅳ.①R192.6

中国版本图书馆 CIP 数据核字（2020）第 164681 号

Hukao Tongguan Chongci Baodian

书　　名	护考通关冲刺宝典	
主　　编	李小妹	
责任编辑	田　滢	

出版发行	西安交通大学出版社	
	（西安市兴庆南路 1 号　邮政编码 710048）	
网　　址	http：//www. xjtupress. com	
电　　话	（029）82668357　82667874（发行中心）	
	（029）82668315（总编办）	
传　　真	（029）82668280	
印　　刷	陕西金德佳印务有限公司	

开　　本	787mm×1092mm　1/16　印张　13　彩页　3 页　字数　264 千字	
版次印次	2020 年 9 月第 1 版　　2020 年 9 月第 1 次印刷	
书　　号	ISBN 978 - 7 - 5693 - 1542 - 4	
定　　价	68.60 元	

"护考通关笔记丛书"（2021 版）使用说明

　　本套丛书以国家《护士执业资格考试大纲》（简称《大纲》）和护理专业国家卫生和计划生育委员会（现为国家卫生健康委员会）"十三五"规划教材（第 6 版）内容为参考，立足于我国大多数中专、大专院校相关考生的知识储备情况和学习情况，在对《大纲》的基本考点进行整理、归类和分析的基础上编写而成。本套丛书在《大纲》基本考试要求的基础上对知识结构和章节顺序进行了重新优化设计。

　　特别说明： 在编写本套丛书的过程中，我们综合了部分一线教师常年来在护考教学方面的经验，并结合近年来各个知识版块在护士执业资格考试中的所占比重，对知识结构和章节顺序进行了调整。具体调整为：将妇科疾病患者的护理进行单列，将肿瘤患者的护理分散到各个系统疾病的章节中，将生命发展保健、法律法规与护理管理、护理伦理、人际沟通的内容合并为护理人文知识。调整后的内容由原来的 21 个模块体系变为 18 个模块体系。调整后，本套丛书对《大纲》所要求的知识点全面覆盖，而在结构上更加优化，内容上更加连贯，逻辑上更加严密，既方便了教师的教学工作，又方便了考生的备考复习，有利于节省教师和考生的时间、提高课堂效率和考生自主学习效率。

　　本套丛书共 5 本，每一本都紧紧围绕《大纲》，立足于考生学习的实际情况，按照不同阶段的学习目标进行设计。5 本书覆盖考试复习的各个阶段，每一本书侧重于不同的学习阶段，承担不同的学习功能，有知识点总结，有实习攻略和复习策略，有主干教程，有基础练习题、冲刺试题、全真模拟题，搭配合理，覆盖全面，针对性强。每个考生可以根据自己的实际情况进行选择。

　　一、本套丛书各本功能定位和适合阶段

　　《护士口袋书》

　　功能定位： 知识点随身手册 + 日常工作随身手册。

　　适合阶段： 早期备考★★★★★　　基础巩固★★★★★　　考前冲刺★★★★★

　　《护考通关考点精讲教程》（配视频课程）

　　功能定位：《大纲》同步主干精讲教程。

　　适合阶段： 早期备考★★★☆☆　　基础巩固★★★★★　　考前冲刺★★★★☆

　　《护考通关必做 2000 题》

　　功能定位： 主干教程辅助同步习题，基础练习题。

　　适合阶段： 早期备考★★★☆☆　　基础巩固★★★★★　　考前冲刺★★★★☆

　　《护考通关冲刺宝典》（配视频课程）

　　功能定位： 重点、难点、知识点归纳 + 巩固习题。

适合阶段：早期备考☆☆☆☆☆　　基础巩固★★★★☆　　考前冲刺★★★★★

《护考通关全真模拟卷》

功能定位：全真模拟试卷，用于模拟练习。

适合阶段：早期备考★☆☆☆☆　　基础巩固★★★★☆　　考前冲刺★★★★★

二、备考建议

1. 早期备考（7月—10月）

此阶段考生应以实习为主，养成学习的习惯，熟悉考试方向，厘清考试复习思路。

推荐用书：《护士口袋书》。

2. 基础巩固（10月—翌年3月）

此阶段为护考备考最重要的阶段，要求全面复习，夯实基础，掌握考点。

推荐用书：《护考通关考点精讲教程》＋《护考通关必做2000题》＋《护考通关全真模拟卷》。

3. 考前冲刺（翌年4月—5月）

此阶段考生应查漏补缺，模拟演练快速提高成绩。

推荐用书：《护考通关冲刺宝典》＋《护考通关全真模拟卷》。

本套丛书还配套了同步在线题库（免费），同步视频，建议考生结合在线题库和视频课程复习，复习效果更佳！

前　言

　　根据我国《护士条例》《护士注册管理办法》《护士执业资格考试办法》的规定，护士必须通过护士执业资格考试才能申请执业注册。护士执业资格考试实行统一考试大纲、统一题库、统一合格标准的考试制度；原则上每年举行一次，一次性通过专业实务和实践能力两个科目为成绩合格。

　　自2016年起，护士执业资格考试推行人机对话考试形式，每个科目120题，时间100分钟，并添加了图片题。自2019年起，护士执业资格考试添加了视频题。改革后，题型更加灵活，更加贴近临床，每名考生抽取的题目具有一定的随机性。这就使每套试卷中的知识点分布也存在着不确定性。这一变化要求考生对考试内容必须切实理解，准确掌握，知其然还要知其所以然。同时视频题的添加对考生的临床实习要求提高，常见的基础护理操作及各个科室的专科护理操作都必须正确掌握，故如何提高临床实习效率，如何快速高效地掌握考点就显得尤为重要了。

　　本书从基础理论、临床实践两方面着手，精心编写，指导各位考生有效实习，高效备考，不走弯路。同时，本书附有报考流程、证书注册等相关内容，能够让大家对护士执业资格考试及护理职业生涯有更清晰的认识。愿每一位考生都能顺利通过考试，成为一名优秀的护理工作者！

丛书主编　李甜甜

2020 年 7 月

目 录

第一章 基础护理知识和技能

 知识串讲

护理程序	1. 主观资料 患者自己的感觉经历 2. 客观资料 通过诊察手段和仪器检测得到的资料
医院和住院环境	1. 进行门诊护理工作时，遇特殊情况，应立即采取措施，安排提前就诊 2. 急救物品管理的"五定" 定数量品种、定点安置、定人保管、定期消毒灭菌和定期检查维修 3. 病区环境 ①理想噪音强度（35~40 dB）。②护士操作中的"四轻"：说话轻、走路轻、操作轻、开关门轻。③一般病室温度 18~22℃，婴儿室、手术室、产房温度 22~24℃，湿度 50%~60%。④病室通风（30 min）
入院和出院患者的护理	1. 特级护理：严重创伤、复杂大手术后、器官移植、大面积烧伤患者，专人 24 h 护理；一级护理：大手术后、休克、昏迷患者，每 1 h 巡视一次 2. 铺麻醉床时，床中部和床上部各铺一橡胶单、中单 3. 平车运送 ①两人搬运，一人一手托头、颈、肩，一手托腰，另一人一手托臀，另一手托腘窝。②平车运送中，护士站患者头侧，上下坡时患者头在高处
卧位和安全的护理	1. 卧位 ①去枕仰卧位适用于全身麻醉未清醒或昏迷患者及椎管内麻醉或脊髓腔穿刺后的患者。②中凹卧位适用于休克患者，头胸抬高 10°~20°，下肢抬高 20°~30°。③屈膝仰卧位适用于腹部检查、导尿、会阴冲洗。④端坐卧位适用于急性肺水肿、心包积液、支气管哮喘发作患者。⑤膝胸位适用于矫正子宫后倾或胎位，肛门、直肠镜检，乙状结肠镜检查 2. 保护具 ①约束带只能短期使用，每 2 h 松解一次。②支被架适用于瘫痪、极度虚弱的患者，也用于烧伤患者行暴露疗法取暖时
院内感染的预防和控制	1. 熏蒸法 空气消毒：纯乳酸（0.12 mL/m³），30~120 min；食醋（5~10 mL/m³），30~120 min 2. 无菌包打开应注明打开时间，有效期为 24 h；无菌盘铺好后应尽快使用，不超过 4 h 3. 隔离 ①严密隔离：霍乱、鼠疫、非典等。②呼吸道隔离：麻疹、百日咳、白喉、肺结核等。③消化道隔离：甲、戊型肝炎，伤寒，菌痢。④接触隔离：破伤风、炭疽、狂犬病等。⑤血液、体液隔离：艾滋病，乙、丙、丁型肝炎等。⑥昆虫隔离：乙型脑炎、疟疾、伤寒等。⑦保护性隔离：大面积烧伤、白血病、早产儿、器官移植等

患者的 清洁护理	1. 口腔护理 ①目的：清洁口腔；防止口腔感染；观察口腔黏膜、舌苔变化。②常用漱口液：朵贝尔溶液（轻微抑菌）；呋喃西林溶液（清洁口腔，广谱抗菌）；碳酸氢钠溶液（真菌感染）；醋酸溶液（铜绿假单胞菌）。③注意事项：昏迷者从白齿处放开口器，禁忌漱口、棉球过湿；有义齿取下浸入冷开水 2. 护理 ①头发打结（30%乙醇）。②灭头虱、虮（30%百部加50%乙醇100 mL，纯乙酸1 mL） 3. 压疮 ①部位：仰卧位，最常发生于骶尾部；坐位，最常发生于坐骨结节处。②分期：淤血红润期、炎性浸润期、浅度溃疡期、坏死溃疡期。③定时翻身，每2 h翻身一次，必要时每30 min翻身一次
生命体征 的评估	1. 体温 ①正常腋温（36～37℃）。②热型（稽留热、弛张热、间歇热、不规则热）。③不测口温（婴幼儿，精神异常、昏迷、呼吸困难者等）；不测肛温（直肠肛门手术、腹泻、心肌梗死患者） 2. 脉搏 脉搏短绌（心房颤动）；奇脉（重症哮喘、心包积液） 3. 呼吸 ①节律异常（潮式呼吸、间断呼吸）。②危重或呼吸微弱患者用少许棉花放于鼻孔前，观察1 min内棉花被吹起的次数 4. 血压 右上肢血压高于左上肢，下肢血压高于上肢血压20～40 mmHg
饮食护理	1. 治疗饮食 ①肾病综合征（基础饮食上，增加蛋白质摄入量）。②急性肾炎（限制蛋白质的摄入量）。③肝硬化腹水（摄盐量＜2 g/d）。④无盐低钠（摄盐量＜0.5 g/d） 2. 试验饮食 ①胆囊造影（造影日，禁早餐，第一次摄片后，胆囊显影好，进食高脂肪餐）。②潜血试验（试验前3日，禁食肉类、血类、含铁食物）。③吸碘试验（试验期2周，期间禁食含碘丰富的食物） 3. 鼻饲法 ①胃管插入45～55 cm。②昏迷患者胃管插至10～15 cm，将患者头托起，便于胃管插入。③鼻饲食物温度为38～40℃；④普通胃管每周更换
冷热疗法	1. 冷疗禁忌 枕后、耳郭、阴囊、心前区、腹部、足底 2. 热疗目的 促进炎症的消散和局限；缓解疼痛；减轻深部组织充血；保暖 3. 不宜坐浴 月经期、妊娠后期、产后2周内、阴道出血、盆腔炎症
排泄护理	1. 尿异常 ①尿量异常（多尿：＞2500 mL/d；少尿：＜400 mL/d或17 mL/h；无尿：＜100 mL/d或12 h内无尿）。②颜色异常（红色——肉眼血尿；黄褐色——胆红素尿；乳白色——乳糜尿；浓红茶色/酱油色——血红蛋白尿；白色浑浊——脓尿）。③气味异常（新鲜尿有氨臭味——泌尿系统感染；烂苹果味——酮症酸中毒）。④尿失禁（真性尿失禁——完全性尿失禁；假性尿失禁——充溢性尿失禁；压力型尿失禁——不完全性尿失禁） 2. 导尿 ①消毒（首次：自上而下，由外向内以尿道为中心擦洗；再次：自上而下，由内向外消毒）。②膀胱高度膨胀首次放尿≤1000 mL 3. 灌肠 大量不保留灌肠液面距肛门40～60 cm；小量不保留灌肠液面距肛门＜30 cm；慢性菌痢左侧卧位；阿米巴痢右侧卧位；肛管排气深度为15～18 cm

药物疗法和过敏试验法	1. 需避光保存的药物　盐酸肾上腺素、维生素 C、氨茶碱、硝酸甘油 2. 给药次数（bid——每日 2 次，qid——每日 4 次，sos——必要时，po——口服） 3. 进针角度（ID——5°进针，H——30°～40°进针，IM——90°进针） 4. 青霉素过敏　①过敏性休克，最严重的一种；②血清病型反应，一般发生于用药后 7～12 天；③皮肤过敏反应；④呼吸道、消化道过敏反应 5. 破伤风试验结果阳性，处理：采用脱敏注射法
静脉输液和输血法	1. 手背静脉网是成人输液时的首选部位；颞浅静脉是小儿输液时的首选部位 2. 滴速　①一般成人 40～60 滴/分，儿童 20～40 滴/分；年老体弱、心肺疾病患者速度宜慢。②每分钟滴数＝液体总量（mL）×滴系数（滴/毫升）/输液用时（min）；输液用时（h）＝液体总量（mL）×滴系数（滴/毫升）/每分钟滴数×60（min） 3. 输血　①库存血取出后，30 min 内给患者输入。②常见输血反应：发热反应；过敏反应；溶血反应（最严重的反应，黄疸和血红蛋白尿，伴寒战、高热等）；大量输血后反应（循环负荷过重，出血倾向，酸中毒，高钾血症等）
标本采集	1. 同时抽取多项检查标本注入容器顺序：血培养瓶→抗凝管→干燥试管 2. 尿标本加防腐剂（艾迪计数——加入甲醛，防腐；尿蛋白定量、尿糖定量——加入甲苯） 3. 留痰查癌细胞用的固定液是 10% 甲醛或 95% 乙醇，采集后立即送检 4. 咽拭子的采集部位是两侧腭弓、咽、扁桃体
病情观察和危重患者的抢救	1. 病情观察　①急性面容，面色潮红，呼吸急促，兴奋不安，口唇干裂，表情痛苦。②慢性面容，面色苍白或灰暗，面容憔悴，双目无神 2. 意识状态（嗜睡——言语能唤醒，能准确回答问题；意识模糊——答非所问；昏睡——强刺激可以唤醒，答非所问；浅昏迷——疼痛刺激会有皱眉；深昏迷——意识完全丧失） 3. 吸氧　①浓度（轻度缺氧：1～2 L/min；中度缺氧：2～4 L/min；重度缺氧：4～6 L/min）。②给氧法（面罩法：张口呼吸及病情较重的患者；头罩法：主要用于小儿患者）。③公式：吸氧浓度（%）＝21＋4×氧流量（L/min） 4. 吸痰　先吸净口腔分泌物再吸净气管内分泌物；每次吸痰时间不超过 15 s 5. 洗胃液（敌百虫——1% 盐水或清水，高锰酸钾，禁忌碱性药物；巴比妥类——高锰酸钾，禁忌硫酸镁导泻；磷化锌——高锰酸钾，0.5% 硫酸铜，禁忌鸡蛋、牛奶）
水、电解质、酸碱平衡失调患者的护理	1. 低渗性缺水：血清钠 <135 mmol/L；高渗性缺水：血清钠 >150 mmol/L 2. 钾代谢异常　①高钾血症：血清钾 >5.5 mmol/L；低钾血症：血清钾 <3.5 mmol/L。②高钾血症治疗：停止补钾，用 10% 葡萄糖酸钙。③补钾原则［见尿补钾：尿量 >40 mL/h；总量限制：氯化钾 3～6 g/h；控制速度：补液中钾浓度不超过 40 mmol/L（0.3%）；不宜过快：速度不超过 20 mmol/h］

续表

临终患者的护理	1. 尸斑出现在死亡后 2～4 h，易发生于尸体的最低部位 2. 听觉是人体最后消失的感觉 3. 心理反应　①否认期。②愤怒期。③协议期。④忧郁期。⑤接受期
医疗和护理文件的书写	1. 体温单　①口温（蓝●），腋温（蓝×），肛温（蓝○）；②脉率（红●），心率（红○）；③呼吸（红色阿拉伯数字）；④灌肠（E） 2. 医嘱　①长期备用医嘱（prn）有效时间 24 h 以上；②临时备用医嘱（sos）有效时间 12 h 内；③医嘱处理，先临时后长期；④抢救时口头医嘱须在抢救结束后 6 h 内补写
护士职业防护	损伤因素　①生物性因素（细菌、病毒、支原体）。②化学性因素（化学消毒剂、化疗药物）。③物理性因素（机械性损伤、锐器伤、放射性损伤、温度性损伤、噪声）。④心理、社会因素

A₁型题

1. 以下客观资料，记录正确的是（　　）
   A. 每天排尿 1～2 次，量少
   B. 咳嗽剧烈，有大量黏痰
   C. 每天饮水 5 次，每次约 200 mL
   D. 每餐主食 2 碗，一日 3 餐
   E. 持续低热 1 个月，午后明显

2. 护理程序中最基础的步骤是（　　）
   A. 护理评估
   B. 护理诊断
   C. 护理计划
   D. 护理实施
   E. 护理评价

3. 下列保持病室安静的措施，正确的是（　　）
   A. 为病室安装隔音装置
   B. 白天病区的噪声强度应控制在 35～55 dB
   C. 适当地摆放鲜花和绿色植物吸收噪声
   D. 工作人员在病区应做到"四轻"
   E. 病室应尽可能少开门、窗

4. 全身麻醉护理盘内不需要准备的物品是（　　）
   A. 开口器
   B. 通气导管
   C. 吸痰导管
   D. 导尿管
   E. 输氧导管

5. 护士将床整理为下图所示状况的目的是（　　）

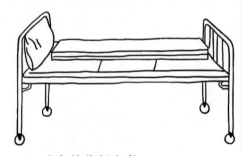

   A. 准备接收新患者
   B. 供暂时离床患者使用
   C. 迎接新患者
   D. 保持病室整洁
   E. 接收麻醉术后的患者

6. 入院患者可暂免沐浴的情况是（　　）
   A. 急性甲型肝炎患者

B. 高血压患者

C. 糖尿病患者

D. 急性心肌梗死患者

E. 慢性扁桃体炎择期手术者

7. 护士整理出院病案中最前和最后的内容分别是(　　)

　　A. 体温单、入院记录

　　B. 病案首页、体温单

　　C. 病案首页、病程记录

　　D. 入院记录、病案首页

　　E. 体温单、护理病案

8. 急性心力衰竭时，患者采取半坐卧位的主要目的是(　　)

　　A. 增加胸腔容积

　　B. 减少静脉回心血量

　　C. 减小胸、腹肌肉张力

　　D. 引流腹腔积液

　　E. 减轻腹腔脏器对心脏的压力

9. 将昏迷患者头偏向一侧的目的是(　　)

　　A. 保证头部血液供应

　　B. 防止颅内压下降

　　C. 增加脑脊液循环

　　D. 利于观察病情

　　E. 防止呕吐物流入气管

10. 对内镜消毒时应选用下列哪种方法(　　)

　　A. 高压蒸汽灭菌

　　B. 戊二醛浸泡

　　C. 过氧化氢浸泡

　　D. 乙醇擦拭

　　E. 纯乳酸熏蒸

11. 进行胰胆管造影时应采取的体位是(　　)

　　A. 俯卧位

　　B. 头低足高位

　　C. 头高足低位

　　D. 侧卧位

　　E. 仰卧屈膝位

12. 下列需要用75%乙醇脱碘的消毒液为(　　)

　　A. 戊二醛

　　B. 氯己定

　　C. 碘甘油

　　D. 碘伏

　　E. 碘酊

13. 采用两人法为患者翻身时，两名护士应分别托住患者的(　　)

　　A. 颈部和背部，腰部和臀部

　　B. 颈肩部和腰部，臀部和腘窝

　　C. 颈肩部，腰部和腘窝

　　D. 颈肩部和腰部，臀部

　　E. 肩部和背部，腰部和腘窝

14. 下图所示的保护具最适用于哪种患者(　　)

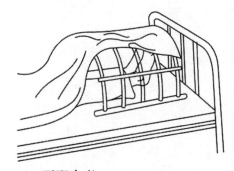

　　A. 不配合者

　　B. 昏迷患者

　　C. 婴儿

　　D. 精神病患者

　　E. 烧伤患者

15. 需要实施特级护理的患者是(　　)

　　A. 昏迷患者

　　B. 乳腺癌术后患者

　　C. 复杂疑难大手术后患者

　　D. 早产儿

　　E. 尿毒症患者

16. 以下煮沸消毒的操作，不正确的是(　　)

A. 消毒前先将物品刷洗干净

B. 将消毒物品全部浸没在水中

C. 水沸后开始计算消毒时间

D. 中间添加物品需重新计算时间

E. 消毒的物品，待使用时再取出

17. 使用约束带的患者应重点观察(　　)

　　A. 体位是否舒适

　　B. 约束带是否松开

　　C. 局部皮肤颜色及温度

　　D. 意识是否清楚

　　E. 衬垫是否垫好

18. 下列手套的戴法错误的是(　　)

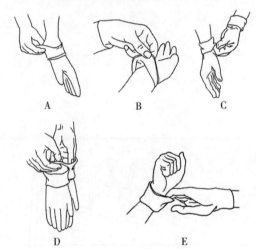

　　A. A

　　B. B

　　C. C

　　D. D

　　E. E

19. 应用臭氧灭菌灯消毒技术后多长时间后可进入室内(　　)

　　A. 30 min

　　B. 25 min

　　C. 20 min

　　D. 15 min

　　E. 10 min

20. 下列无菌操作错误的是(　　)

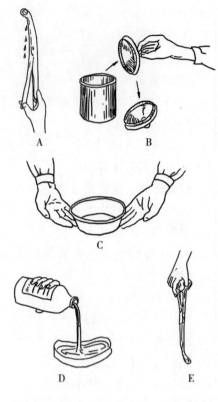

　　A. A

　　B. B

　　C. C

　　D. D

　　E. E

21. 在传染病区内属于半污染区的是(　　)

　　A. 值班室

　　B. 病区内的走廊和病区化验室

　　C. 层流监护病房

　　D. 病区外走廊

　　E. 配餐室和更衣室

22. 下列关于口腔护理的操作，正确的是(　　)

　　A. 开口器宜从臼齿处放入

　　B. 昏迷患者可用多个棉球尽快擦洗

　　C. 擦洗时应沿牙缝纵向由下至上

　　D. 每擦洗口腔一侧更换一个湿棉球

　　E. 擦洗应先门齿后臼齿

23. 若患者由于疾病的原因采取如图示卧
    位，则最易发生压疮的部位是(　　)

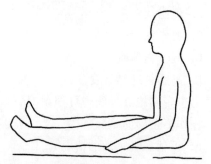

    A. 坐骨结节处
    B. 骶尾部
    C. 大转子处
    D. 髋部
    E. 耳郭

24. 铺好的无菌盘应保持干燥，防潮湿、
    污染，有效期不得超过(　　)
    A. 4 h
    B. 6 h
    C. 8 h
    D. 10 h
    E. 12 h

25. 血压测量的"四定"指的是(　　)
    A. 定时间、定部位、定体位、定血
       压计
    B. 定时间、定部位、定血压计、定
       人员
    C. 定时间、定部位、定体位、定计
       量单位
    D. 定时间、定体位、定部位、定听
       诊器
    E. 定时间、定体位、定部位、定
       病室

26. 肿瘤患者最常见的发热类型是
    (　　)
    A. 稽留热
    B. 弛张热
    C. 间歇热

D. 不规则热
E. 回归热

27. 不宜采用直肠测温的患者是(　　)
    A. 婴幼儿
    B. 昏迷患者
    C. 极度消瘦患者
    D. 心肌梗死患者
    E. 大面积烧伤患者

28. 高热是指口腔温度在(　　)
    A. 37.3~38.0℃
    B. 38.1~39.0℃
    C. 37℃以上
    D. 39.1~41.0℃
    E. 41℃以上

29. 物理或药物降温后，复测体温的时间
    是(　　)
    A. 15 min
    B. 20 min
    C. 30 min
    D. 40 min
    E. 60 min

30. 心房颤动患者最常见的脉搏类型是
    (　　)
    A. 交替脉
    B. 间歇脉
    C. 水冲脉
    D. 奇脉
    E. 细脉

31. 测量呼吸时护士的手不离开诊脉部位
    是为了(　　)
    A. 可同时评估脉搏
    B. 方便计时
    C. 评估患者的心理状态
    D. 防止患者察觉影响呼吸
    E. 将呼吸与脉搏做对比

32. 患者骶尾部皮肤发红，压之不褪色，
    处于压疮的哪一期(　　)

A. 淤血红润期

B. 炎性浸润期

C. 浅度溃疡期

D. 坏死溃疡期

E. 溃烂期

33. 发生溶血反应时，出现黄疸和血红蛋白尿的原因是（　　）

A. 红细胞凝集成团阻塞小血管

B. 凝集的红细胞溶解，血红蛋白释放入血浆

C. 大量血红蛋白从血浆进入肾小管形成结晶

D. 肾小管内皮缺血、缺氧而坏死脱落

E. 发生急性肝细胞坏死，大量胆红素释放入血

34. 下列测量血压的方法，不正确的是（　　）

A. 测量前患者需休息 20 ~ 30 min

B. 袖带松紧以能放入 1 指为宜

C. 袖带下缘应距肘窝 2 ~ 3 cm

D. 听诊器胸件置于肘横纹下 2 cm 处

E. 以每秒 4 mmHg 的速度放气

35. 以下不属于吸气性呼吸困难的情况是（　　）

A. 气管痉挛

B. 气管管腔狭窄

C. 气管异物

D. 喉癌

E. 支气管哮喘

36. 腹部禁用冷疗是为了防止（　　）

A. 腹泻

B. 冻伤

C. 反射性心率减慢

D. 冷过敏

E. 一过性冠状动脉收缩

37. 肝硬化严重腹水患者应给予的饮食是

（　　）

A. 无盐、低钠饮食

B. 低脂饮食

C. 要素饮食

D. 高蛋白饮食

E. 高膳食纤维饮食

38. 为患者实施红外线烤灯照射时，以下操作不正确的是（　　）

A. 评估患者创面的情况

B. 用手试温，温热为宜

C. 灯距为 20 ~ 30 cm

D. 时间为 20 ~ 30 min

E. 观察患者有无过热、心慌、头晕感觉及皮肤反应

39. 慢性肾小球肾炎患者宜采用的饮食是

（　　）

A. 高脂肪饮食

B. 高磷饮食

C. 低热量饮食

D. 高钾饮食

E. 低蛋白饮食

40. 下列关于排便异常的描述，正确的是

（　　）

A. 胆道完全梗阻患者粪便呈暗红色

B. 肠套叠患者的粪便为果酱样

C. 痢疾患者的粪便为米泔样

D. 痔患者的粪便为暗红色

E. 上消化道出血患者的粪便表面鲜红

41. 执行给药原则中，首要的是（　　）

A. 遵医嘱给药

B. 给药途径要准确

C. 给药时间要准确

D. 注意用药不良反应

E. 给药中要经常观察疗效

42. 应供给高热量饮食的患者是（　　）

A. 甲状腺功能亢进症患者

B. 糖尿病患者

C. 肾上腺皮质功能减退症患者

D. 高血压患者

E. 肝性脑病患者

43. 输液中发生空气栓塞，导致患者死亡的主要原因是（　　）

A. 气泡栓塞大脑中动脉

B. 气泡阻塞上腔静脉

C. 气泡阻塞主动脉口

D. 气泡阻塞肺动脉口

E. 气泡阻塞肺静脉口

44. 鼻饲插管中患者出现呛咳、发绀，护士正确的处置是（　　）

A. 嘱患者深呼吸，休息片刻后再继续插管

B. 托起患者的头部插管

C. 拔出胃管，休息片刻后重新插管

D. 嘱患者做吞咽动作

E. 用注射器抽吸胃液

45. 鼻饲液的温度为（　　）

A. 8～30℃

B. 30～31℃

C. 32～34℃

D. 35～36℃

E. 38～40℃

46. 尿液呈酱油色的疾病是（　　）

A. 阻塞性黄疸

B. 急性溶血

C. 丝虫病

D. 肾结石

E. 尿路感染

47. 以下对于静脉炎输液反应的护理措施，不正确的是（　　）

A. 严格执行无菌操作

B. 超短波治疗

C. 患肢抬高并制动

D. 发生合并感染时，行抗生素治疗

E. 局部冷敷

48. 为提高检出率，留取粪便查寄生虫卵时，应采集（　　）

A. 边缘部分的粪便

B. 不同部分的粪便

C. 中间部分的粪便

D. 脓血部分的粪便

E. 黏液部分的粪便

49. 为患者插鼻饲管至 15 cm 时，护士托起其头部，操作如图，目的是（　　）

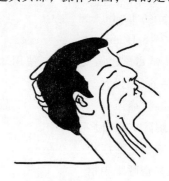

A. 防止患者呕吐

B. 增大咽喉通道的弧度

C. 使患者更舒适

D. 增大鼻咽通道的弧度

E. 使患者更安全

50. 为男性患者导尿时，使阴茎与腹壁成60°的目的是（　　）

A. 顺利通过尿道的 3 个狭窄处

B. 使耻骨上弯消失

C. 使耻骨下弯消失

D. 使耻骨后弯消失

E. 使耻骨前弯消失

51. 输液反应中最常见的是（　　）

A. 空气栓塞

B. 发热反应

C. 输液微粒

D. 静脉炎

E. 急性肺水肿

52. 禁用热水坐浴的情况是（　　）

A. 肛裂

B. 肛门部充血、炎症

C. 痔

D. 会阴疾病

E. 妊娠后期

53. 行氧气雾化吸入时，氧流量应调节为（　　）

    A. 0.5 L/min

    B. 1 ~ 2 L/min

    C. 2 ~ 4 L/min

    D. 5 ~ 6 L/min

    E. 6 ~ 8 L/min

54. 发生链霉素过敏反应时，使用葡萄糖酸钙的目的是（　　）

    A. 维持血压

    B. 解除支气管痉挛

    C. 减轻毒性症状

    D. 兴奋呼吸中枢

    E. 缓解皮肤瘙痒

55. 昏迷患者使用热疗时，水温不可过高的原因是（　　）

    A. 容易引起继发效应

    B. 可加重病情

    C. 患者对热的敏感性差

    D. 容易导致全身感染

    B. 可能导致皮下出血

56. 为解除便秘进行大量不保留灌肠时，液体的温度为（　　）

    A. 28 ~ 32℃

    B. 33 ~ 35℃

    C. 36 ~ 38℃

    D. 39 ~ 41℃

    E. 42 ~ 45℃

57. 直接输血 200 mL，加入 3.8% 枸橼酸钠溶液的量应为（　　）

    A. 8 mL

    B. 10 mL

C. 16 mL

D. 20 mL

E. 24 mL

58. 为女性患者导尿时，第 2 次消毒外阴需擦拭两遍的部位是（　　）

    A. 阴道口

    B. 尿道口

    C. 小阴唇

    D. 会阴

    E. 大阴唇

59. 图中体位不适用于以下哪种疾病患者的灌肠（　　）

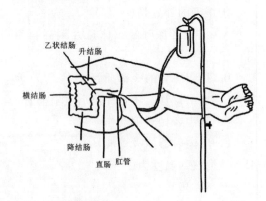

    A. 慢性菌痢

    B. 阿米巴痢疾

    C. 伤寒

    D. 便秘

    E. 中暑患者

60. 患者对所发的药物提出疑问，护士应（　　）

    A. 报告护士长

    B. 报告医生

    C. 向患者保证无误后再给药

    D. 重新核对无误后解释再给药

    E. 弃去药物重新配药

61. 以下关于尿标本留取方法的叙述，错误的是（　　）

    A. 尿常规标本应留取晨起第一次尿

    B. 尿培养用无菌试管接取中段尿

C. 女患者在月经期间不宜留取标
本尿

D. 做尿蛋白定量检查，需在标本内
加入甲苯

E. 做艾迪计数检查，需在标本内加
入浓盐酸

62. 给患者吸痰时，对黏稠痰液的处理措
施不正确的是（　　）
A. 滴少量生理盐水
B. 增大负压吸引力
C. 叩拍患者的胸背部
D. 滴入化痰药物
E. 超声雾化吸入

63. 大量不保留灌肠的禁忌证不包括
（　　）
A. 甲状腺手术后 3 天无排便
B. 急性阑尾炎
C. 心肌梗死
D. 上消化道出血
E. 妊娠 5 个月

64. 下列有关密闭式输液法中滴数调节的
叙述，错误的是（　　）
A. 一般成人每分钟 40～60 滴
B. 儿童每分钟 20～40 滴
C. 心肺功能良好者速度可快，心肺
疾病患者滴入速度宜慢
D. 婴幼儿、脱水严重患者滴入速度
宜慢
E. 高渗溶液、升压药等滴入速度
宜慢

65. 关于剧毒药、麻醉药的保管，下列说
法不妥的是（　　）
A. 专人负责
B. 加锁保管
C. 专本登记
D. 凭空瓶领取
E. 登记本由医生签名

66. 临床上需要避光使用的药物是（　　）
A. 垂体后叶素
B. 尼可刹米
C. 脂肪乳
D. 硝普钠
E. 复方氨基酸

67. 下列关于静脉注射操作的叙述，正确
的是（　　）
A. 在穿刺部位上方 3 cm 处扎紧止
血带
B. 用左手拇指绷紧静脉上端皮肤
C. 进针角度为 15°～30°
D. 刺入静脉后即缓慢注入药液
E. 拔针时动作宜慢

68. 下列用药指导中，错误的是（　　）
A. 发汗药服后多饮水
B. 磺胺药服后少饮水
C. 止咳糖浆服后不饮水
D. 强心苷类药服前测脉率
E. 硫酸亚铁合剂用吸管吸服

69. 股静脉穿刺的正确体位是（　　）
A. 仰卧，下肢伸直
B. 仰卧，下肢伸直略外展外旋
C. 仰卧，下肢伸直略内收
D. 仰卧，屈膝
E. 仰卧，屈膝略外展

70. 下列输血操作中，不妥的是（　　）
A. 须两人核对无误后方可输入
B. 输血开始时速度宜慢
C. 切勿剧烈振荡血袋
D. 可根据需要在血液中加入药品
E. 应首先输入成分血，再输新鲜血

71. 青霉素皮试液的浓度是（　　）
A. 150 U/mL
B. 0.75 mg/mL
C. 2.5 mg/mL
D. 2500 U/mL

E. 500 U/mL

72. 护士为婴儿行静脉输液时，最常选择的静脉是(　　)
    A. 手背浅静脉
    B. 颞浅静脉
    C. 足背静脉
    D. 贵要静脉
    E. 股静脉

73. 急性肺水肿患者给予20%～30%乙醇湿化吸氧的目的是(　　)
    A. 降低肺泡内泡沫的表面张力
    B. 减少肺泡内毛细血管渗出液
    C. 改善心肌缺氧而增加心肌收缩力
    D. 改善肺组织的缺氧状态
    E. 减少回心血量

74. 发生溶血反应后，为促进血红蛋白在尿中的溶解度，宜选用的药物是(　　)
    A. 枸橼酸钠
    B. 氯化钠
    C. 碳酸氢钠
    D. 乳酸钠
    E. 葡萄糖酸钙

75. 行洗胃治疗时，禁用于敌百虫中毒患者的溶液是(　　)
    A. 1%的盐水
    B. 硫酸铜溶液
    C. 温开水
    D. 高锰酸钾液
    E. 碳酸氢钠溶液

76. 1500 mL 的液体从早上 8 点半开始输，调节滴数约为 75 滴/分（点滴系数为 15），其输完的时间为(　　)
    A. 12 点 30 分
    B. 13 点
    C. 13 点 30 分
    D. 14 点
    E. 15 点

77. 留取 24 h 尿标本做尿蛋白定量检查，标本中应加(　　)
    A. 甲苯
    B. 浓盐酸
    C. 甲醛
    D. 冰醋酸
    E. 乙醇

78. 为阿米巴痢疾患者留取粪便标本时，应使用(　　)
    A. 防水的蜡纸盒
    B. 保温容器
    C. 无菌容器
    D. 玻璃瓶
    E. 普通硬纸盒

79. 查找癌细胞的痰标本不能及时送检，固定时应选择(　　)
    A. 10% 甲醛
    B. 75% 乙醇
    C. 1% 甲苯
    D. 5% 浓盐酸
    E. 10% 冰醋酸

80. 患者发生青霉素过敏性休克时，最早、最常见的症状是(　　)
    A. 烦躁不安、血压下降
    B. 四肢麻木、头晕眼花
    C. 腹痛、腹泻
    D. 发绀、面色苍白
    E. 皮肤瘙痒、呼吸道症状

81. 患者意识丧失，对各种刺激均无反应，属于意识状态的哪一期(　　)
    A. 嗜睡
    B. 昏睡
    C. 意识模糊
    D. 浅昏迷
    E. 深昏迷

82. 死亡后最先出现的尸体现象为(　　)
    A. 尸斑

B. 尸僵

C. 尸冷

D. 尸体缓解

E. 尸体腐败

83. 下列有关电动吸痰操作的叙述，错误的是（　　）

　　A. 患者平卧或侧卧

　　B. 昏迷患者用开口器打开口腔

　　C. 成人吸痰负压 40 ~ 53.3 kPa

　　D. 先吸气管内分泌物，再吸口腔分泌物

　　E. 吸痰导管每次更换

84. 气管内每次吸痰时间不超过 15 s，原因是（　　）

　　A. 防止电动吸引器过热

　　B. 避免阻塞吸痰管

　　C. 避免引起呛咳

　　D. 防止引起缺氧

　　E. 避免继发肺部感染

85. 患者面颊潮红，烦躁不安，呼吸急促，痛苦呻吟，护士判断该面容属于（　　）

　　A. 病危面容

　　B. 肢端肥大症面容

　　C. 急性病容

　　D. 甲亢面容

　　E. 满月面容

86. 人体最重要的缓冲系统为 HCO_3^-/H_2CO_3，其比值为（　　）

　　A. 10:1

　　B. 15:1

　　C. 20:1

　　D. 25:1

　　E. 30:1

87. 调节水钠平衡的主要器官是（　　）

　　A. 皮肤

　　B. 肺

C. 胃肠

D. 肾

E. 汗腺

88. 发生等渗性脱水时，血清钠的浓度是（　　）

　　A. 160 ~ 180 mmol/L

　　B. 150 ~ 170 mmol/L

　　C. 140 ~ 160 mmol/L

　　D. 135 ~ 150 mmol/L

　　E. 120 ~ 140 mmol/L

89. 高渗性脱水的临床特点是（　　）

　　A. 皮肤弹性差

　　B. 早期口渴显著

　　C. 尿量显著减少，尿比重增高

　　D. 易出现血压下降

　　E. 常伴代谢性酸中毒

90. 为脱水患者实施液体疗法时，应遵循的输液原则是（　　）

　　A. 前 8 h 补充总量的 1/2，余量在后 16 h 内均匀输入

　　B. 前 6 h 补充总量的 1/2，余量在后 18 h 内均匀输入

　　C. 前 4 h 补充总量的 1/3，余量在后 20 h 内均匀输入

　　D. 白天补充总量的 1/2，余量在晚睡前均匀输入

　　E. 液体总量以均匀速度于 12 h 内输入

91. 对清除肠内毒物有积极意义的洗胃时限是（　　）

　　A. 食物中毒 3 h 内

　　B. 食物中毒 6 h 内

　　C. 食物中毒 8 h 内

　　D. 食物中毒 10 h 内

　　E. 食物中毒 12 h 内

92. 低钾血症是指血钾浓度低于（　　）

　　A. 2.0 mmol/L

B. 2.5 mmol/ L

C. 3.0 mmol/L

D. 3.5 mmol/L

E. 4.0 mmol/L

93. 低钾血症的最初表现是（　　）

A. 肌无力

B. 呕吐

C. 多尿

D. 心电传导失常

E. 心律失常

94. 氧疗法中，流量为 4 L/min，其氧浓度为（　　）

A. 27%

B. 30%

C. 33%

D. 37%

E. 39%

95. 发生高钾血症时最具特征的心电图改变是（　　）

A. P 波低平或消失

B. QRS 波增宽畸形

C. R 波降低

D. S－T 段下降，T 波低平

E. T 波高尖

96. 为低钾血症患者静脉补钾时，其尿量应（　　）

A. ＞20 mL/h

B. ＞40 mL/h

C. ＞50 mL/h

D. ＞60 mL/h

E. ＞70 mL/h

97. 对抗高钾血症并发的心律不齐，宜选用的药物是（　　）

A. 3%～5%氯化钠

B. 5%碳酸氢钠

C. 25%硫酸镁

D. 10%葡萄糖酸钙

E. 枸橼酸钾

98. 人体正常体液的 pH 值为（　　）

A. 7.30～7.40

B. 7.35～7.45

C. 7.40～7.50

D. 7.30～7.50

E. 7.45～7.55

99. 代谢性酸中毒患者的特征性临床表现是（　　）

A. 呼吸困难

B. 呼吸深而快

C. 软弱无力

D. 血压下降

E. 发绀

100. 目前医学界主张的死亡诊断依据是（　　）

A. 瞳孔散大、固定

B. 心跳停止

C. 组织细胞仍有微弱而短暂的代谢活动

D. 深反射消失

E. 脑死亡

101. 临终患者最早出现的心理反应阶段是（　　）

A. 发泄期

B. 愤怒期

C. 忧郁期

D. 接受期

E. 否认期

102. 发生艾滋病职业暴露时，局部的处理措施中不正确的是（　　）

A. 发生皮肤污染时，用肥皂液和流动水清洗污染局部

B. 发生黏膜污染时，用生理盐水反复冲洗

C. 发生破损时，先在伤口旁轻轻挤压，尽可能挤出伤处的血液

D. 冲洗后的伤口，用 75% 乙醇或 0.5% 碘伏进行消毒

E. 损伤严重流血不止时，应立即包扎止血，稍后再冲洗消毒

103. 以下医嘱应最先执行的是（　　）

A. prn

B. sos

C. st

D. qh

E. bid

104. 护士在抢救患者时，下列操作不正确的是（　　）

A. 口头医嘱必须向医生复诵一次，双方确认无误后方可执行

B. 空安瓿应及时处理

C. 抢救后应及时请医生补写医嘱

D. 输液瓶、输血袋等用后要统一放置

E. 医生未到时可先建立静脉通道

105. 护士书写病室交班报告时，下列应首先书写的情况是（　　）

A. 危重患者

B. 死亡患者

C. 转出患者

D. 转入患者

E. 新入院患者

106. 儿科门诊护士由于工作长期处于紧张状态，且经常受到来自患儿家长的人身攻击，感觉身心疲惫，且出现一系列心理问题，导致其损伤的职业因素属于（　　）

A. 化学性因素

B. 生物性因素

C. 放射性因素

D. 机械性因素

E. 心理因素

A₂型题

107. 患者，男性，82 岁。因呼吸道感染高热 40 ℃，家属给予吸氧后送诊。分诊护士接诊后的处理应为（　　）

A. 到隔离门诊就诊

B. 提前就诊

C. 到普通门诊就诊

D. 按挂号顺序就诊

E. 立即上报上级医生

108. 患者，男性，56 岁。肝移植后 24 h 内应给予（　　）

A. 一级护理

B. 二级护理

C. 三级护理

D. 特级护理

E. 监护

109. 患者，女性，48 岁。因子宫肌瘤入院拟行手术治疗。护士为使患者适应医院环境所采取的护理措施不包括（　　）

A. 增加患者的信任感

B. 帮助患者解决一切困难

C. 创造良好的护患沟通氛围

D. 介绍同病室的患者互相熟悉，减轻患者的孤独感

E. 介绍医院环境，消除陌生感

110. 患者，女性，64 岁。因意外跌倒致昏迷送来急诊。初步诊断为颅内出血，股骨骨折。护士已经建立静脉通道、心电监护，需立即行 CT 检查。护士护送患者的方法不包括（　　）

A. 选用平车运送

B. 护士站在患者头侧

C. 护送时不用停心电监护

D. 运送前同家属说明

E. 运送期间暂时停止输液

111. 患者，男性，30 岁。因腹泻、腹痛拟行乙状结肠镜检查，护士应指导患者采取的体位是（　　）
    A. 右侧卧位
    B. 左侧卧位
    C. 膝胸卧位
    D. 截石位
    E. 蹲位

112. 患者，男性，36 岁。躯干烧伤。若采用暴露疗法，宜选用的保护具是（　　）
    A. 床栏
    B. 宽绷带
    C. 支被架
    D. 肩部约束带
    E. 膝部约束带

113. 患儿，8 岁。流行性脑膜炎，痊愈出院。护士拟消毒病室空气（病室长 5 m，宽 4 m，高 4 m），则纯乳酸的用量为（　　）
    A. 2.4 mL
    B. 3.6 mL
    C. 6.8 mL
    D. 8.4 mL
    E. 9.6 mL

114. 患者，女性，30 岁。高热，腹泻，诊断为细菌性痢疾，应对其实施（　　）
    A. 严密隔离
    B. 消化道隔离
    C. 昆虫隔离
    D. 接触隔离
    E. 保护性隔离

115. 患者，男性，76 岁。脑出血，昏迷。护士取下患者的活动性义齿后，正确的处置方法是（　　）

A. 浸泡于 30% 乙醇中
B. 煮沸消毒后浸泡于水中
C. 浸泡于冷开水中
D. 浸泡于清洗消毒液中
E. 浸泡于口洁灵漱口液中

116. 患者，男性，72 岁。肺性脑病，昏迷，给予呼吸机辅助呼吸。近 1 周患者高热并发肺部感染，给予大量抗生素治疗。今晨护士为其行口腔护理时发现其口腔黏膜破溃，创面上附着白色膜状物，拭去附着物可见创面轻微出血。护士为该患者行口腔护理时，最适宜的漱口液是（　　）
    A. 蒸馏水
    B. 0.1% 醋酸
    C. 过氧化氢溶液
    D. 0.02% 呋喃西林
    E. 1% ~4% 碳酸氢钠

117. 患者，女性，32 岁。因脊柱手术后卧床多日造成长发打结成团，护士为患者进行头发清洁，湿润、梳通头发最好使用（　　）
    A. 45℃ 温水
    B. 润发油
    C. 30% 乙醇
    D. 2% 碳酸氢钠溶液
    E. 百部酊

118. 患者，男性，89 岁。消瘦，卧床。护士巡视发现其骶尾部红、肿，有硬结、小水疱和上皮剥落，触痛，有渗液。判断该患者的情况是（　　）
    A. 压疮淤血浸润期
    B. 压疮浸润溃疡期
    C. 压疮炎性前期
    D. 压疮炎性浸润期
    E. 局部皮肤感染

119. 患者，女性，70 岁。左侧肢体偏瘫，护士为患者进行床上擦浴，错误的做法是(　　)
    A. 室温应保持在 24℃
    B. 水温 40~45℃
    C. 脱衣时先右侧后左侧
    D. 穿衣时先左侧后右侧
    E. 骨突处用 50% 乙醇按摩

120. 患者，男性，18 岁。淋雨后感冒，1 d 后出现寒战、高热，痰液为铁锈色，诊断为肺炎链球菌肺炎，体温 39.0~39.5℃，患者的热型为(　　)
    A. 弛张热
    B. 间歇热
    C. 回归热
    D. 稽留热
    E. 波状热

121. 患者，女性，45 岁。气促、心前区不适 2 年，确诊为"风湿性心脏病"入院。入院听诊心律绝对不规则，第一心音强弱不一，脉搏亦快慢不均，强弱不等，心率 110 次/分，脉率 85 次/分。该患者的脉搏为(　　)
    A. 水冲脉
    B. 室性期前收缩二联律
    C. 成对期前收缩
    D. 交替脉
    E. 脉搏短绌

122. 患儿，男性，8 岁。课间不慎将笔帽吸入气管，其不可能出现的表现是(　　)
    A. 锁骨上窝凹陷
    B. 呼气费力
    C. 吸气时间长于呼气
    D. 胸骨上窝凹陷
    E. 鼻翼翕动

123. 患者，女性，27 岁。医嘱行^{131}I 甲状腺功能测定，护士行饮食指导时，告诉患者在试验期间应忌食(　　)
    A. 土豆
    B. 紫菜
    C. 芹菜
    D. 菠菜
    E. 西蓝花

124. 患者，男性，66 岁。脑梗死后昏迷，需要插胃管供给营养。病区护士为了提高插管成功率，应注意插管中不应采取的动作是(　　)
    A. 插管时不可喂水
    B. 插入 15 cm 时将患者的头部托起
    C. 使头和颈部保持在同一水平位置
    D. 插管动作要轻柔
    E. 插管长度 45~55 cm

125. 患者，男性，40 岁。痔手术后行热水坐浴，不妥的是(　　)
    A. 坐浴盆、溶液及用物必须无菌
    B. 坐浴前先排尿、排便
    C. 如有异常应停止坐浴
    D. 水温为 50~55℃
    E. 坐浴时间为 15~20 min

126. 患者，男性，41 岁。胆囊结石、胆管炎。患者尿液中含有胆红素，护士观察其尿液的颜色应该为(　　)
    A. 淡黄色
    B. 红色
    C. 褐色
    D. 咖啡色
    E. 黄褐色

127. 患者，男性，45 岁。车祸导致高位截瘫合并尿潴留。留置导尿的护理不正确的是(　　)
    A. 倾倒尿液时，引流管不可高于耻骨联合
    B. 每周更换集尿袋 1 次
    C. 每周更换导尿管 1 次
    D. 第二次消毒的顺序为：自上而

下，由内向外

　E. 极度虚弱的患者，第1次导尿量 <
　　 1000 mL

128. 患者，女性，58 岁。因膀胱结石行
　　体外碎石术。术后护士发现膀胱冲
　　洗液颜色为红色时，可采取的处理
　　是（　　）
　　A. 立即行泌尿外科术前准备
　　B. 尽快输新鲜血
　　C. 加快冲洗速度
　　D. 用冰盐水冲洗
　　E. 尽快输注止血药

129. 患者，女性。慢性阿米巴痢疾。医
　　嘱：2% 小檗碱（黄连素）灌肠治
　　疗。护士实施治疗时，以下操作不
　　正确的是（　　）
　　A. 晚睡前于患者床旁灌肠
　　B. 灌肠前患者先排便
　　C. 灌肠时患者取左侧卧位
　　D. 灌肠时液面距肛门 <30 cm
　　E. 灌入后保留 1 h 以上

130. 患者，男性，70 岁。充血性心力衰
　　竭，服用洋地黄。护士为其发药时
　　特别要注意的工作是（　　）
　　A. 核对患者的床号、姓名
　　B. 叮嘱患者空腹服药
　　C. 服药前仔细测量患者的脉搏
　　D. 嘱患者卧床休息，减少剧烈运动
　　E. 询问服药后有无不适

131. 患者，女性，57 岁。心力衰竭伴呼
　　吸道感染。护士发药时告诉其在所
　　有药物中，最后服用的是（　　）
　　A. 地高辛
　　B. 止咳糖浆
　　C. 呋塞米
　　D. 维生素 B_1
　　E. 阿莫西林

132. 患者，女性，27 岁。上呼吸道感染

3 天。患者咳嗽、咳黏痰。医嘱：
超声雾化吸入，tid。护士指导患者
做超声雾化吸入时，操作不妥的是
（　　）
　　A. 吸入罐内放药液稀释至 30 ~
　　　 50 mL
　　B. 开机，先调整定时器，再调节雾
　　　 量大小
　　C. 水温不超过 60℃不必关机
　　D. 吸入时间不超过 20 min
　　E. 治疗完毕，先关雾化开关，再关
　　　 电源开关

133. 患者，男性，22 岁。因外伤行破伤
　　风抗毒素过敏试验。20 min 后可见局
　　部皮丘红肿，硬结直径大于 1.5 cm，
　　红晕大于 4 cm，自述有痒感。此时
　　护士采取的正确处理措施是（　　）
　　A. 不能注射破伤风抗毒素
　　B. 在对侧前臂做对照试验后再注射
　　C. 将抗毒素稀释后分 4 次注射
　　D. 将抗毒素分成 3 等份后每 10 min
　　　 注射 1 次
　　E. 将抗毒素分 4 次逐渐增加剂量
　　　 注射

134. 患者，女性，40 岁。右侧锁骨下静
　　脉置管进行输液时，突然主诉胸部
　　异常不适并出现呼吸困难、发绀，
　　心前区闻及响亮持续的"水泡音"，
　　患者可能发生了（　　）
　　A. 发热反应
　　B. 空气栓塞
　　C. 过敏反应
　　D. 急性肺水肿
　　E. 合并肺部感染

135. 患者，男性，35 岁。十二指肠球后
　　溃疡大出血，遵医嘱输入库存血
　　1000 mL 后出现皮肤瘙痒，荨麻疹，
　　眼睑、口唇水肿，应考虑是（　　）

A. 发热反应

B. 过敏反应

C. 枸橼酸钠中毒

D. 溶血反应

E. 出血倾向

136. 患者，王某。夜间睡觉煤气泄漏，导致一氧化碳中毒入院，王某适于输入的血液制品种类是（　　）

A. 新鲜血

B. 白细胞浓缩悬液

C. 浓集红细胞

D. 血小板浓缩液

E. 新鲜血浆

137. 患者，男性，33 岁。慢性肾小球肾炎 3 年。近日发现尿少，晨起眼睑水肿，拟行内生肌酐清除率检测，留取 24 h 尿标本做肌酐定量检查，标本中应加（　　）

A. 甲苯

B. 浓盐酸

C. 甲醛

D. 冰醋酸

E. 乙醇

138. 患儿，2 岁。高热惊厥急诊。经止惊处置后，病情稳定，欲送病室观察、治疗。运送中宜采用轻便、经济的供氧装置是（　　）

A. 便携式化学制氧器

B. 氧气枕

C. 便携式氧气瓶

D. 人工呼吸机

E. 简易呼吸器

139. 患者因服用安眠药过量，昏迷不醒，被家属送急诊。护士宜选用的最佳洗胃液是（　　）

A. 0.9% 氯化钠

B. 2% 水合氯醛

C. 2%~4% 碳酸氢钠溶液

D. 1:15000 ~ 1:20000 高锰酸钾

E. 2% 氯化钠

140. 患儿，9 个月，呕吐、腹泻 4 天。查体：口腔黏膜干燥，皮肤弹性差，尿量明显减少，血清钠 140 mmol/L。考虑该患儿为（　　）

A. 中度低渗性脱水

B. 轻度等渗性脱水

C. 中度高渗性脱水

D. 中度等渗性脱水

E. 轻度高渗性脱水

141. 患者，男性，72 岁。白血病晚期病情加重，怨恨家属照顾欠周到，要求停止治疗。此患者心理反应属于（　　）

A. 否认期

B. 愤怒期

C. 协议期

D. 忧郁期

E. 接受期

142. 骨科某护士在临床工作二十余年，因经常站立、行走，出现严重的下肢静脉曲张，导致其损伤的职业因素是（　　）

A. 生物因素

B. 化学因素

C. 物理因素

D. 放射性因素

E. 心理－社会因素

143. 患者王某以"乙型病毒性肝炎"收入院。护士小吴为其抽血后不慎被污染的针头刺破手指，立即挤出血液，用流水冲洗并消毒伤口。小吴以前未注射过乙肝疫苗，此时对她最重要的措施是（　　）

A. 加强营养

B. 检查肝功能

C. 注射乙肝疫苗和免疫球蛋白

D. 注射丙种球蛋白

E. 注射乙肝疫苗

A₃/A₄型题

(144~145题共用题干)

患者，男性，38岁。因车祸后大出血导致休克。入院后测脉搏120次/分，血压75/60 mmHg。

144. 护士需将其头胸和下肢分别抬高（　　）

 A. 头胸5°~10°，下肢15°~20°

 B. 头胸10°~20°，下肢20°~30°

 C. 头胸5°~10°，下肢20°~30°

 D. 头胸15°~20°，下肢10°~15°

 E. 头胸20°~25°，下肢20°~25°

145. 护士应给患者采取的体位是（　　）

 A. 屈膝仰卧位

 B. 中凹卧位

 C. 头高足低位

 D. 头低足高卧位

 E. 截石位

(146~147题共用题干)

患者，男性，24岁。因畏寒、发热、食欲缺乏、恶心、呕吐、乏力就诊。以甲型病毒性肝炎收入院治疗。

146. 对该患者宜采用的隔离方法是（　　）

 A. 不需隔离，注意手的卫生

 B. 血液与体液隔离

 C. 呼吸道隔离

 D. 昆虫媒介传染隔离

 E. 消化道隔离

147. 以下针对该患者施行的隔离措施中，不正确的是（　　）

 A. 不同病种患者应分室居住

 B. 探视患者时须穿隔离衣

 C. 病室应设置有蚊帐、灭蝇器等防蝇设备

D. 不同病种的患者间允许借阅书报

E. 不同病种患者的食品不能混食

(148~150题共用题干)

患者，男性，38岁。慢性细菌性痢疾，拟给予药物灌肠治疗。

148. 给予该患者最好的灌肠方法是（　　）

 A. 大量不保留灌肠法

 B. 小量不保留灌肠法

 C. 清洁灌肠法

 D. 保留灌肠法

 B. 大量保留灌肠法

149. 行灌肠时，药量一般不超过（　　）

 A. 200 mL

 B. 400 mL

 C. 500 mL

 D. 600 mL

 E. 800 mL

150. 灌肠时，护士为该患者采取的卧位是（　　）

 A. 仰卧位

 B. 俯卧位

 C. 左侧卧位

 D. 右侧卧位

 E. 膝胸卧位

(151~152题共用题干)

患者，男性，32岁。患急性扁桃体炎。医嘱：青霉素过敏试验阴性后，肌内注射160万U青霉素。

151. 护士为患者肌内注射青霉素的操作要点不包括（　　）

 A. 为避免患者疼痛可在双侧臀部交替注射

 B. 注射前必须确认患者的过敏试验结果

 C. 使用一次性的注射器不可将针梗全部刺入

 D. 第一次注射青霉素后可立刻回家

休息

  E. 严格按医嘱剂量注射

152. 护士在青霉素过敏试验前才配置试验液的目的是（　　）

  A. 防止挥发失效

  B. 保持药液无菌

  C. 防止药物过敏

  D. 减少组胺的产生

  E. 减少青霉噻唑蛋白的产生

（153～154 题共用题干）

  患者，男性，25 岁。因外伤大出血急需输血治疗，在输入库存血 10 min 后，患者感到头部胀痛，并出现恶心、呕吐、腰背部剧痛。

153. 在给患者输血前的准备工作中，错误的是（　　）

  A. 抽血做血型鉴定和交叉配血试验

  B. 取血时与血库人员进行"三查十对"

  C. 勿剧烈震荡血液

  D. 为了尽早将血液输给患者，给血液加温

  E. 输血前，先静脉滴注 0.9% 氯化钠溶液

154. 患者出现上述情况时，护士首先应（　　）

  A. 停止输血，保留余血

  B. 通知医生和家属，安慰患者

  C. 碱化尿液

  D. 密切观察生命体征和尿量

  E. 热敷双侧腰部

（155～156 题共用题干）

  患者，男性，72 岁。慢性阻塞性肺疾病 10 年，肺炎 2 天入院。9∶00 静脉输入 10% 葡萄糖溶液 500 mL + 0.9% 氯化钠溶液 500 mL，滴速 70 滴/分。10∶00

患者突然出现呛咳、呼吸急促、大汗淋漓、咳白色泡沫痰。

155. 护士应首先采取的措施是（　　）

  A. 立即通知医师

  B. 立即停止输液

  C. 立即扶患者坐起，两腿下垂

  D. 立即给患者吸入氧气

  E. 立即给患者平喘、强心药物

156. 给患者吸入乙醇湿化氧，其乙醇浓度为（　　）

  A. 10%～15%

  B. 20%～30%

  C. 40%～50%

  D. 50%～60%

  E. 70%～80%

（157～158 题共用题干）

  患者，男性，50 岁。胃大部切除术后第一天。患者生命体征平稳，伤口无渗血，禁食，行胃肠减压。24 h 尿量 2000 mL，胃肠引流液 200 mL。遵医嘱拟给予 5% 葡萄糖 1000 mL，10% 葡萄糖 500 mL，0.9% 氯化钠 1000 mL，10% 氯化钾 30 mL。

157. 为该患者静脉补充氯化钾，其总量不应超过（　　）

  A. 1～3 g/d

  B. 3～6 g/d

  C. 4～7 g/d

  D. 6～8 g/d

  E. 7～9 g/d

158. 补液中钾浓度不宜超过（　　）

  A. 0.1%

  B. 0.2%

  C. 0.3%

  D. 0.4%

  E. 0.5%

第二章　循环系统疾病患者的护理

 知识串讲

心功能不全	1. 心功能分级　一不限，二小限，三大限，四全限
	2. 心力衰竭最常见的诱因是呼吸道感染
	3. 左心衰竭　①临床表现：以肺循环淤血为主，呼吸困难最早为劳力性呼吸困难，典型症状是夜间阵发性呼吸困难，严重时可发生急性肺水肿（表现及治疗）。②体征：交替脉（特征性）。③给氧：6~8 L/min（急性左心衰竭）
	4. 右心衰竭　临床表现：以体循环淤血为主，水肿，发绀，颈静脉怒张和肝颈静脉回流征阳性，肝大伴压痛
	5. 治疗　利尿（低血钾）、扩张血管（硝普钠扩张小动、静脉）、强心（应用洋地黄及中毒反应）
	6. 护理　休息与活动，饮食（高蛋白、高维生素、易消化的饮食，限制水、钠摄入，食盐每日摄入量少于5 g）
先天性心脏病	1. 先心病血流动力学及分类　①左向右分流型/潜伏青紫型（房间隔、室间隔缺损，动脉导管未闭）。②右向左分流型/青紫型（法洛四联症、大动脉错位）。③无分流型/无青紫型（主动脉缩窄、肺动脉狭窄）
	2. 房间隔缺损（成人最常见）　听诊胸骨左缘2~3肋可闻及Ⅱ至Ⅲ级收缩期吹风样杂音，X线可见"肺门舞蹈征"
	3. 室间隔缺损（小儿最常见）　听诊胸骨左缘3~4肋间可闻Ⅲ级以上全收缩期反流性杂音，主要并发症为支气管肺炎
	4. 动脉导管未闭　症状表现为严重肺动脉高压时，产生差异性发绀，下肢青紫明显。查体可见胸骨左缘第2肋间有粗糙的连续性机器样杂音，P$_2$亢进，周围血管征阳性，可见毛细血管搏动，触到水冲脉，闻及股动脉枪击音等
	5. 法洛四联症　①组成：肺动脉狭窄（最重要）、室间隔缺损、主动脉骑跨和右心室肥厚。②临床表现：青紫、蹲踞现象、杵状指（趾）、缺氧发作（呼吸急促、烦躁不安、抽搐、晕厥或意识丧失），胸骨左缘2~4肋间有Ⅱ~Ⅲ级收缩期喷射性杂音，常见并发症是脑血栓，X线可见靴形心。③治疗：缺氧发作时予以膝胸卧位，保证睡眠，适当活动，应用洋地黄

心律失常	1. 心脏正常起搏点是窦房结，正常窦性心律为 60～100 次/分 2. 频发性期前收缩指前收缩大于 5 次/分。每一个窦性搏动后出现一个期前收缩称为二联律，每两个窦性搏动后出现一个期前收缩称为三联律 3. 房性期前收缩的心电图特征：P 波提早出现，其形态与窦性 P 波不同，P－R 间期 >0.12 s。室性期前收缩心电图特征：QRS 波群提前出现，形态宽大畸形，QRS 时限 >0.12 s。 4. 治疗　室性期前收缩常用利多卡因，心房颤动治疗首选同步电复律，心室颤动治疗首选非同步电复律 5. 随时有猝死危险的心律失常有阵发性室性心动过速、心室颤动、第三度房室传导阻滞
高血压	1. 定义（收缩压≥140 mmHg 和/或舒张压≥90 mmHg）和分类（3 级） 2. 并发症　高血压主要受累靶器官为脑（脑出血最严重）、心、肾、眼，高血压危象（表现为头痛、烦躁、眩晕、恶心呕吐、视物模糊，治疗首选硝普钠），高血压脑病（表现为头痛、呕吐、意识障碍、抽搐，甚至昏迷） 3. 治疗　①饮食护理：限制钠盐摄入，每日食盐量不超过 6 g。②药物治疗及不良反应：利尿剂、β 受体阻滞剂、CCB、ACEI、ARB，用药原则为从小剂量开始，优先选择长效制剂，联合用药，个体化选择合适的降压药，长期降压治疗
冠状动脉粥样硬化性心脏病	1. 心绞痛　①临床表现：胸骨体中上段压迫感、紧缩感疼痛，也可为灼烧感，偶可伴有濒死感。疼痛持续时间多在 3～5 min，一般≤15 min，休息或舌下含服硝酸甘油后几分钟内缓解。②护理措施：心绞痛发作时立即停止活动，舌下含服硝酸甘油，含后平卧以防低血压。给予低热量，低脂肪，低胆固醇，少糖，少盐，含适量蛋白质、纤维素和丰富维生素的饮食 2. 心肌梗死　心肌缺血、缺氧达 20～30 min。①临床表现：心前区疼痛是最早、最突出的症状，伴有烦躁、大汗、濒死感。疼痛可持续数小时或数天，休息和含服硝酸甘油不缓解。心律失常（室颤）是导致急性心肌梗死患者死亡的主要原因。②心电图检查是诊断心肌梗死最有意义的辅助检查，心电图改变为宽而深的异常 Q 波、ST 段抬高、T 波倒置。③治疗：吗啡、哌替啶可缓解疼痛，出现心室颤动时立即实施非同步电复律，给予利多卡因静脉注射。急性心肌梗死 24 h 内禁用洋地黄。④护理措施：急性期绝对卧床休息，持续吸氧 4～6 L/min，提供低热量、低脂、低胆固醇饮食，总热量不宜过高
感染性心内膜炎	1. 致病菌　急性（金黄色葡萄球菌）、亚急性（草绿色链球菌），最常见的症状为发热 2. 治疗　①抗微生物药物治疗（早期、充分用药、静脉用药）。②正确采集血标本：对于未经治疗的亚急性患者，应在第 1 天每间隔 1 h 采血 1 次，共 3 次，已用过抗生素者在停药 2～7 天后采血，急性患者入院后立即安排采血，在 3 h 内每隔 1 h 采血 1 次，共取 3 次血标本后开始治疗，每次采血 10～20 mL

续表

心肌疾病	1. 扩张型心肌病的病因主要为柯萨奇病毒 B，临床表现为心脏扩大、心力衰竭症状。禁用洋地黄 2. 肥厚型心肌病表现为心悸、胸痛、劳力性呼吸困难、头晕及晕厥，甚至猝死。禁用洋地黄、硝酸甘油类药物 3. 护理措施　卧床休息，吸氧（2～4 L/min），避免剧烈运动、突然起立或屏气、情绪激动、持重、饱餐、寒冷刺激等
心脏骤停患者的护理	1. 心脏骤停的判断依据　意识丧失、大动脉搏动消失 2. 循环停止后 3 min 出现脑水肿，4～6 min 大脑将发生不可逆损伤 3. 判断心脏骤停应在 10 s 内完成，一旦诊断为心脏骤停应立即进行心肺复苏 4. 心肺复苏的步骤　①胸外心脏按压（C）：成人按压部位在胸骨中下 1/3 交界处，按压频率为 100～120 次/分，按压深度为 5～6 cm。小儿按压部位在两乳头连线中点，按压频率新生儿 120 次/分，幼儿至少 100 次/分，按压深度为胸腔前后径 1/3～1/2。②开放气道（A）：仰头抬颌法和双下颌上提法，应清除患者口鼻腔内异物，取下义齿。③人工呼吸（B）：口对口人工呼吸、口对鼻人工呼吸，使用简易呼吸气囊时每次可压入体内 500～600 mL 气体，胸外按压与人工呼吸之比为 30:2，5 个循环后再次评估患者 5. 高级生命支持　建立静脉通路（至少 2 条），抢救心脏骤停的首选药是肾上腺素，治疗心律失常首选利多卡因 6. 复苏后治疗和护理　心率维持在 80～120 次/分，降低颅内压，预防脑水肿，遵医嘱给予脱水剂，记录 24 h 尿量

A₁型题

1. 心包腔内液体可起到的生理作用是（　　）
   A. 参与心肌电传导
   B. 在心包腔内起润滑作用
   C. 营养心包膜
   D. 体液免疫
   E. 增强心肌收缩力

2. 心脏自身的血液供应主要来自于（　　）
   A. 胸主动脉
   B. 锁骨上动脉
   C. 锁骨下动脉
   D. 冠状动脉
   E. 肺动脉

3. 可导致左心室后负荷过重的情况是（　　）
   A. 二尖瓣狭窄
   B. 肺动脉高压
   C. 主动脉瓣关闭不全
   D. 室间隔缺损
   E. 原发性高血压

4. 以下关于硝普钠主要药理作用的叙述，正确的是（　　）
   A. 利尿
   B. 减慢心率
   C. 增加心输出量
   D. 增加心肌收缩力
   E. 扩张动、静脉，减轻心脏负荷

5. 双下肢水肿、肝大、颈静脉怒张、肝

颈静脉回流征阳性。判断与此症状有关的疾病是（　　）

  A. 心包炎

  B. 慢性肾功能不全

  C. 肝硬化

  D. 左心功能不全

  E. 右心功能不全

6. 右心衰竭引起皮肤发绀的原因是（　　）

  A. 肺循环血液中还原血红蛋白增多

  B. 体循环静脉血中还原血红蛋白增多

  C. 肺循环血液中还原血红蛋白减少

  D. 体循环静脉血中还原血红蛋白减少

  E. 血液中高铁血红蛋白减少

7. 下列不属于正性肌力药的是（　　）

  A. 氨力农

  B. 米力农

  C. 多巴胺

  D. 毛花苷 C

  E. 卡托普利

8. 下列药物在服用时，为预防不良反应，应常规测量心率的是（　　）

  A. 维拉帕米

  B. 硝酸甘油

  C. 吗啡

  D. 西地兰

  E. 缬沙坦

9. 患者出现洋地黄毒性反应，首要的处理措施是（　　）

  A. 补液，稀释体内药物

  B. 电击除颤

  C. 应用利多卡因，纠正心律失常

  D. 利尿，促进排泄

  E. 停用洋地黄药物

10. 鼓励长期卧床的心力衰竭患者在床上活动下肢，其主要目的是（　　）

  A. 维持神经兴奋性

  B. 防止肌肉功能退行性改变

  C. 改善末梢循环

  D. 预防下肢静脉血栓形成

  E. 减少回心血量

11. 慢性心力衰竭患者宜采用的饮食是（　　）

  A. 高热量、高蛋白、高维生素、低纤维素饮食

  B. 低热量、低糖、低脂、高纤维素饮食

  C. 低脂、低热量、高盐、粗纤维饮食

  D. 高蛋白、高维生素、高铁饮食

  E. 高蛋白、低盐、高维生素饮食

12. 心律失常的常见症状是（　　）

  A. 呼吸困难

  B. 低血压

  C. 心悸

  D. 晕厥

  E. 胸痛

13. 刺激迷走神经可终止发作的心律失常是（　　）

  A. 窦性心动过速

  B. 心房颤动

  C. 心室颤动

  D. 阵发性室性心动过速

  E. 阵发性室上性心动过速

14. 最严重、最危险、最危急的心律失常类型是（　　）

  A. 室性心动过速

  B. 病态窦房结综合征

  C. 心房颤动

  D. 心室颤动

  E. 房性期前收缩

15. 治疗室性心动过速首选的药物是（　　）

A. 洋地黄

B. 硝酸甘油

C. 普萘洛尔

D. 酚妥拉明

E. 利多卡因

16. 对心房颤动患者，护士需注意观察的是（　　）

　　A. P 波的形态

　　B. 代偿间歇的变化

　　C. 脉搏的改变

　　D. 患者的主诉

　　E. 心室率的改变

17. 短绌脉常见于（　　）

　　A. 心房纤颤患者

　　B. 动脉导管未闭患者

　　C. 房室传导阻滞患者

　　D. 心包积液患者

　　E. 肺动脉高压患者

18. 行电复律治疗的患者，护士给予的护理措施不包括（　　）

　　A. 心律恢复后可下床活动

　　B. 测量心率、血压，每 30 min 1 次

　　C. 注意患者面色、神志的变化

　　D. 注意患者肢体活动情况

　　E. 按医嘱给予抗心律失常药物

19. 治疗心室纤颤最有效的措施是（　　）

　　A. 同步直流电复律

　　B. 胸外心脏按压

　　C. 心脏内注射肾上腺素

　　D. 静脉注射利多卡因

　　E. 非同步电击复律

20. 下列关于原发性高血压患者治疗的叙述，错误的是（　　）

　　A. 非药物治疗适用于各级高血压患者

　　B. 呋塞米通过抑制水、钠重吸收，

发挥利尿作用而降压

C. 血管紧张素转化酶抑制剂可抑制血管紧张素 II 生成，松弛血管

D. 阿替洛尔属于钙通道阻滞剂

E. 运动疗法属于非药物治疗

21. 对先天性心脏病患儿，不正确的健康宣教是（　　）

　　A. 以休息为主，适量活动

　　B. 积极参加各种体育运动

　　C. 注意保暖，防止受凉

　　D. 按时接种疫苗

　　E. 营养支持，给予高蛋白、高热量、易消化的饮食

22. 先天性心脏病的发病原因，不包括（　　）

　　A. 风疹病毒感染

　　B. 染色体异常

　　C. 药物致畸

　　D. 高血压

　　E. 接触放射线

23. 法洛四联症的四种病理变化中最重要的是（　　）

　　A. 房间隔缺损

　　B. 肺动脉狭窄

　　C. 室间隔缺损

　　D. 主动脉骑跨

　　E. 动脉导管未闭

24. 动脉导管未闭的早产儿，出生后首选的治疗药物是（　　）

　　A. 青霉素

　　B. 吲哚美辛

　　C. 卡托普利

　　D. 普萘洛尔

　　E. 硝酸甘油

25. 法洛四联症患儿必须保证摄入充足水分，其主要目的是（　　）

　　A. 预防脑血栓的形成

B. 预防心力衰竭

C. 减轻心脏后负荷

D. 预防并发肺部感染

E. 保证水电解质平衡

26. 在应用强心苷的过程中，关于患儿的饮食护理，正确的是(　　)

    A. 多进食含钾高的食物

    B. 多进食含钠高的食物

    C. 多进食含钙高的食物

    D. 多进食含磷高的食物

    E. 多进食含铁高的食物

27. 下列检查中属于既能明确先天性心脏病的诊断又是无创性检查的项目是(　　)

    A. 动态心电图

    B. 常规心电图

    C. 超声心动图

    D. 心导管检查

    E. 心血管造影

28. 硝苯地平可降低动脉血压，该药的药理作用是(　　)

    A. 减少水钠潴留

    B. 抑制肾素释放

    C. 阻止钙离子进入心肌细胞

    D. 抑制血管紧张素Ⅱ的生成

    E. 阻滞β受体

29. 高血压患者的护理措施，不包括(　　)

    A. 协助用药尽快将血压降至较低水平

    B. 改变体位时动作宜缓慢

    C. 指导患者合理控制体重的方法

    D. 头晕、恶心时协助其平卧并抬高下肢

    E. 限制钠盐摄入

30. 临床上常用阿替洛尔治疗原发性高血压，其降低血压的主要机制是(　　)

A. 拮抗钙离子的作用

B. 阻断β受体

C. 抑制血管紧张素Ⅱ的生成

D. 减少体内总钠含量

E. 减少血容量

31. 原发性高血压患者最常见的死亡原因是(　　)

    A. 心室颤动

    B. 肾衰竭

    C. 心力衰竭

    D. 脑血管意外

    E. 高血压危象

32. 护士在使用下列药物时，必须避光的是(　　)

    A. 维生素B族

    B. 尼可刹米

    C. 硝普钠

    D. 鱼腥草

    E. 卡托普利

33. 使用过程中需要严密监测血压的药物是(　　)

    A. 硝普钠

    B. 普萘洛尔

    C. 维拉帕米

    D. 卡托普利

    E. 硝苯地平

34. 急进性高血压患者受损最严重的器官是(　　)

    A. 肾

    B. 小脑

    C. 视网膜

    D. 心

    E. 肝

35. 下列药物中常用于高血压急症时需快速降压的是(　　)

    A. 口服硝酸甘油

    B. 口服呋塞米

C. 口服福辛普利钠

D. 静脉滴注硝普钠

E. 快速静脉滴注多巴胺

36. 通过利尿作用达到降压效果的药物是
（　　）

A. 美托洛尔

B. 硝苯地平

C. 卡托普利

D. 氢氯噻嗪

E. 氯沙坦

37. 高血压患者服用卡托普利后，最常见
的不良反应是（　　）

A. 头痛

B. 腹泻

C. 低血压

D. 心律不齐

E. 持续性干咳

38. 下列血压测定的结果，可作为高血压
判断标准的是（　　）

A. 140/90 mmHg

B. 120/75 mmHg

C. 90/60 mmHg

D. 150/105 mmHg

E. 160/90 mmHg

39. 心绞痛发作时，服用硝酸甘油的正确
方法是（　　）

A. 静脉滴注

B. 直接口服

C. 药物嚼碎后舌下含服

D. 药物研碎后吞服

E. 药物与食物同时服用

40. 典型心绞痛患者含硝酸甘油后多长时
间起效（　　）

A. 10 ~ 15 s

B. 1 ~ 2 min

C. 5 ~ 10 min

D. 15 ~ 30 min

E. ＞30 min

41. 急性心肌梗死患者最早、最突出的症
状是（　　）

A. 心源性休克

B. 室性期前收缩（期前收缩）

C. 心前区疼痛

D. 呼吸困难

E. 腹痛、腹泻

42. 护士为入院第 1 周的急性心肌梗死患
者采取的护理措施不包括（　　）

A. 急性期绝对卧床

B. 24 h 内应鼓励患者于床上活动
肢体

C. 可搬入普通病房

D. 协助洗漱，床上排便

E. 可进半流质饮食

43. 导致严重二尖瓣狭窄患者突然大咯血
最可能的原因是（　　）

A. 充血性心力衰竭

B. 食管 - 胃底静脉曲张破裂出血

C. 支气管静脉曲张破裂出血

D. 急性肺水肿

E. 支气管小动脉破裂

44. 风湿性心脏病二尖瓣狭窄患者的早期
表现，不包括（　　）

A. 心悸

B. 咯血

C. 水肿

D. 咳嗽

E. 劳力性呼吸困难

45. 风湿性心脏病患者就诊和致死的主要
原因是（　　）

A. 充血性心力衰竭

B. 心律失常

C. 栓塞

D. 心源性休克

E. 高血压脑病

46. 由感染性心内膜炎引起的心脏最常见的并发症是（　　）
    A. 心房颤动
    B. 心律失常
    C. 心力衰竭
    D. 心肌梗死
    E. 脑栓塞

47. 以下关于感染性心内膜炎选用抗生素原则的叙述，错误的是（　　）
    A. 待病原菌明确后，应及早用药
    B. 要足量用药，以便药物在赘生物内达到治疗浓度
    C. 疗程宜长，应不短于 4~6 周
    D. 以选择杀菌制剂为主
    E. 尽量联合用药，加强协同杀菌作用

48. 诊断感染性心内膜炎最重要的方法是（　　）
    A. 免疫学检查
    B. 心电图检查
    C. X 线检查
    D. 血培养
    E. 常规生化检查

49. 急性感染性心内膜炎最常见的致病菌是（　　）
    A. 草绿色链球菌
    B. 金黄色葡萄球菌
    C. 淋球菌
    D. 肺炎链球菌
    E. 肠球菌

50. 引起扩张型心肌病可能的原因是（　　）
    A. 病毒感染
    B. 细菌感染
    C. 高血压
    D. 冠心病
    E. 代谢性疾病

51. 扩张型心肌病的主要临床表现是（　　）
    A. 心音减弱
    B. 左心室明显扩大
    C. 出现第三心音或第四心音
    D. 心尖区可听到收缩期杂音
    E. 下肢水肿

52. 对确诊肥厚型心肌病最有价值的检查是（　　）
    A. 胸部透视
    B. 十二导联心电图
    C. 超声心动图
    D. 心脏彩超
    E. 心电图运动负荷试验

53. 心包积液的临床表现不包括（　　）
    A. 心脏搏动减弱
    B. 心音低钝、遥远
    C. 左肩胛下区叩诊浊音
    D. 出现呼吸困难
    E. 心包摩擦音

54. 缩窄性心包炎最常见的病因是（　　）
    A. 结核性心包炎
    B. 化脓性心包炎
    C. 创伤性心包炎
    D. 肿瘤性心包炎
    E. 放射性心包炎

55. 在协助心包穿刺的过程中，护士正确的做法是（　　）
    A. 术中协助患者取平卧位
    B. 术前准备阿托品
    C. 每次抽液不超过 500 mL
    D. 抽液中禁止夹闭胶管
    E. 术后待心包引流液小于 60 mL/d 时可拔管

56. 急性心包炎患者当心影向两侧扩大，呈烧瓶样时，提示心包积液量（　　）
    A. 大于 50 mL

B. 大于 100 mL

C. 大于 150 mL

D. 大于 200 mL

E. 大于 250 mL

57. 引起下肢浅静脉曲张的原因主要是（　　）

A. 长时间站立

B. 盆腔内肿瘤

C. 妊娠

D. 游泳

E. 爬山

58. 血栓闭塞性脉管炎主要累及（　　）

A. 下肢中、小动静脉

B. 上肢中、小动静脉

C. 四肢中、小动静脉

D. 大动脉

E. 浅静脉

59. 血栓闭塞性脉管炎营养障碍期的典型体位是（　　）

A. 屈曲位

B. 弯腰侧卧位

C. 屈膝抱足位

D. 胸膝位

E. 仰卧屈膝位

60. 如图所示，体外除颤仪放置的位置应为（　　）

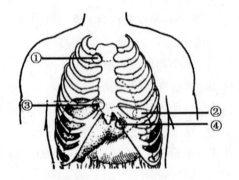

A. ①②

B. ③④

C. ②③

D. ①④

E. ②④

61. 血栓闭塞性脉管炎的周围血管病变属于（　　）

A. 急性化脓性炎症

B. 慢性化脓性炎症

C. 急性非化脓性炎症

D. 慢性非化脓性炎症

E. 亚急性化脓性炎症

62. 下列关于血栓闭塞性脉管炎治疗措施的描述，不正确的是（　　）

A. 鼓励患者戒烟

B. 患者肢体发冷时用热水袋

C. 行动脉重建手术

D. 麻醉止痛

E. 应用活血化瘀类中药

63. 下肢静脉曲张术后早期活动的目的是预防（　　）

A. 肌肉僵直

B. 患肢水肿

C. 血管痉挛

D. 术后复发

E. 深静脉血栓形成

64. 成人胸外心脏按压时，胸骨下陷深度正确的是（　　）

A. 3～4 cm

B. 4～5 cm

C. 至少 5 cm

D. 4～6 cm

E. ＜6 cm

65. 心脏复苏的首选药物是（　　）

A. 肾上腺素

B. 阿托品

C. 洋地黄类药物

D. 青霉素

E. 碳酸氢钠

66. 心脏复苏按压的部位是（　　）

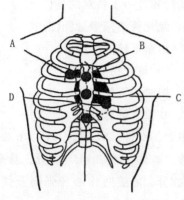

A. A

B. B

C. C

D. D

E. E

67. 心肺脑复苏中，有 CAB 三个步骤，"A"指的是（　　）

　　A. 开放气道

　　B. 人工呼吸

　　C. 建立静脉通道

　　D. 人工循环

　　E. 电除颤

68. 心肺复苏后的处理措施不包括（　　）

　　A. 确保有效循环稳定

　　B. 防治肾衰竭

　　C. 防止和减轻脑水肿

　　D. 做好心理护理，减轻患者的恐惧心理

　　E. 以家属为主满足患者的情感需求

69. 心搏停止后，必须建立有效人工循环的时限为（　　）

　　A. 3～4 min

　　B. 4～6 min

　　C. 5～6 min

　　D. 8～10 min

　　E. 10 min

A₂型题

70. 患者，男性，72 岁。患高血压性心脏病 9 年，近 1 年来患者明显感觉体力下降，轻微日常活动即感心悸、呼吸困难。护士判断此患者目前的心功能处于（　　）

　　A. 代偿期

　　B. Ⅰ 级

　　C. Ⅱ 级

　　D. Ⅲ 级

　　E. Ⅳ 级

71. 患者，男性，53 岁。近日体力活动时常出现呼吸困难，稍加休息可缓解，应考虑为（　　）

　　A. 年老体弱

　　B. 劳力性呼吸困难

　　C. 支气管哮喘

　　D. 慢性心功能不全

　　E. 阵发性夜间呼吸困难

72. 患者，女性，60 岁。慢性心力衰竭 3 年，服用呋塞米可导致（　　）

　　A. 低钾、低镁血症

　　B. 高钠血症

　　C. 高钙血症

　　D. 高镁血症

　　E. 尿素氮水平降低

73. 患者，女性，61 岁。因突然出现心悸、气促，咳粉红色泡沫痰急诊。查体：血压 195/90 mmHg，心率 136 次/分。护士应首先备好的药物是（　　）

　　A. 毛花苷 C、硝酸甘油、肾上腺素

　　B. 吗啡、呋塞米、硝普钠

　　C. 利多卡因、酚妥拉明、毛花苷 C

　　D. 胺碘酮、硝普钠、普萘洛尔

　　E. 硝酸甘油、毛花苷 C、苯妥英钠

74. 患者，男性，35岁。淋雨后寒战、高热，以"右下肺肺炎，链球菌肺炎"入院，入院后血压80/55 mmHg，给予快速输液，20 min内输入400 mL液体，患者突然出现发绀加重，呼吸困难，咳大量粉红色泡沫样痰，医嘱紧急给予湿化吸氧，瓶内应加入的液体是(   )
    A. 乙醇溶液
    B. 地塞米松注射液
    C. 氨茶碱注射液
    D. α-糜蛋白酶
    E. 卡那霉素注射液

75. 患者，男性，46岁。患有心脏病，上2层楼时感心悸、气促，休息5 min左右可好转。对患者活动量的指导正确的是(   )
    A. 日常活动照常，不必限制
    B. 可适当活动，劳逸结合
    C. 卧床休息，限制活动量
    D. 增加有氧运动
    E. 半坐卧位，日常生活完全依赖他人照顾

76. 患者，女性，69岁。心肌梗死，经抢救病情稳定。患者平时喜食荤菜，常有便秘，护士为其讲解预防便秘的常识，患者复述内容不妥，需给予纠正的是(   )
    A. 养成定时排便的习惯
    B. 适当翻身或下床活动，可进行轻体力活动
    C. 多食蔬菜、水果和粗粮
    D. 摄取适量油脂食物，多饮水
    E. 每晚睡前用开塞露或凡士林

77. 患者，女性，66岁。因扩张型心肌病入院，夜间突发心力衰竭，遵医嘱予洋地黄。护士在执行医嘱时应提出质疑和进一步核对的是(   )
    A. 氯化钾溶液静脉滴注
    B. 地塞米松静脉注射
    C. 5%氯化钙静脉推注
    D. 吗啡皮下注射
    E. 呋塞米静脉注射

78. 患者，女性，54岁。心悸2 h来院急诊。查体：心率145次/分，脉率105次/分，心脏听诊心音强弱及快慢不等。考虑是(   )
    A. 窦性心动过速
    B. 频发房性期前收缩
    C. 阵发性室上性心动过速
    D. 阵发性快速心房颤动
    E. 频发室性期前收缩

79. 患者，男性，72岁。心前区压榨性疼痛2 h急诊入院。入院后出现呼吸困难、心悸。护士对患者进行查体，患者血压下降，心率160次/分，心电图示QRS波群宽大畸形，QRS时限>0.12 s，R-R间期不绝对相等，刺激迷走神经时心率无变化。该护士首先考虑患者出现的心律失常是(   )
    A. 室上性心动过速
    B. 室性心动过速
    C. 心房颤动
    D. 窦性心动过速
    E. 心室颤动

80. 患者，吴某。突发胸痛、心悸，护士检查发现心率78次/分，每隔两次搏动后出现略长的间歇，此现象为(   )
    A. 期前收缩二联律
    B. 期前收缩三联律
    C. 窦性心律不齐
    D. 心脏停搏

E. 间歇脉

81. 患儿，女性，4 岁。患轻度室间隔缺损，未行手术治疗。体检发现右下第一乳磨牙为龋齿，需拔除，结合该患儿的先天性心脏病病史，拔牙前需给予抗生素治疗，其目的是防止（　　）
    A. 呼吸道感染
    B. 牙龈炎
    C. 感染性心内膜炎
    D. 淋巴结炎
    E. 败血症

82. 一患儿患先天性心脏病，近 3 天来发热、咳嗽、肺部有细小湿啰音，并出现下半身青紫，此患儿患有何种心脏病（　　）
    A. 室间隔缺损
    B. 房间隔缺损
    C. 肺动脉狭窄
    D. 主动脉狭窄
    E. 动脉导管未闭

83. 患者，女性，62 岁。患高血压 7 年，诉血压波动于 170/105 ~ 140/90 mmHg，未予重视，只是在头晕、头痛时服降压药，缓解后即减量或停药，身体肥胖。近 1 周劳累过度，今日出现剧烈头痛、头晕、恶心，测血压 205/120 mmHg。确诊为高血压，住院一周后症状消失，血压恢复至 140/90 mmHg。护士认为目前患者存在的主要护理诊断是（　　）
    A. 潜在并发症：心力衰竭
    B. 活动无耐力
    C. 疼痛
    D. 知识缺乏
    E. 潜在并发症：脑血管意外

84. 患者，男性，60 岁。原发性高血压二级。血压突然升至 230/130 mmHg，

伴剧烈头痛、恶心、呕吐、抽搐及嗜睡。患者可能发生的情况是（　　）
    A. 恶性高血压
    B. 高血压脑病
    C. 脑血管痉挛
    D. 脑血栓形成
    E. 脑梗死

85. 患者，女性，52 岁。因头痛、头晕 3 天，加重 1 天伴视物不清住院，血压 190/135 mmHg，脉搏 95 次/分；眼底检查可见视盘水肿；心电图示左心室肥大。首要的处理是（　　）
    A. 硝酸甘油舌下含化
    B. 服用硝苯地平
    C. 静脉注射毛花苷 C
    D. 静脉给速尿
    E. 甘露醇快速静脉滴注

86. 患者，女性，52 岁。血压 150/95 mmHg，有头痛、失眠等不适。素食，但喜食咸菜，护士给予其饮食指导建议低盐的原因是（　　）
    A. 增强心肌收缩力
    B. 缓解失眠
    C. 减少水钠潴留
    D. 缓解头痛
    E. 保护肝脏

87. 患者，男性，55 岁。确诊为"原发性高血压"，血压 170/105 mmHg，并发冠心病及脑动脉硬化。患者药物治疗的原则不包括（　　）
    A. 从小剂量开始
    B. 静脉用药快速降压
    C. 个体化治疗
    D. 优先选择长效制剂
    E. 联合用药

88. 患者，女性，65 岁。因高血压急症入院，护士遵医嘱使用氢氯噻嗪后，

出现乏力、腹胀、肠鸣音消失、心音低钝、腱反射减弱等症状。该患者最可能的情况是（　　）

A. 高钾血症

B. 低钾血症

C. 低氯血症

D. 低钙血症

E. 高钠血症

89. 患者，男性，56 岁。确诊"原发性高血压"2 年，采用控制饮食、限制烟酒、口服降压药等治疗，护士指导患者服药后改变体位时动作宜缓慢，其目的是（　　）

A. 避免发生直立性低血压

B. 避免发生高血压危象

C. 避免发生高血压脑病

D. 避免低血糖发生

E. 避免高血压肾病

90. 患者，男性，43 岁。踢球时突感左臂及心前区剧痛，有濒死感，就地休息 30 min 未缓解，伴烦躁不安、恶心、出冷汗，急送至急诊科。心电监护示多导联 ST 段弓背状抬高，T 波倒置，可见异常深宽 Q 波。该患者最可能发生了（　　）

A. 稳定型心绞痛

B. 急性心包炎

C. 急性心肌梗死

D. 心脏神经官能症

E. 急性主动脉夹层动脉瘤

91. 患者，男性，59 岁。饭前与家人争执，饭后出现心前区胸痛，放射至左肩，自含硝酸甘油后逐渐缓解。护士告诉患者如何避免心绞痛发作的诱因，其内容不包括（　　）

A. 保持情绪稳定，避免过度劳累

B. 避免饱餐及受凉

C. 需戒烟，可多饮酒以达活血目的

D. 宜少食多餐，不宜过饱

E. 积极控制高血压

92. 患者，女性，62 岁。患冠心病 12 年。半年来频繁发作心前区不适，2 h 前再次发作，自行含服硝酸甘油无效，疑为急性心肌梗死。最具有诊断意义的检查是（　　）

A. 血常规

B. 心肌酶

C. 运动平板

D. 超声波

E. 心电图

93. 患者，男性，56 岁。因心前区压榨样疼痛 4 h 余，伴冷汗、恐惧来诊。为评估病情，护士应重点收集的资料是（　　）

A. 遗传史

B. 吸烟史

C. 酗酒史

D. 心绞痛病史

E. 生活习惯

94. 患者，男性，65 岁。心前区持续压榨性疼痛 6 h，以急性前壁心肌梗死收入院。1 h 后，因病情恶化死亡。其最可能的死亡原因是（　　）

A. 脑出血

B. 呼吸衰竭

C. 心脏破裂

D. 心力衰竭

E. 心室颤动

95. 患者，男性，42 岁。突发心前区剧烈疼痛，急诊入院。心电图示 ST 段弓背上抬，心率 96 次/分，律齐，查血肌钙蛋白和 CK – MB 升高，患者入监护室行心电血压监护，紧急行溶栓扩冠治疗。4 h 后患者烦躁不安，

血压突然下降至 65/45 mmHg，心率
122 次/分。此时患者最可能发生了
(　　)

A. 心脏破裂

B. 附壁血栓

C. 心室颤动

D. 心源性休克

E. 心力衰竭

96. 患者，女性，66 岁。情绪激动后突
感剧烈压榨性胸痛、呕吐伴窒息感
2 h入院。护士在执行医嘱时应提出
质疑和进一步核对的是(　　)

A. 绝对卧床休息

B. 给予氧气吸入

C. 毛花苷 C 缓慢滴注

D. 吗啡静脉注射

E. 密切监护生命体征

97. 患者，男性，78 岁。剧烈胸骨后压
榨性疼痛 4 h 来急诊，疼痛向左前臂
和颈部放射。既往身体健康。心电图
示 I 、aVL、V_5、V_6 导联 ST 段明显
抬高，无抗凝禁忌。最佳的处理是
(　　)

A. 单纯静脉溶栓

B. 静脉溶栓＋阿司匹林

C. 静脉溶栓＋肝素

D. 静脉溶栓＋阿司匹林＋肝素

E. 因年龄大禁忌溶栓

98. 患者，男性，71 岁。患高血压18 年，
服药不规律，无明显症状时常自行停
药，血压为 165/100 mmHg。今晨因
心前区持续疼痛、出冷汗伴恶心、呕
吐 2 h 来院急诊，心电图检查确诊为
前间壁急性心肌梗死。对该患者吸氧
的主要目的是(　　)

A. 改善心肌缺氧，减轻疼痛

B. 预防心源性休克

C. 降低血压

D. 防止肺栓塞

E. 改善呼吸功能

99. 患者，女性，69 岁。有冠心病史 3 年，
胸痛 5 h，诊断为急性非 ST 段抬高心
肌梗死。查体：血压 110/78 mmHg，
心率 84 次/分，心脏不大，心律齐。
用吗啡、硝酸甘油、阿司匹林、低分
子肝素等治疗 1 h 后，胸痛仍持续不
缓解，下一步应采取的最主要措施是
(　　)

A. 加大硝酸甘油用量

B. 加大阿司匹林及低分子肝素的
剂量

C. 加用血管紧张素转换酶抑制药

D. 即刻进行经皮冠状动脉介入治疗

E. 继续观察生命体征

100. 患者，女性，63 岁。急性前壁心肌
梗死。发病第 2 天突然出现短暂意
识丧失，抽搐。考虑患者最可能出
现的心律失常是(　　)

A. 心房颤动

B. 房性期前收缩

C. 房室传导阻滞

D. 室性期前收缩

E. 窦性心动过缓

101. 患者，女性，34 岁。风湿性心脏
病。今晨起床后发现左侧肢体活动
不便，不能行走，口角歪斜，言语
不清。该患者可能出现了(　　)

A. 脑出血

B. 脑栓塞

C. 心律失常

D. 蛛网膜下腔出血

E. 充血性心力衰竭

102. 患者，女性，45 岁。风湿性心瓣膜
病史 6 年。护理查体：心尖部闻及

舒张期隆隆样杂音，典型的二尖瓣面容。其面容特点是（　　）

A. 两颊部环形红斑

B. 双颊紫红，口唇发绀

C. 两颊蝶形红斑

D. 午后两颊潮红

E. 面部毛细血管扩张

103. 患者，男性，67 岁。查体：皮肤苍白，颈动脉搏动明显，有水冲脉，毛细血管搏动征阳性，心尖向左下移位，主动脉瓣第二听诊区有舒张期杂音。此患者最可能的情况是（　　）

A. 主动脉瓣狭窄

B. 主动脉瓣狭窄并关闭不全

C. 主动脉瓣关闭不全

D. 二尖瓣狭窄

E. 二尖瓣关闭不全

104. 患者，男性，48 岁。风湿性心脏病病史 10 年，本次因阵发性夜间呼吸困难入院。查体：典型的二尖瓣面容。听诊心尖部闻及舒张期隆隆样杂音，护士指导患者多活动下肢，用温水泡脚，目的是（　　）

A. 减轻心脏负担

B. 预防风湿复发

C. 防止附壁血栓形成

D. 防止动脉栓塞形成

E. 防止下肢静脉血栓形成

105. 患者，男性，22 岁。有风湿性心脏瓣膜病史 3 年。近 1 月余不明原因持续低热，抗生素治疗无效，现以"感染性心内膜炎"收入院。心脏彩超提示二尖瓣上有一大小约为 12 mm × 12 mm 的赘生物。对于该患者，最应预防的并发症是（　　）

A. 左心衰竭

B. 上呼吸道感染

C. 动脉栓塞

D. 心律失常

E. 深静脉血栓

106. 患者，男性，21 岁。运动时常有呼吸困难。查体：胸骨左缘第 3～4 肋间Ⅲ级粗糙的喷射性收缩期杂音，其父亲病故的原因是心源性猝死。该患者所患的疾病最有可能是（　　）

A. 冠心病心绞痛

B. 高血压心脏病

C. 主动脉瓣狭窄

D. 心内膜炎

E. 肥厚型梗阻性心肌病

107. 患者，女性，63 岁。肺气肿 10 年，上呼吸道感染后气促、发热伴胸骨后疼痛 1 天。查体：体温 39℃，左下肺听诊有低音调的摩擦音，屏气时仍持续存在。高度怀疑患者发生了（　　）

A. 胸膜炎

B. 肺实变

C. 心包摩擦

D. 肺不张

E. 胸腔积液

108. 患者，男性，49 岁。足靴区轻度肿胀，色素沉着，久坐后出现酸胀，小腿有迂回的静脉团，诊断为大隐静脉曲张。深静脉通畅试验（Perthes 试验）阴性，应采取的治疗方案是（　　）

A. 穿弹力袜

B. 局部注射硬化剂

C. 治疗深静脉血栓

D. 小隐静脉瓣膜成形术

E. 大隐静脉高位结扎加分段剥脱术

109. 患者，男性，52 岁。从事搬运工作 28 年，双下肢内侧出现隆起、迂曲、扩张的静脉，部分呈团块状，足靴区出现淤滞性皮炎，诊断为原发性静脉曲张。以下不属于原发性静脉曲张发病原因的是(　　)
    A. 先天性的静脉壁薄弱
    B. 在湿冷的环境下工作
    C. 下肢静脉压力增高
    D. 静脉瓣膜发育不良
    E. 从事负重工作使腹压增高

110. 患者，女性，52 岁。因右下肢浅静脉扩张、迂曲、隆起，诊断为右下肢静脉曲张，入院后行大隐静脉高位结扎 + 剥脱术。术后应指导患者的患肢(　　)
    A. 下垂
    B. 内收
    C. 抬高
    D. 外旋
    E. 屈曲

111. 患者，女性，42 岁。做下肢静脉瓣膜功能试验，先平卧，抬高患肢，待曲张静脉淤血排空后，在大腿根部扎止血带，曲张静脉由上而下迅速充盈，说明哪处瓣膜功能不全(　　)
    A. 大隐静脉
    B. 小隐静脉
    C. 深静脉
    D. 交通支
    E. 浅静脉

112. 患者，男性，32 岁。因双下肢皮肤干燥变薄、苍白，汗毛脱落，肌肉萎缩就诊。检查足背动脉搏动消失，以"血栓闭塞性脉管炎"收入院。入院后行血栓闭塞性脉管炎术，术后护士观察肢体远端血运情况，观察的体征不包括(　　)
    A. 双侧足背动脉搏动
    B. 皮肤温度
    C. 皮肤颜色
    D. 皮肤感觉
    E. 皮肤厚度

113. 患儿，男性，5 岁。玩耍时触电发生心搏骤停，为患儿进行心外按压，正确的按压部位和胸骨下陷深度是(　　)
    A. 胸骨下段，4 ~ 5 cm
    B. 胸骨下段，至少 5 cm
    C. 胸骨下段，2 ~ 3 cm
    D. 胸骨中段，2 ~ 3 cm
    E. 胸骨中段，1 ~ 2 cm

114. 患者，女性。因触电致心搏、呼吸骤停，现场护士行胸外心脏按压，其操作要点不包括(　　)
    A. 按压部位在胸骨下段
    B. 按压与松开的时间比为 1∶1
    C. 每次按压胸骨下陷 5 cm 以上
    D. 每分钟至少按压 100 次
    E. 与人工呼吸配合的比率为 2∶1

A₃/A₄ 型题

(115 ~ 117 题共用题干)

患者，女性，62 岁。因心脏病住院治疗，遵医嘱服用洋地黄类药物治疗，护士今日在观察患者脉搏时，发现每隔一个正常搏动后出现一次期前收缩。

115. 护士应采取的护理措施是(　　)
    A. 立即停药
    B. 服用硝酸甘油
    C. 通知医生
    D. 嘱患者卧床休息，勿剧烈运动
    E. 做心电图

116. 护士对于服用洋地黄类药物的患者，给药前应注意观察患者的（　　）
    A. 心率和心律
    B. 液体出入量
    C. 脉搏
    D. 体温
    E. 血压

117. 该护士考虑患者的异常脉搏为（　　）
    A. 期前收缩
    B. 交替脉
    C. 细脉
    D. 奇脉
    E. 二联律

（118～119题共用题干）

患者，女性，55岁。血压升高1年。患者血脂偏高，劳累后感心前区疼痛，休息可缓解。查体：血压160/100 mmHg，心电图示T波倒置。诊断为冠心病。

118. 患者对血压持续升高有些紧张，护士对其进行健康指导，不正确的内容是（　　）
    A. 嘱患者注意休息
    B. 避免情绪激动
    C. 嘱患者避免剧烈运动
    D. 注意安慰患者
    E. 选择低脂、高盐饮食

119. 以下有关患者病情的描述，不正确的是（　　）
    A. 患者为高血压
    B. 患者为Ⅰ级高血压
    C. 患者有心绞痛
    D. 患者可能有冠状动脉狭窄
    E. 心前区疼痛由心肌缺血所致

（120～122题共用题干）

患者，男性，66岁。冠心病史10年，最近心前区不适频繁发作，含服硝酸甘油无效，疑为急性心肌梗死。

120. 实验室检查该患者的心肌酶和心肌蛋白，其中最有特异性的是（　　）
    A. 肌酸激酶同工酶
    B. 肌钙蛋白
    C. 门冬氨酸氨基转移酶
    D. 乳酸脱氢酶
    E. 肌红蛋白

121. 患者入院后，护士首先为其进行的操作是（　　）
    A. 进行心电监护
    B. 进行心电图检查
    C. 抽血标本送检
    D. 吸氧
    E. 肌内注射哌替啶

122. 急性心肌梗死24 h内最主要的死亡原因是（　　）
    A. 急性左心衰竭
    B. 心源性休克
    C. 心律失常
    D. 心脏破裂
    E. 乳头肌功能不全

（123～124题共用题干）

患者，男性，69岁。情绪激动后突感剧烈压榨性胸痛，呕吐伴窒息感2 h入院。心率110次/分，血压82/60 mmHg，心电图示 V_1～V_4 导联 ST 段弓背抬高，心律不齐。

123. 急诊护士对患者进行评估后，认为首优护理诊断是（　　）
    A. 活动无耐力
    B. 恐惧
    C. 潜在并发症：感染
    D. 焦虑
    E. 疼痛

124. 护士为患者采取的护理措施不包括（　　）
    A. 卧床休息

B. 开放静脉通路

C. 发作时应尽可能描记心电图

D. 准备气管切开用物

E. 了解患者发生心绞痛的诱因

（125～126 题共用题干）

患者，女性，26 岁。慢性风湿性心脏病，联合瓣膜病。患者自幼好发扁桃体炎，5 年前于劳动时出现呼吸困难，咳粉红色泡沫痰并双下肢水肿。

125. 护士向患者解释导致双下肢水肿的原因是（   ）

A. 左心衰竭

B. 全心衰竭

C. 呼吸衰竭

D. 右心衰竭

E. 下肢静脉栓塞

126. 查体：水冲脉、毛细血管搏动征阳性。分析其原因是（   ）

A. 脉压增大

B. 肺动脉高压

C. 病毒感染

D. 体循环淤血

E. 呼吸衰竭

（127～128 题共用题干）

患者，女性，28 岁。4 个月来自觉胸闷，2 个月来有低热、盗汗，近 3 周来劳累后觉气促入院。查体：颈静脉怒张，心界扩大，心音低钝，心率 96 次/分，律齐，无杂音。两肺阴性。肝肋下 2.5 cm，肝颈静脉回流征阳性。超声心动图示心包大量积液。

127. 目前对该患者应采取的最主要处理措施是（   ）

A. 心包穿刺抽液

B. 心导管检查

C. PPD 试验

D. 胸部 X 线检查

E. 血清病毒抗体测定

128. 该疾病最可能的病因是（   ）

A. 细菌（链球菌）性

B. 结核性

C. 肿瘤性

D. 遗传性

E. 化脓

第三章　消化系统疾病患者的护理

 知识串讲

口炎	1. 鹅口疮（雪口病）——白色念珠菌感染——白色乳凝块样物（不易擦去） 2. 疱疹性口腔炎——单纯疱疹病毒感染——黄白色纤维素性渗出物 3. 溃疡性口腔炎——链球菌、金黄色葡萄球菌、肺炎链球菌感染——灰白色假膜
慢性胃炎	1. 病因　多由幽门螺杆菌感染引起 2. 临床表现　多为上腹部隐痛或不适、反酸、上腹部饱胀、嗳气、食欲缺乏、恶心呕吐等症状 3. 治疗原则　①幽门螺杆菌引起：（三联）质子泵抑制药/胶体铋剂＋两种抗生素；（四联）质子泵抑制药＋铋剂＋两种抗生素。②根据病因给予相应处理。a. 有胆汁反流者，考来烯胺或氢氧化铝凝胶吸附；b. 因服药引起，应立即停药，并用抑酸药或硫糖铝胃黏膜保护药；c. 也可用吗丁啉或西沙必利等胃肠动力药，加速胃的排空，应在餐前 1 h 服用，不宜与阿托品等解痉剂合用。③有恶性贫血的患者，可注射维生素 B_{12} 及叶酸加以纠正 4. 饮食护理　急性发作期：无渣、半流质的温热饮食；恢复期：高热量、高蛋白、高维生素、易消化饮食
消化性溃疡	1. 胃溃疡（GU）　①好发部位：胃角或胃窦、胃小弯。②发病年龄：中老年。③胃酸分泌：正常或降低。④发病机制：主要是防御和（或）修复因素减弱。⑤疼痛发作时间：进食→疼痛→缓解。⑥腹痛位置：剑突下正中或偏左 2. 十二指肠溃疡（DU）　①好发部位：十二指肠球部（前壁）。②发病年龄：青少年。③胃酸分泌：增多。④发病机制：主要是侵袭因素增强。⑤疼痛发作时间：疼痛→进食→缓解；餐后 3～4 h 疼痛。⑥腹痛位置：上腹部偏右
胃癌	1. 临床表现　①早期胃癌：无明显症状和体征。②进展期胃癌：上腹痛为最早出现的症状，餐后加重，继而出现隐痛不适，偶呈节律性溃疡样疼痛，疼痛不能被进食或服用制酸药缓解 2. 辅助检查　纤维胃镜可以确诊，粪便隐血试验常呈持续阳性 3. 治疗原则　手术治疗 4. 护理措施　术前（胃肠道准备）：对有幽门梗阻者，在禁食的基础上，术前 3 天起每晚用温生理盐水洗胃，以减轻胃黏膜水肿。术前 3 天给患者口服肠道不吸收的抗生素，必要时清洁肠道

肝硬化	1. 主要病因是病毒性肝炎 2. 门静脉高压的临床症状包括脾大、侧支循环的建立和开放、腹水 3. 最常见的并发症是上消化出血 4. 肝性脑病是晚期肝硬化最严重的并发症，是最常见的死亡原因。出现全细胞减少，最主要的原因：脾功能亢进；腹水患者一般进水量限制在 1000 mL/d 左右，每次放腹水量为 4000~6000 mL，或一次放 10000 mL，限制钠盐 250 mg/d
肝性脑病	1. 最常见的病因　肝硬化及门体分流手术后 2. 最具有特征性的体征　扑翼样震颤 3. 可用生理盐水或酸弱性溶液灌肠，忌用肥皂水 4. 分期　前期（焦虑、淡漠），昏迷前期（意识错乱、睡眠障碍），昏睡期（昏睡，肌张力高，腱反射亢进），昏迷期（各种反射消失，肌张力降低）
细菌性肝脓肿	1. 最常见的入侵途径和最常见的病因是胆道疾病 2. 常见症状：寒战和高热，肝区持续胀痛或钝痛，全身表现（恶心、呕吐）；常见体征：肝区压痛和肝大
原发性肝癌	1. 主要原因　乙型肝炎 2. 主要症状　肝区疼痛（持续性胀痛） 3. 筛查方法　甲胎蛋白（AFP）测定 4. 癌肿定位首选　B 型超声检查
胆道疾病	胆道感染、胆道蛔虫、胆石症
急性胰腺炎	主要表现和首发症状是腹痛，常在暴饮暴食或饮酒后突然发生。最具有诊断意义的实验室检查是血清淀粉酶的测定，血清淀粉酶一般在起病后 6~12 h 开始升高，48 h 下降，持续 3~5 天。血清淀粉酶的高低不一定反映病情轻重
胰腺癌	好发于胰头部，早期淋巴转移，其最主要的危险因素是吸烟。临床表现：上腹痛和上腹饱胀不适（最常见的首发症状），屈膝卧位可稍缓解。最主要的症状和体征：黄疸，一般进行性加重，大便呈陶土色。引流护理：腹腔引流放置 5~7 天至胃肠蠕动恢复，胆管引流 2 周左右，胰管引流在 2~3 周后可拔出。观察记录引流液的颜色、数量。最常见的并发症和死亡的主要原因是胰瘘
上消化道大出血	1. 在数小时内失血量超过 1000 mL，或占循环血容量的 20% 2. 常见病因：消化性溃疡 3. 临床表现　呕血和黑便。紧急胃镜检查应在上消化道出血后 24~48 h 进行。出血量 5 mL 大便隐血可阳性，大于 60 mL 出现便血，250~300 mL 即可出现呕血，超过 400~500 mL 可出现头晕乏力，超过 1000 mL 可出现周围循环障碍。三腔两囊管插入 24 h 应当间断放气，放气 15~30 min
溃疡性结肠炎	1. 症状　疼痛→便意→便后缓解 2. 血液检查　红细胞沉降率增快和 C 反应蛋白增高是活动期的标志 3. 首选药物　柳氮磺吡啶（SASP）

续表

大肠癌	大肠癌手术后2~3天肠蠕动恢复、肛门或人工肛门排气后可拔除胃管，进流质饮食，逐步改为半流质饮食、普通饮食（术后2周左右后可进普通饮食）。食物以高蛋白、高热量、富含维生素及易消化的少渣饮食为主
肠梗阻	1. 最常见　机械性肠梗阻 2. 典型症状　腹痛，腹胀，呕吐，肛门停止排便、排气 3. 最主要的护理措施　保持有效的胃肠减压 4. 梗阻解除的重要标志　肛门排便、排气
急性阑尾炎	1. 典型特征　转移性右下腹痛 2. 重要体征　右下腹麦氏点（即右髂前上棘与脐连线的中外1/3处） 3. 治疗原则　阑尾周围脓肿使用抗生素控制症状，一般3个月后行手术切除阑尾
腹外疝	1. 斜疝　①发病年龄：儿童及成年人。②突出途径：经腹股沟管突出，可进入阴囊。③疝块外形：椭圆或梨形，上部呈蒂柄状。④回纳疝块后压住深环：疝块不再突出。⑤精索与疝囊的关系：精索在疝囊的后方。⑥嵌顿机会：较多 2. 直疝　①发病年龄：老年人。②突出途径：由直疝三角突出，不进入阴囊。③疝块外形：半球形，基底较宽。④回纳疝块后压住深环：疝块仍可突出。⑤精索与疝囊的关系：精索在疝囊的前外方。⑥嵌顿机会：极少
慢性便秘	常见原因　肠易激综合征
急腹症	1. 内脏疼痛的特点　痛觉迟钝，定位不准确。躯体疼痛常定位准确 2. 穿孔性病变所致的腹痛特点　腹痛突然，呈刀割样持续性剧痛；迅速出现腹膜刺激征，易波及全腹，但病变处显著；可有气腹症，如肝浊音界缩小或消失，X线下见膈下游离气体；可有移动性浊音，肠鸣音消失 3. 外科腹痛的特点　先有腹痛，后出现发热，常伴有腹膜刺激征。最常见的急腹症是急性阑尾炎 4. 治疗措施　禁食，胃肠减压 5. 外科急腹症患者在没有明确诊断前，应严格执行"五禁"，即禁食，禁服止痛药，禁服泻药，禁止灌肠，禁热敷

A₁型题

1. 上下消化道的分界线是（　　）
   A. 食管穿膈处
   B. 回肠
   C. 十二指肠空肠曲
   D. 十二指肠乳头
   E. 屈氏韧带

2. 急性阑尾炎易出现坏死穿孔，其最主要的解剖因素是（　　）
   A. 阑尾管腔狭小，排空欠佳
   B. 阑尾系膜短，易扭曲
   C. 阑尾是与盲肠相通的弯曲盲管，呈蚯蚓状

D. 阑尾动脉是一条终末血管，且无侧支

E. 阑尾管壁淋巴组织丰富

3. 鹅口疮的病原体为（　　）

A. 葡萄球菌

B. 链珠菌

C. 假丝酵母菌

D. 单纯疱疹病毒

E. 支原体

4. 慢性胃炎患者服用胃动力药时，不宜合用的药物是（　　）

A. 阿托品

B. 地西泮

C. 新斯的明

D. 西咪替丁

E. 谷氨酸钾

5. 因胆汁反流引起慢性胃炎的患者，最应该口服的治疗药物是（　　）

A. 维生素 B_{12}

B. 甲硝唑

C. 西沙必利

D. 硫糖铝

E. 阿莫西林

6. 慢性胃炎急性发作期的患者，适宜的饮食是（　　）

A. 普通饮食

B. 半流质饮食

C. 软质饮食

D. 流质饮食

E. 高蛋白饮食

7. 慢性胃炎的主要致病因素是（　　）

A. 细菌毒素或微生物感染

B. 酗酒和暴饮暴食

C. 精神神经功能障碍

D. 长期服用某些药物

E. 幽门螺杆菌感染

8. 确诊慢性胃炎最可靠的辅助检查是（　　）

A. 胃液分析

B. 消化道症状

C. 胃脱落细胞检查

D. 纤维胃镜检查

E. 胃肠钡餐 X 检查

9. 消化性溃疡的发病因素，不包括（　　）

A. 胃酸和胃蛋白酶

B. 非甾体抗炎药

C. 遗传因素

D. 持久或过度精神紧张

E. 前列腺素

10. 消化性溃疡特征性的主要表现是（　　）

A. 反酸、嗳气

B. 恶心、呕吐

C. 消瘦

D. 贫血

E. 周期性、规律性上腹痛

11. 为胃溃疡穿孔的患者行腹部穿刺，抽出液是（　　）

A. 黄色，混浊，无臭味，可有食物残渣

B. 暗红色血性液体

C. 稀脓性略带臭味的液体

D. 淡黄色透明液体

E. 血性液体，胰淀粉酶含量增高

12. 在消化性溃疡的治疗中，抑制胃酸分泌作用最强的药物是（　　）

A. 铝碳酸镁

B. 西咪替丁

C. 碳酸氢钠

D. 枸橼酸铋钾

E. 奥美拉唑

13. 消化性溃疡并发幽门梗阻患者的主要临床表现为（　　）
    A. 体重下降
    B. 食欲减退
    C. 水电解质平衡紊乱
    D. 餐后上腹部饱胀
    E. 呕吐大量宿食

14. 十二指肠溃疡患者上腹部疼痛的典型特点是（　　）
    A. 伴有里急后重
    B. 持续性疼痛
    C. 缓解→疼痛→进食
    D. 进食→疼痛→缓解
    E. 无规律性疼痛

15. 胃溃疡患者行毕Ⅱ式手术后为预防早期倾倒综合征的发生，下列护理措施错误的是（　　）
    A. 饭后应卧床休息 20～30 min
    B. 避免流质饮食
    C. 少量多餐
    D. 避免过咸食物
    E. 饭后应散步 20 min 促进消化

16. 抗酸药物铝碳酸镁片的正确服用方法是（　　）
    A. 温水吞服
    B. 咀嚼后服用
    C. 餐后立即服用
    D. 早起后立即服用
    E. 与牛奶一起服用

17. 判断溃疡性结肠炎活动期的标志性检查项目是（　　）
    A. 红细胞沉降率降低
    B. 白细胞增高
    C. C 反应蛋白增高
    D. 粪便检查见血、脓和黏液
    E. X 线钡剂灌肠显示黏膜粗乱

18. 溃疡性结肠炎的临床表现不包括（　　）
    A. 伴有里急后重
    B. 左下腹有压痛
    C. 易形成肠腔狭窄
    D. 易形成肠瘘
    E. 少数可癌变

19. 溃疡性结肠炎的腹痛特点是（　　）
    A. 疼痛→便意→便后缓解
    B. 疼痛→便意→便后加重
    C. 疼痛→进餐→餐后缓解
    D. 疼痛→进餐→餐后加重
    E. 疼痛→空腹→空腹缓解

20. 由不同原因导致的肠梗阻的共同表现是（　　）
    A. 腹痛、腹胀、呕吐、肠鸣音亢进
    B. 腹痛、腹胀、呕吐、肠鸣音消失
    C. 腹痛、腹胀、呕吐、肠型
    D. 腹痛、便秘、呕吐、肠鸣音亢进
    E. 腹痛、腹胀、呕吐、肛门停止排便排气

21. 肠梗阻患者最重要的非手术措施是（　　）
    A. 禁食、胃肠减压
    B. 纠正水电解质失衡
    C. 加强营养
    D. 腹部按摩
    E. 应用阿托品解痉

22. 用于预防肠扭转最关键的措施是不能（　　）
    A. 腹部受凉
    B. 少量多餐
    C. 进刺激性饮食
    D. 进低脂饮食
    E. 饭后剧烈活动

23. 发生单纯性机械性肠梗阻时，梗阻以上肠管的病理生理变化不包括（　　）

A. 肠蠕动增强

B. 肠腔内大量积气、积液

C. 肠腔扩张

D. 肠壁大量液体渗出

E. 肠管缺血、坏死

24. 肠梗阻非手术治疗期间，梗阻解除的标志是（　　）

　　A. 肠胃减压后腹痛减轻

　　B. 腹壁软，有轻度压痛

　　C. 肠鸣音消失

　　D. 肛门排便、排气

　　E. 生命体征平稳

25. 急性阑尾炎的主要临床症状是（　　）

　　A. 转移性右下腹痛

　　B. 畏寒、发热

　　C. 恶心、呕吐

　　D. 食欲减退

　　E. 腹泻或便秘

26. 阑尾周围脓肿消退后，行阑尾切除术的最佳时间是（　　）

　　A. 1 周后手术切除

　　B. 3 个月后手术切除

　　C. 2 个月后手术切除

　　D. 3 周后手术切除

　　E. 4 年后手术切除

27. 护理阑尾切除术后的患者，护士应注意术后患者禁忌灌肠的天数是（　　）

　　A. 6 天

　　B. 7 天

　　C. 10 天

　　D. 5 天

　　E. 8 天

28. 下列说法中，错误的是（　　）

　　A. 腹股沟直疝容易嵌顿

　　B. 腹股沟斜疝可进入阴囊，多呈梨形或椭圆形

C. 腹股沟直疝由直疝三角突出，不可进入阴囊

D. 回纳疝块后压住深处，斜疝不可突出，直疝仍可突出

E. 腹股沟斜疝患者的精索在疝囊后方

29. 下列外科手术后，麻醉恢复后不应采取半卧位的是（　　）

　　A. 阑尾炎手术后

　　B. 血胸闭式引流术后

　　C. 胸膜腔闭式引流术后

　　D. 腹股沟疝手术后

　　E. 胃大部切除术后

30. 用于治疗腹股沟疝最常用的方法是（　　）

　　A. 疝成形术

　　B. 疝囊低位结扎术

　　C. 疝修补术

　　D. 暂不手术

　　E. 疝环填补术

31. 在导致腹外疝发病的诸多因素中，最重要的因素是（　　）

　　A. 妊娠

　　B. 举重

　　C. 慢性腹水

　　D. 慢性咳嗽

　　E. 腹壁强度降低

32. 腹外疝内容物最多见的是（　　）

　　A. 小肠

　　B. 大网膜

　　C. 回肠

　　D. 结肠

　　E. 膀胱

33. 绞窄性疝的处理原则为（　　）

　　A. 紧急手术

　　B. 手法复位

　　C. 补液

D. 胃肠减压

E. 解痉镇痛

34. 腹股沟直疝和斜疝最有意义的鉴别之
　处在于（　　）

A. 疝块的形成

B. 发病的年龄

C. 嵌顿的程度

D. 包块的位置

E. 回纳疝块压迫内环，增加腹压，
疝块是否出现

35. 下列直肠肛管疾病中，可由门静脉高
　压引起的是（　　）

A. 肛周脓肿

B. 肛门狭窄

C. 直肠脱垂

D. 痔

E. 直肠息肉

36. 下列治疗方法中，可使痔核逐渐缺血
　坏死脱落的是（　　）

A. 温水坐浴

B. 冷冻疗法

C. 红外线凝固

D. 结扎法

E. 枯痔钉疗法

37. 内痔常见的早期特点是（　　）

A. 肛门疼痛

B. 大便时滴血

C. 痔核脱垂

D. 黏液血便

E. 肛门周围红肿

38. 成人排便时肛门滴血，有痔核脱出，
　便后自行回纳，属于（　　）

A. 一度内痔

B. 二度内痔

C. 三度内痔

D. 嵌顿性内痔

E. 血栓性外痔

39. 肛瘘最常继发于（　　）

A. 内痔

B. 肛裂

C. 直肠肿瘤

D. 直肠肛管周围脓肿

E. 直肠息肉

40. 高位肛瘘最佳的治疗方法是（　　）

A. 瘘管切开术

B. 填塞压迫

C. 肛瘘挂线术

D. 缝合瘘管

E. 切开引流

41. 在我国，导致肝硬化最常见的原因为
　（　　）

A. 血吸虫

B. 酒精中毒

C. 饮水污染

D. 病毒性肝炎

E. 黄曲霉素

42. 肝硬化晚期患者出现大量腹水，腹水
　产生的主要原因是（　　）

A. 门静脉高压和低蛋白血症

B. 淋巴回流受阻

C. 饮食不当

D. 醛固酮和抗利尿激素增多

E. 右心功能不全

43. 给肝硬化腹水患者腹腔穿刺放液时应
　注意（　　）

A. 取平卧位

B. 指导患者限制饮水

C. 加强静脉补液

D. 观察尿量是否减少

E. 束紧多头腹带

44. 肝硬化患者肝功能减退的临床表现除
　外（　　）

A. 贫血

B. 脾大

C. 肝掌

D. 恶心、呕吐

E. 蜘蛛痣

45. 蜘蛛痣形成的原因是( )

A. 毛细血管脆性增加

B. 胆道感染

C. 胆红素过多

D. 血中雌激素增加

E. 严重感染

46. 晚期肝硬化最严重的并发症是( )

A. 上消化道出血

B. 感染

C. 肝性脑病

D. 原发性肝癌

E. 肝肾综合征

47. 能帮助诊断深部脓肿的方法是
( )

A. 一般体格检查

B. 血常规

C. 细针穿刺

D. X线检查

E. 磁共振成像

48. 发生细菌性肝脓肿时,细菌侵入肝脏
最主要的途径是( )

A. 肝动脉

B. 门静脉

C. 肝静脉

D. 胆道系统

E. 十二指肠

49. 细菌性肝脓肿的主要临床症状为
( )

A. 恶心、呕吐

B. 寒战、高热、肝大伴疼痛

C. 局部皮肤凹陷性水肿

D. 出现黄疸

E. 可见右膈升高,运动受限

50. 肝性脑病最早出现的临床表现是
( )

A. 昏睡,呼之不应

B. 锥体束征阳性

C. 视物模糊

D. 角弓反张

E. 性格和行为改变

51. 腹壁静脉血流方向如图所示,最可能
的疾病是( )

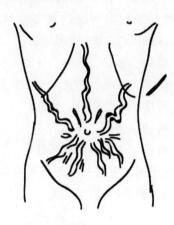

A. 下腔静脉阻塞

B. 上、下腔静脉均阻塞

C. 门静脉高压

D. 正常人腹壁静脉

E. 上腔静脉阻塞

52. 肝硬化患者合并上消化道大出血经止
血后,应高度警惕发生( )

A. 癌变

B. 腹水

C. 感染

D. 肝肾综合征

E. 肝性脑病

53. 肝性脑病患者使用精氨酸的目的是
( )

A. 使肠内环境呈碱性,减少氨的
吸收

B. 防止酸碱平衡紊乱

C. 改善肝功能

D. 抑制脑内神经递质的合成

E. 促进尿素循环而降低血氨

54. 对于行经皮肝穿刺胆道造影（PTC）检查的患者，护士应重点观察（　　）

A. 呼吸、体温

B. 血压、腹部症状和体征变化

C. 切开渗血情况

D. 心率

E. 肝浊音界，有无腹胀

55. 急性化脓性胆管炎的典型症状是夏柯（Charcot）三联症，其包括（　　）

A. 腹痛、恶心、高热

B. 腹痛、腹胀、休克

C. 腹痛、寒战高热、休克

D. 腹痛、黄疸、休克

E. 腹痛、黄疸、寒战高热

56. 如图所示，下列各项不是对患者进行引流的目的的是（　　）

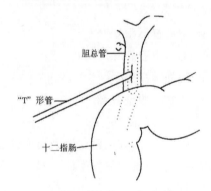

A. 防止胆总管内压力降低

B. 防止胆汁外漏

C. 排出残余结石

D. 经"T"形管行造影

E. 支撑胆管

57. 诊断急性胰腺炎最有意义的指标是（　　）

A. 血钠

B. 血肌酐

C. 血淀粉酶

D. 尿淀粉酶

E. 血心肌酶

58. 在我国，引起急性胰腺炎最常见的病因是（　　）

A. 胆管梗阻

B. 十二指肠液反流

C. 暴饮暴食

D. 高脂血症

E. 特异性感染

59. 最能提示急性出血性坏死性胰腺炎的化验结果是（　　）

A. 血清脂肪酶升高

B. 血钾增高

C. 白细胞计数明显增高

D. 血清淀粉酶增高

E. C 反应蛋白（CRP）异常增高

60. 上消化道出血临床最常见的病因是（　　）

A. 胃癌

B. 反流性食管炎

C. 消化性溃疡

D. 胃黏膜脱垂

E. 食管静脉曲张破裂

61. 护士为使用双气囊三腔管的患者实施护理措施，正确的是（　　）

A. 拔管后 24 h 内仍有出血的可能，需严密观察

B. 48 h 内未出血者可拔管

C. 食管气囊和胃气囊各注气 200 mL

D. 置管期间每隔 24 h 放气 1 次

E. 先向食管气囊注气，再向胃气囊注气

62. 以下指标中提示上消化道出血已停止的是（　　）

A. 柏油样便变稀

B. 尿素氮恢复正常

C. 脉搏正常

D. 肠鸣音恢复

E. 自觉口渴

63. 护士对于上消化道大出血伴休克的患者施行的首要护理措施是(　　)
 A. 稳定患者情绪
 B. 去枕平卧位
 C. 建立静脉通路
 D. 准备三腔二囊管
 E. 准备手术

64. 上消化道大量出血易引起氮质血症，最主要的原因是(　　)
 A. 血液中的蛋白质消化后在肠道吸收
 B. 肠道吸收增加
 C. 代谢功能下降
 D. 肝解毒功能下降
 E. 血液中氮质排出障碍

65. 上消化道出血患者进行纤维胃镜检查的时间一般是(　　)
 A. 出血后 6～8 h
 B. 出血后 10～12 h
 C. 出血后 12～24 h
 D. 出血后 24～48 h
 E. 出血后 48～72 h

66. 粪便隐血试验呈阳性时，上消化道出血量至少为(　　)
 A. 5 mL
 B. 10 mL
 C. 20 mL
 D. 30 mL
 E. 50 mL

67. 三腔管放置 24 h 后，食管气囊放气时间为(　　)
 A. 5～10 min
 B. 10～20 min
 C. 15～30 min
 D. 30～45 min
 E. 45～60 min

68. 对急腹症患者的治疗，如果诊断不明确，禁用泻药，其主要原因是(　　)
 A. 易致血压下降
 B. 以免掩盖病情，延误诊断
 C. 易致感染扩散
 D. 防止腹内脏器破裂或穿孔
 E. 易致水电解质平衡失调

69. 下列关于躯体性疼痛特点的描述，正确的是(　　)
 A. 对内脏切割敏感
 B. 钝痛
 C. 对刺激定位准确
 D. 对痛觉不敏感
 E. 痛觉不局限

70. 食管癌晚期转移最常通过的途径是(　　)
 A. 直接扩散
 B. 淋巴转移
 C. 种植转移
 D. 血行转移
 E. 浸润转移

A₂型题

71. 患者，女性，78 岁，身高 162 cm，体重 41 kg。以腹痛待查收入院。现意识清楚，但生活基本不能自理。护士行口腔护理时发现其口腔黏膜充血糜烂，覆灰白色假膜，易拭去。下列措施中正确的是(　　)
 A. 允许患者自行清除假膜
 B. 要求家属加强照护，注意口腔清洁
 C. 嘱患者睡前用温盐水漱口
 D. 提供呋喃西林溶液漱口
 E. 用 3% 过氧化氢溶液清洗口腔

72. 患儿，2 岁。肺炎，抗生素治疗 3 周。口腔护理发现黏膜有点状灰白色乳凝

块样物质，局部无痛，无全身症状，
应考虑为（　　）

A. 维生素 A 缺乏

B. 鹅口疮

C. 卡他性口炎

D. 疱疹性咽峡炎

E. 腮腺炎

73. 患者，女性，66 岁。自诉上腹疼痛 5 天，在进餐后发作或加重，伴反酸、嗳气，咨询社区卫生服务中心应该进行的检查项目，社区护士的建议是（　　）

A. 腹部 X 线

B. 妇科 B 超

C. MRI

D. 胃镜

E. 螺旋 CT

74. 患者，女性，32 岁。初步诊断为胃溃疡，为明确诊断拟行纤维胃镜检查。检查前 30 min，护士为其皮下注射药物以松弛平滑肌。该药物是（　　）

A. 吗啡

B. 阿托品

C. 硫糖铝

D. 奥美拉唑

E. 谷氨酸钾

75. 患者，女性，49 岁。胃溃疡行胃大部切除术。术后第 10 天，护士发现患者进午餐后感头晕、心悸、出汗，伴恶心、呕吐，护士立即为患者采取平卧位，数分钟后症状缓解，该护士考虑患者出现了（　　）

A. 吻合口水肿

B. 吻合口梗阻

C. 倾倒综合征

D. 吻合口破裂

E. 远侧空肠段梗阻

76. 患者，男性，42 岁。十二指肠溃疡史 5 年，聚会饮酒后出现刀刺样剧烈上腹疼痛入急诊。患者面色苍白，护士查体示：血压 80/65 mmHg，全腹肌紧张，压痛、反跳痛明显。该护士此时应为患者采取的首要措施是（　　）

A. 安慰患者，给予镇静药

B. 持续低流量吸氧

C. 立即禁食和胃肠减压

D. 输注冷冻红细胞

E. 持续心电监护

77. 患者，女性，41 岁。胃溃疡病史十余年，餐后突然上腹剧烈刀割样疼痛。查体：急性面容，全腹压痛、反跳痛、肌紧张，上腹板状。分诊护士初步考虑是（　　）

A. 急性阑尾炎

B. 溃疡病急性穿孔

C. 溃疡病出现幽门梗阻

D. 急性肠扭转

E. 急性肠梗阻

78. 患者，男性，53 岁。患有胃溃疡出血，经治疗出血停止，病情缓解，粪便隐血试验阴性。如果患者再次发生呕血，护士应为其采取的体位是（　　）

A. 平卧位，头偏向一侧

B. 头低足高位

C. 截石位

D. 平卧屈膝位

E. 半坐卧位

79. 患者，女性，47 岁。因胃溃疡大出血收入院，今晨患者突然出现休克，病区护士展开救治，实施了大量护理措施，不包括（　　）

A. 中凹卧位

B. 建立静脉通路，静脉补液

C. 给热水袋保暖

D. 观察患者意识状态

E. 每 15 min 测血压、脉搏 1 次

80. 十二指肠壶腹（球部）溃疡患者原疼痛节律消失，变为持续上腹痛，伴频繁呕吐隔宿酸臭酸性食物。推断患者出现的并发症是（　　）

A. 溃疡出血

B. 溃疡穿孔

C. 多发性溃疡

D. 溃疡癌变

E. 幽门梗阻

81. 患者，男性，38 岁。因腹泻、腹痛 2 年，诊断为"溃疡性结肠炎"，本次急性加重 5 天入院。患者大便检查粪便的形态是（　　）

A. 米泔水样便

B. 黑便

C. 羊屎便

D. 白陶土样便

E. 黏液脓血便

82. 患者，女性，38 岁。因每日大便次数增多，每天 6～8 次，且大便为黏液脓血便而入院，经检查诊断为溃疡性结肠炎，该患者应给予（　　）

A. 易消化，高纤维素饮食

B. 低蛋白饮食

C. 无渣流质或半流质饮食

D. 多进食新鲜水果

E. 高脂饮食

83. 患者，女性，40 岁。因肠梗阻入院。采用非手术治疗期间，护士发现其腹部出现固定性压痛及腹膜刺激征，提示肠梗阻的性质演变为（　　）

A. 血运性

B. 机械性

C. 粘连性

D. 绞窄性

E. 单纯性

84. 患者，男性，25 岁。与朋友聚餐饱食后去球场踢球，导致肠扭转突发脐周剧烈疼痛，伴腰背部牵拉痛，对该患者采取的正确的治疗措施是（　　）

A. 给予镇痛药

B. 应用解痉药

C. 纠正水电解质失衡

D. 胃肠减压

E. 立即手术

85. 患者，女性，45 岁。大量饮食后，出现脐周阵发性腹痛，并有腹胀、呕吐，肛门停止排便、排气，自诉 2 年前曾做过子宫切除手术。诊断为单纯性粘连性肠梗阻。治疗期间，护士应注意观察患者的表现以便及时发现肠绞窄，该症状表现是（　　）

A. 腹痛突然减轻

B. 持续性腹胀

C. 钻顶样绞痛

D. 持续性隐痛

E. 持续性疼痛阵发性加剧

86. 患者，女性，40 岁。阑尾切除术后 3 天，体温 38.7℃，诉伤口疼痛，无咳嗽，应首先考虑（　　）

A. 粘连性肠梗阻

B. 腹膜炎

C. 吸收热

D. 伤口缝线反应

E. 伤口感染

87. 阑尾体表投影点又称"麦氏点"，位于（　　）

A. 左髂前上棘与脐连线的中外 1/3

B. 左髂前上棘与脐连线的中内 1/3

C. 右髂前上棘与脐连线的中内 1/3

D. 右髂前上棘与脐连线的中外 1/3

E. 脐部

88. 患者，男性，30 岁。疑为急性阑尾炎，查体示腰大肌试验（+），提示(　　)

A. 低位阑尾

B. 阑尾位置较高

C. 阑尾位置较深

D. 阑尾位于盆腔

E. 阑尾过长

89. 患者，女性，22 岁。因转移性右下腹疼痛被诊断为"阑尾炎"2 年，采取保守治疗。本次患者腹痛剧烈，4 h 后自觉腹痛反而消失或缓解，之后腹痛突然加重，范围扩大，最可能的情况是(　　)

A. 单纯性阑尾炎

B. 化脓性阑尾炎

C. 急性胆囊炎

D. 阑尾穿孔

E. 急性胃肠炎

90. 患者，女性，36 岁。阑尾炎切除术后 3 天肠蠕动仍未恢复，为减轻腹胀，最简单、有效的措施是(　　)

A. 鼓励下床活动

B. 胃肠减压

C. 腹部热敷

D. 肛管排气

E. 腹部环形按摩

91. 患者，女性，26 岁。阑尾切除术后，腹胀、腹痛难忍，为其缓解疼痛，护士可采用(　　)

A. 腹部红外线照射

B. 沿结肠走向做环行肠按摩

C. 大量不保留灌肠

D. 硫酸镁腹部热湿敷

E. 局部温水拭浴

92. 患者，女性，32 岁。因急性阑尾炎穿孔行手术治疗后 7 天，患者出现肛门停止排便、排气。提示该患者可能发生了(　　)

A. 肠梗阻

B. 肠扭转

C. 肠麻痹

D. 腹膜炎

E. 肠套叠

93. 患者，男性，25 岁，搬运工人。腹股沟斜疝，疝修补术后。其可恢复正常工作的时间是(　　)

A. 术后至少 5 周

B. 拆线后至少 3 周

C. 术后体力恢复后

D. 术后至少 2 个月

E. 术后至少 3 个月

94. 患者，女性，63 岁。右腹股沟斜疝修补术后 7 天，恢复顺利，明日出院，健康教育中最重要的是(　　)

A. 增加营养

B. 定期复查

C. 适当活动

D. 避免便秘

E. 3 个月内避免重体力劳动

95. 患者，男性。8 h 前剧烈咳嗽时，右侧腹股沟斜疝被嵌顿。护士观察到下列哪项的情况说明疝发生绞窄，应做好急诊手术前准备(　　)

A. 疝块增大，不能回纳

B. 腹胀明显、恶心、呕吐

C. 疝块紧张发硬，有触痛

D. 阵发性腹痛伴停止排便、排气

E. 局部有压痛、肌紧张

96. 患者，男性，67 岁。腹外疝。患者的特点是：站位时，疝内容物可突出并下降至阴囊，平卧后回纳疝块并压

迫内环，嘱患者咳嗽疝块不再出现。患者的情况应考虑为（　　）

A. 脐疝

B. 白线疝

C. 切口疝

D. 腹股沟斜疝

E. 腹股沟直疝

97. 患者，男性，36 岁。用力排便后出现肛门剧痛，无便血。检查见肛管皮下暗紫色肿块，有触痛。首先考虑是（　　）

A. 嵌顿性内痔

B. 血栓性外痔

C. 肛旁皮肤脓肿

D. 肛裂

E. 直肠息肉

98. 患者，女性。因肛门疾病需温水坐浴，适宜的水温是（　　）

A. 34 ~ 36℃

B. 37 ~ 39℃

C. 43 ~ 46℃

D. 46 ~ 48℃

E. 50 ~ 52℃

99. 患者，男性，61 岁。诊断为肝硬化。入院查体：面部蜘蛛痣、肝掌、乳房发育。出现此体征的原因是（　　）

A. 肾功能不全

B. 免疫力下降

C. 肝功能不全

D. 垂体性腺功能紊乱

E. 肾上腺皮质功能减退

100. 患者，女性，52 岁。乙型肝炎病史 15 年，肝硬化病史 10 年，现处于失代偿期。患者呼吸困难，双下肢水肿，腹部膨隆，蛙状腹，皮肤紧张发亮，叩诊有移动性浊音。导致患者腹壁膨隆最可能的原因是（　　）

A. 大量腹水

B. 肠胀气

C. 大量脂肪沉积

D. 腹腔内出血

E. 腹腔肿瘤

101. 患者，女性，53 岁。肝硬化。近 3 天感腹胀、呼吸困难，B 超示少量腹水，护士为患者采取的护理措施不包括（　　）

A. 安置患者半卧位

B. 限制水、盐摄入

C. 测体重、腹围

D. 监测电解质变化

E. 准确记录出入液量

102. 患者，女性，52 岁。乙型肝炎病史 20 年，肝硬化病史 10 年，现确诊为肝性脑病，遵医嘱给予患者乳果糖口服的目的是（　　）

A. 酸化肠道

B. 保护脑细胞功能

C. 减少腹水

D. 预防电解质紊乱

E. 促进有毒物质的代谢清除

103. 患者，男性，45 岁。因肝硬化食管静脉曲张、腹水入院治疗。放腹水后出现意识不清，呼之不醒，但压迫其眶上神经仍有痛苦表情。此时患者处于（　　）

A. 前驱期

B. 昏迷前期

C. 昏睡期

D. 浅昏迷期

E. 深昏迷期

104. 患者，女性，49 岁。因肝硬化、食管胃底静脉曲张破裂出血、肝性脑病入院，目前患者处于昏迷期，为了降低血氨可给患者鼻饲（　　）

A. 牛奶

B. 鸡汤

C. 氨基酸口服液

D. 排骨汤

E. 25%葡萄糖液

105. 患者，男性，35 岁。进食油腻食物后出现右上腹阵发性绞痛，为确定诊断，首选的辅助检查是（　　）

A. B 超

B. 血生化检查

C. ERCP

D. PTC

E. MRCP

106. 患者，男性，42 岁。慢性胆囊炎病史 10 年，采取保守治疗，本次因疼痛加剧伴发热 3 天入院。护士为该患者查体时最可能发现的体征是（　　）

A. 麦氏点压痛

B. 板状腹

C. 肝浊音界消失

D. 明显腹部包块

E. 墨菲（Murphy）征（＋）

107. 患者，男性，42 岁。慢性胆囊炎病史 10 年，采取保守治疗，本次因疼痛加剧伴发热 3 天入院。患者在胆绞痛发作时应禁用（　　）

A. 颠茄

B. 山莨菪碱

C. 吗啡

D. 阿托品

E. 哌替啶

108. 患儿，7 岁。因阵发性剑突下钻顶样疼痛伴恶心、呕吐半天入院。查体：剑突下压痛，无腹肌紧张，急诊护士应首先考虑（　　）

A. 肝内胆管结石

B. 肝外胆管结石

C. 急性阑尾炎

D. 急性胰腺炎

E. 胆道蛔虫病

109. 患者，女性，45 岁。行胆囊切除术、胆总管切开术，放置"T"形管。护士告知患者及家属"T"形管的主要作用是（　　）

A. 引流胆汁和减压

B. 促进伤口引流

C. 提供冲洗胆道的途径

D. 阻止胆汁进入腹膜腔

E. 将胆汁进入十二指肠的量减至最少

110. 患者，女性，35 岁。胆道手术后，"T"形管引流已 14 天，拔管前先试行夹管 1～2 天，需重点观察的是（　　）

A. 切口渗血

B. 腹痛、发热、黄疸

C. 尿量

D. 呼吸

E. 神志、血压和脉搏

111. 患者，女性，43 岁。行胆总管切开取石、"T"形管引流术后 12 天，体温正常，无黄疸，每天引流透明黄色胆汁 50 mL。患者下床活动时不慎将"T"形管脱出，处理应是（　　）

A. 做好手术前准备

B. 从瘘口插入"T"形管或设置引流管支持

C. 半卧位，胃肠减压

D. 输液，应用抗生素

E. 观察病情，暂不做处理

112. 患者，男性，36 岁。因饱餐并大量饮酒后出现上腹部持续疼痛 2 h 来

院急诊，疼痛剧烈而持续，阵发性加剧，为减轻疼痛患者的常见体位是（　　）

A. 俯卧位

B. 半卧位

C. 弯腰屈膝侧卧位

D. 端坐卧位

E. 截石位

113. 患者，男性，30 岁。剧烈左上腹刀割样疼痛伴呕吐、腹胀，诊断为急性胰腺炎。最佳的镇痛药物是（　　）

A. 抑肽酶

B. 西咪替丁

C. 吗啡

D. 哌替啶

E. 普鲁卡因

114. 患者，男性，36 岁。暴饮暴食后上腹疼痛，查血清淀粉酶明显增高。以急性水肿型胰腺炎收入院，护士告知患者禁饮食和行胃肠减压的目的是（　　）

A. 减轻胃肠负担

B. 减轻疼痛

C. 减少胰液分泌量

D. 防止感染

E. 防止水电解质平衡紊乱

115. 患者，男性，50 岁。因急性胰腺炎入院治疗，3 天后腹痛、呕吐基本消失，护士告知患者及家属此时的饮食应为（　　）

A. 正常饮食

B. 低脂、低蛋白流质饮食

C. 高脂、高蛋白流质饮食

D. 高热量、高蛋白、高维生素流质饮食

E. 半流质饮食

116. 护士观察到患者出现了呕血时，该

护士估计患者胃内潴留血量至少达到了（　　）

A. 5 ~ 10 mL

B. 10 ~ 50 mL

C. 100 ~ 200 mL

D. 250 ~ 300 mL

E. 400 ~ 500 mL

117. 患者，男性，65 岁。患肝硬化 12 年。2 h 前呕鲜红色血液 1000 mL，血压 90/55 mmHg，脉率 120 次/分。急诊护士采取抢救措施不包括（　　）

A. 卧床休息，平卧头偏向一侧

B. 立即通知医师，备好抢救物品和药品

C. 心电监护，密切观察病情变化

D. 鼻饲给予流质饮食

E. 备好双囊三腔管待用

118. 患者，男性，43 岁。上消化道大出血入院 5 天，出血已经停止，护士为患者行饮食指导时，告诉患者应该（　　）

A. 继续禁食 24 h

B. 可以进清淡易消化的饮食

C. 可以吃面条、稀粥

D. 12 h 后可以喝肉汤

E. 可以喝豆浆

119. 患者，女性，32 岁。上消化道出血入院 2 天，已行三腔管止血，今晨护士接班时，注意到患者出血已停止，可采取的进一步的处理措施是（　　）

A. 拔去三腔管

B. 放气数分钟再注气加压

C. 可进行鼻饲

D. 遵医嘱拔管

E. 放气，留置观察 24 h

120. 患者，男性，64 岁。慢性乙型病毒

性肝炎三十余年。进食油炸麻花后突发呕血和黑便。导致该患者呕血的原因可能是（　　）

A. 凝血功能异常

B. 胃溃疡出血

C. 急性胃黏膜病变

D. 食管－胃底静脉曲张破裂出血

E. 十二指肠溃疡出血

121. 患者，女性，45 岁。十二指肠溃疡病史 6 年，近期劳累后加重，腹痛加重并出现柏油样大便，该结果提示上消化道出血量达到了（　　）

A. 10～20 mL

B. 20～30 mL

C. 30～40 mL

D. 40～50 mL

E. 50～70 mL

122. 患者，男性，60 岁。近日来总是便秘，护士嘱其多吃水果，帮助通便。水果中具有通便作用的营养素是（　　）

A. 维生素 E

B. 纤维素

C. 维生素 C

D. 不饱和脂肪酸

E. 胶原物质

123. 患者，男性，65 岁。大便秘结，有时每周大便 1 次，检查无器质性疾病。护士给患者提供了合理建议，患者复述错误的是（　　）

A. 多饮水

B. 适当运动

C. 按摩腹部

D. 增加膳食纤维

E. 可长期依赖泻药

124. 患者，男性，62 岁。患肝硬化 4 年，近 1 周来发热、腹痛、尿少，全腹压痛伴轻微反跳痛，移动性浊音阳性，腹水常规为渗出液（白细胞分类以多核为主），血常规检查有核左移，应首先采取的治疗措施是（　　）

A. 进营养丰富的饮食

B. 利尿、镇痛等对症处理

C. 输白蛋白，增强抵抗力

D. 早期足量联合应用抗生素

E. 按腹水培养结果选用抗生素

125. 患者，女性，60 岁。拟择期行食管癌切除手术。现患者能进食粥之类的食物，护士建议的饮食为（　　）

A. 高热量、低蛋白、低脂肪流质饮食

B. 高热量、低蛋白、低脂肪半流质饮食

C. 高热量、高蛋白、高维生素半流质饮食

D. 高热量、低蛋白、高维生素半流质饮食

E. 高热量、高蛋白、高脂肪普通饮食

126. 患者，女性，47 岁。餐后上腹痛 8 年，服药有效。近 4 个月来，腹痛变为无规律，食欲减退。查体：轻度贫血貌，上腹压痛，未触及包块，多次粪便隐血（＋）。该患者最可能的诊断是（　　）

A. 胃溃疡癌变

B. 胃溃疡活动期

C. 十二指肠溃疡癌变

D. 十二指肠溃疡并出血

E. 胃溃疡并幽门梗阻

127. 患者，女性，60 岁。因贲门癌入院拟行手术治疗。患者出现进食后梗噎感，轻微的胸骨后疼痛。护士进

行饮食护理时给予的饮食指导，错误的是（　　）

A. 不吃霉变的食物

B. 戒烟、酒

C. 不吃烫食和粗硬的食物

D. 进高热量饮食

E. 进低蛋白饮食

128. 患者，女性，43岁。腹胀、纳差、消瘦2个月。查体：颈部有3个蜘蛛痣，肝肋下3.9 cm，质硬。腹腔内抽出淡红色液体少许，比重1.013。可用于该病的普查、诊断、判断疗效及预测复发的检验项目，首选（　　）

A. 甲胎蛋白

B. 胆色素水平

C. 血清白蛋白

D. 胆碱酯酶

E. 碱性磷酸酶

129. 患者，女性，27岁。胰腺癌术后第7天，出现呕血、腹痛并大汗，血压79/48 mmHg。导致该情况最可能的原因是（　　）

A. 补液不足

B. 创面广泛渗血

C. 肠穿孔

D. 胆汁腐蚀引起出血

E. 胆瘘

130. 患者，女性，40岁。胰腺癌术后第4天，患者出现心慌，出冷汗，测血糖为2.8 mmol/L，护士正确的处理是（　　）

A. 补充葡萄糖

B. 输注血浆

C. 补充盐水

D. 输入脂肪乳

E. 增加胰岛素用量

131. 患者，男性，45岁。3个月前排便

次数增多，腹泻，便秘，便中带血，左下腹持续性隐痛，近1个月出现黏液血便，为确定诊断，最简便有效的检查方法是（　　）

A. 直肠指检

B. 粪便隐血试验

C. 纤维直肠镜

D. 血清癌胚抗原测定

E. 腹部CT

132. 患者，男性，61岁。直肠癌。拟行根治术并做永久性造口术。以下关于术前常规准备的叙述，错误的是（　　）

A. 进行心理疏导和术前知识指导

B. 术前3天口服硫酸镁

C. 术前1天流质饮食，术晨禁食

D. 术前1天晚及术晨做清洁灌肠

E. 术前3天口服卡那霉素以及维生素K

A₃/A₄型题

（133～135题共用题干）

患者，女性，50岁。十二指肠溃疡病史十余年。近日患者自觉疼痛加剧，1 h前突感上腹刀割样疼痛，很快蔓延到全腹而急诊入院。查体：全腹有明显的压痛、反跳痛，肌紧张板样强直，初诊为十二指肠穿孔。

133. 护士指导患者应采取的适宜体位是（　　）

A. 截石位

B. 半卧位

C. 平卧位

D. 俯卧位

E. 头高足低位

134. 医嘱予非手术治疗，其措施不包括（　　）

A. 禁食

B. 胃肠减压

C. 静脉补液

D. 应用抗生素

E. 腹腔穿刺抽液

135. 确诊肠穿孔的重要依据是（　　）

    A. 既往病史

    B. X 线示膈下游离气体

    C. 肛门停止排便、排气

    D. 是否有休克表现

    E. 腹痛的程度

（136～138 题共用题干）

患者，男性，28 岁。腹泻、脓血便 4 周，4～5 次/天，伴下腹阵痛，便后缓解。

136. 该患者最有可能发生了（　　）

    A. 克罗恩病

    B. 肠易激综合征

    C. 直肠肛管周围脓肿

    D. 肠结核

    E. 溃疡性结肠炎

137. 首选的治疗药物为（　　）

    A. 异烟肼

    B. 糖皮质激素

    C. 匹维溴铵

    D. 氨基水杨酸制剂

    E. 血管紧张素转化酶抑制剂

138. 为明确诊断，应进行的检查是（　　）

    A. X 线钡剂灌肠检查

    B. 腹部 B 超

    C. 粪便检查

    D. 结肠镜

    E. 腹部 CT

（139～140 题共用题干）

患者，女性，25 岁。转移性右下腹痛 6 h。查体：体温 38.1℃，血压正常；右下腹有固定的压痛，无腹肌紧张。临床诊断为急性阑尾炎。经术前准备后，在腰麻下行阑尾切除手术。

139. 护士行手术前准备工作，不包括

（　　）

    A. 禁食、禁水

    B. 交叉配血试验

    C. 指导患者练习深呼吸、有效咳嗽

    D. 通便灌肠

    E. 麻醉前用药

140. 此患者的阑尾炎属于（　　）

    A. 单纯性阑尾炎

    B. 化脓性阑尾炎合并腹膜炎

    C. 坏疽性阑尾炎

    D. 阑尾周围脓肿

    E. 穿孔性阑尾炎

（141～142 题共用题干）

患者，男性，60 岁。3 年来走路、咳嗽或用力排便时反复出现右侧腹股沟肿块，呈椭圆形，平卧时肿块可消失。6 h 前托举重物时肿块增大，局部剧痛，平卧和手推均不能回纳，肛门停止排便、排气。诊断为腹外疝入院治疗。

141. 目前应紧急采取的治疗措施是

（　　）

    A. 胃肠减压

    B. 手法复位

    C. 立即手术

    D. 戴疝气带

    E. 抗生素治疗

142. 患者经治疗后即将出院，下列出院指导中不正确的是（　　）

    A. 出院后 3 个月内避免重体力劳动

    B. 定期随访，疝复发时可在家中观察

    C. 注意保暖，防止受凉咳嗽

    D. 定期门诊复查，不适随诊

    E. 注意避免增加腹内压的动作，如用力排便等

（143～144 题共用题干）

患者，男性，42 岁。肝硬化 8 年。本次因病情加重入院。肝功能检查：血

浆白蛋白 25 g/L，球蛋白 45 g/L，目前已处于肝硬化功能失代偿期。

143. 该患者最突出的表现是（　　）
    A. 出血
    B. 贫血
    C. 脾大
    D. 腹水
    E. 黄疸

144. 护士指导患者每日液体摄入量限制在（　　）
    A. 1000 mL 以内
    B. 1500 mL 以内
    C. 2000 mL 以内
    D. 2500 mL 以内
    E. 3000 mL 以内

（145～146 题共用题干）

患者，女性，35 岁。肝硬化 4 年。主诉乏力、食欲缺乏。护理查体：消瘦，轻度黄疸，肝、脾轻度肿大，移动性浊音（＋）。X 线钡剂检查示胃底食管静脉曲张。

145. 护士对该患者的饮食指导中不包括（　　）
    A. 高蛋白、高热量饮食
    B. 少食多餐
    C. 限制钠的摄入
    D. 适当限制饮水量
    E. 多食粗纤维防止便秘

146. 护士为该患者制订的护理计划中，患者存在的护理诊断不包括（　　）
    A. 知识缺乏：缺乏疾病相关知识
    B. 有皮肤完整性受损的危险
    C. 体液过多
    D. 组织灌注量改变
    E. 营养失调：低于机体需要量

（147～148 题共用题干）

患者，女性，32 岁。因肝硬化食管静脉曲张、腹水入院治疗。放腹水后出

现意识不清，呼之不醒，但压迫其眶上神经仍有痛苦表情。

147. 护士判断患者可能处于肝性脑病的（　　）
    A. 前驱期
    B. 昏迷前期
    C. 嗜睡期
    D. 浅昏迷期
    E. 深昏迷期

148. 护士目前给患者安排的饮食，合理的是（　　）
    A. 高动物蛋白
    B. 无蛋白高热量
    C. 低脂肪低热量
    D. 低维生素饮食
    E. 高盐饮食

（149～150 题共用题干）

患者，女性，33 岁。上腹痛已 1 天，能忍受，但今日中午进食后疼痛剧烈，伴有呕吐，吐后疼痛不缓解，疑为急性胰腺炎。

149. 若对该患者的病情处理不当可能会出现（　　）
    A. 感染
    B. 胰瘘
    C. 大出血
    D. 出血坏死性胰腺炎
    E. MODS

150. 可有效抑制胰腺外分泌的药物是（　　）
    A. 阿托品
    B. 西咪替丁
    C. 奥曲肽
    D. 奥美拉唑
    E. 山莨菪碱

第四章　呼吸系统疾病患者的护理

 知识串讲

呼吸系统的解剖生理	1. 气管胸骨角处分为左右两主支气管 2. 壁胸膜包括纵隔胸膜、胸膜顶、肋胸膜、膈胸膜 3. 小儿呼吸系统特点　①咽鼓管宽、短、直，呈水平位，易引起中耳炎。②新生儿呼吸 40~45 次/分，呼吸中枢发育不完善，易出现呼吸节律不齐或暂停。③多呈腹式呼吸
急性上呼吸道感染	1. 多是由病毒引起 2. 急性疱疹性咽峡炎（柯萨奇 A 病毒）、急性疱疹性咽峡炎（腺病毒和柯萨奇病毒）、急性咽-扁桃体炎（溶血性链球菌） 3. 病毒感染早期可用利巴韦林治疗 4. 感染性喉炎的临床表现　发热、犬吠样咳嗽、声音嘶哑、吸气性喉鸣和三凹征
急性支气管炎	1. 凡能引起上呼吸道感染的病原体（多是病毒）均可引起支气管炎 2. 哮喘（喘息）性支气管炎多见于有湿疹或其他过敏史的婴幼儿 3. 治疗时一般不用镇咳药或镇静药（如可卡因等），以免抑制咳嗽反射，影响痰液咳出
肺炎	1. 肺炎球菌肺炎　多见于青壮年人群，多由受凉、淋雨引起。起病急骤，寒战，高热（稽留热），咳铁锈色痰，治疗首选青霉素，给予高蛋白、高热量、高维生素、易消化的流质或半流质饮食。抗生素疗程为 7 天，或退热后 3 天停药 2. 小儿肺炎　①病程分类，急性（<1 个月），迁延性（1~3 个月），慢性（>3 个月）。②支气管肺炎最常见，病原以合胞病毒和肺炎球菌多见。③合并心力衰竭（突然极度不安，面色发绀或苍白；呼吸、心率加快；短时间内肝脏增大；心音低钝、奔马律、颈静脉怒张；少尿或无尿）。④支原体肺炎治疗首选大环内酯类药物（红霉素）。⑤协助拍背顺序：由下向上，由外向内。⑥鼻导管给氧 0.5~1 L/min，缺氧明显用面罩，2~4 L/min
支气管扩张	1. 临床上以慢性咳嗽、大量脓痰、反复咯血为特征 2. 痰液静置后分为三层（上层为泡沫黏液，中层为浆液，下层为脓性物和坏死组织） 3. 咯血（少量 <100 mL/d；中量 100~500 mL/d；大量 >500 mL/d 或一次咯血 >300 mL） 4. 痰液引流　原则抬高患肺位置，头低脚高；高血压、心力衰竭、高龄及危重患者禁止引流

慢性阻塞型肺疾病	1. 吸烟是最重要的诱因 2. 临床表现　①咳、痰、喘、炎，伴有进行性的呼吸困难。②体征，桶状胸，语颤减弱，叩诊过清音，呼气延长。③肺功能检查是判断气流受限的主要客观指标 3. 治疗　①低流量持续给氧，$1 \sim 2$ L/min，氧浓度 $28\% \sim 30\%$，用氧时间不超过 15 h。②呼吸训练，呼吸比：$3:1 \sim 2:1$
支气管哮喘	1. 哮喘主要由接触变应原触发或引起，本质是气道慢性炎症和气道高反应性 2. 临床表现：发作性呼吸困难，在夜间或清晨发作和加重是其特征之一。体征：哮鸣音广泛，呼气音延长，奇脉、颈静脉怒张、发绀等
慢性肺源性心脏病	1. 病因　慢性阻塞性肺疾病（COPD） 2. 失代偿期的主要表现　①呼吸衰竭（呼吸困难加重，夜间尤甚；肺性脑病——出现头痛、白天嗜睡、夜间兴奋、神志恍惚、躁动、抽搐；球结膜充血，水肿，腱反射减弱或消失）。②心力衰竭（以右心衰竭为主） 3. X 线检查是诊断的主要依据，有肺动脉高压和右心室肥大征象 4. 治疗原则　以治肺为本，治心为辅
呼吸衰竭	1. 呼吸衰竭的早期症状　呼吸困难（出现三凹征）。诊断依据：动脉血气分析 2. $PaO_2 < 60$ mmHg 和（或）$PaCO_2 > 50$ mmHg 是呼吸衰竭的诊断标准。Ⅰ 型呼吸衰竭：仅有 $PaO_2 < 60$ mmHg。Ⅱ 型呼吸衰竭：伴有 $PaCO_2 > 50$ mmHg 3. 治疗　①对Ⅱ型呼吸衰竭者给低浓度（$25\% \sim 29\%$）、低流量（$1 \sim 2$ L/min）鼻导管持续吸氧。②对烦躁不安的患者慎用吗啡等镇静药，以防引起呼吸抑制
急性呼吸窘迫综合征	1. 临床表现　进行性加重的呼吸困难（最早）、发绀，伴烦躁、焦虑、出汗 2. 主要诊断依据　$PaO_2 \leqslant 60$ mmHg；氧合指数（PaO_2/FiO_2）$\leqslant 300$ mmHg 3. 治疗措施　迅速纠正缺氧（高浓度给氧），控制感染（广谱抗生素）
血气胸	1. 气胸　①开放性气胸会出现明显呼吸困难，纵隔扑动，发生时应迅速封闭胸壁伤口。②张力性气胸应在患侧锁骨中线第 2 肋间穿刺排气。③X 线检查用于诊断。④避免用力屏气、咳嗽等增加胸腔内压的活动。⑤胸腔闭式引流（固定，保持密闭和无菌，保持通畅，在检查肺部已经复张后拔管，嘱患者先深吸气，在吸气末屏气拔管） 2. 血胸　①分类（小量血胸 < 500 mL；中等量血胸 $500 \sim 1500$ mL；大量血胸 > 1500 mL）。②活动性出血（脉搏加快，血压下降；Hb、WBC 降低；引流出血量 > 200 mL/h，并持续 3 h 以上；穿刺抽出凝血）
原发性支气管肺癌	1. 肺癌多起源于支气管黏膜上皮。常见的扩散途径是淋巴转移 2. 早期表现　刺激性咳嗽，痰中带血点、血丝 3. 痰细胞学检查可以明确诊断 4. 术后护理　①体位：肺叶切除，平卧或左右侧卧；肺段切除，健侧卧位；全肺切除，采取 1/4 侧卧位；若有血痰或支气管瘘管，患侧卧位。②全肺切除患者控制钠盐，24 h 补液量控制在 2000 mL 内，速度为 $20 \sim 30$ 滴/分

A₁型题

1. 正常情况下，血液中可刺激呼吸中枢发出呼吸冲动的主要因素是（　　）
   A. 缺氧
   B. 氧浓度升高
   C. 二氧化碳
   D. 碳酸氢根
   E. 酸碱度

2. 社区获得性肺炎最常见的病原菌是（　　）
   A. 立克次体
   B. 葡萄球菌
   C. 溶血性链球菌
   D. 衣原体
   E. 肺炎链球菌

3. 支气管扩张患者痰液的特点是（　　）
   A. 黏液样
   B. 大量脓痰久置分3层
   C. 铁锈色样痰
   D. 暗红色样痰
   E. 粉红色泡沫痰

4. 慢性支气管炎并发肺气肿时的主要症状是（　　）
   A. 夜间阵发性呼吸困难
   B. 逐渐加重的呼吸困难
   C. 喘息
   D. 劳力性呼吸困难
   E. 咳痰

5. 慢性支气管炎急性加重的主要原因是（　　）
   A. 吸烟
   B. 感染
   C. 大气污染
   D. 气温下降
   E. 过敏

6. 目前控制哮喘最有效的抗炎药物是（　　）
   A. β₂受体激动剂
   B. 吲哚美辛
   C. 糖皮质激素
   D. 色苷酸钠
   E. 头孢三代

7. 肺心病患者并发呼吸衰竭严重缺氧的典型表现是（　　）
   A. 颜面发红
   B. 颈静脉怒张
   C. 发绀
   D. 神志恍惚
   E. 球结膜水肿

8. 急性呼吸衰竭患者血气分析结果为$PaCO_2$ 50 mmHg，PaO_2 70 mmHg，抢救时，护士应掌握对其给氧的原则是（　　）
   A. 高浓度，高流量，短期给氧
   B. 低浓度，低流量，持续给氧
   C. 低浓度，低流量，间断给氧
   D. 低浓度，高流量，持续给氧
   E. 高浓度，低流量，间断给氧

9. 急性上呼吸道感染最常见的病原体是（　　）
   A. 细菌
   B. 病毒
   C. 真菌
   D. 支原体
   E. 葡萄球菌

10. 对行纤维支气管镜检查的患者，护士采取的护理措施不包括（　　）
    A. 术前4 h禁食、禁饮
    B. 检查2 h后，进温凉流质或半流质饮食
    C. 患者常取仰卧位

D. 检查时观察患者面色、呼吸、脉搏

E. 检查后立即用朵贝尔液漱口

11. 正常人肺部的叩诊音是（　　）

A. 清音

B. 实音

C. 鼓音

D. 过清音

E. 浊音

12. 胸部 X 线检查表现出云絮状、边缘不清阴影特征的病变是（　　）

A. 急性渗出性炎症

B. 慢性增生性炎症

C. 慢性炎症愈合期

D. 坏死组织吸收期

E. 肺组织坏死液化

13. 支气管哮喘患者呼吸困难的特点是呼气比吸气更为困难，原因是（　　）

A. 吸气是被动的，呼气是主动的

B. 吸气时肺弹性阻力减小，呼气时肺弹性阻力增大

C. 吸气时胸廓弹性阻力增大，呼气时胸廓弹性阻力增大

D. 吸气时气道阻力减小，呼气时气道阻力增大

E. 呼气时胸内负压减小，吸气时胸内负压增大

14. 慢性肺源性心脏病患者并发肺心病、呼吸衰竭的主要诱因是（　　）

A. 过度运动

B. 感染

C. 接触过敏原

D. 大气污染

E. 酗酒

15. Ⅱ型呼吸衰竭患者的血气分析结果是（　　）

A. $PaO_2 < 60$ mmHg，$PaCO_2$正常

B. $PaO_2 < 60$ mmHg，$PaCO_2 < 50$ mmHg

C. $PaO_2 < 60$ mmHg，$PaCO_2 > 50$ mmHg

D. $PaO_2 > 60$ mmHg，$PaCO_2 < 50$ mmHg

E. $PaO_2 > 60$ mmHg，$PaCO_2$正常

16. 以下关于气胸患者行闭式胸膜腔引流要点的叙述，错误的是（　　）

A. 导管置于患侧胸部锁骨中线第 2 肋间

B. 肺复张不满意时可采用负压吸引闭式引流装置

C. 长玻璃管插在水面下 3 cm

D. 水封瓶低于胸前 60 cm

E. 接通后长管内水柱高出水平面 3 cm

17. 小儿急性喉炎引起呼吸困难的原因，不包括（　　）

A. 小儿喉腔较小

B. 小儿喉内黏膜松弛，黏膜与黏膜下层附着疏松

C. 喉黏膜下淋巴组织及腺样体不丰富，抵抗力弱

D. 小儿咳嗽反射差，分泌物不易排出

E. 小儿神经系统不稳定，易发生喉痉挛

18. 金黄色葡萄球菌肺炎的诊断主要是依靠（　　）

A. 起病急，病情重

B. 血白细胞总数高、核左移

C. 双肺底湿啰音密集

D. 胸片显示有多发性斑片状阴影

E. 病情发展快

19. 体位引流的适应证是（　　）

A. COPD 患者

B. 支气管肿瘤患者

C. 昏迷患者

D. 重症肺炎患者

E. 支气管扩张患者

20. 下列疾病的临床表现中有呼气性呼吸困难的是（　　）
    A. 气道狭窄梗阻
    B. 肺气肿
    C. 大叶性肺炎
    D. 肺癌
    E. 大量胸腔积液

21. 慢性肺源性心脏病患者发病的关键环节是（　　）
    A. 气管阻塞
    B. 肺泡膨大
    C. 右心室肥大
    D. 肺动脉高压
    E. 右心房肥大

22. 肺癌的早期症状为（　　）
    A. 咳嗽
    B. 持续性胸痛
    C. 大咯血
    D. 发热
    E. Homer 综合征

23. 急性呼吸衰竭患儿低氧血症的表现除外（　　）
    A. 发绀
    B. 腹胀，甚至肠麻痹
    C. 心律失常
    D. 皮肤苍白
    E. 肾衰竭

24. 以下可发生患侧肺进行性压缩的是（　　）
    A. 开放性气胸
    B. 闭合性气胸
    C. 张力性气胸
    D. 自发性气胸
    E. 损伤性气胸

25. "三凹征"指的是（　　）
    A. 胸骨上窝、锁骨上窝、肋间隙在

呼气时明显下陷
    B. 胸骨上窝、锁骨下窝、肋间隙在呼气时明显下陷
    C. 胸骨上窝、锁骨上窝、肋间隙在吸气时明显下陷
    D. 胸骨上窝、锁骨上窝、腹部在呼气时明显下陷
    E. 胸骨上窝、锁骨下窝、腹部在吸气时明显下陷

26. 肺炎链球菌肺炎最具特征性的痰液特点是（　　）
    A. 粉红色泡沫痰
    B. 铁锈色痰
    C. 黄色脓性痰
    D. 少量白色黏痰
    E. 细菌性痢疾

27. 护士在社区为慢性支气管炎患者进行健康教育，在指导患者做腹式呼吸训练时，表述错误的是（　　）
    A. 用鼻吸，用口呼
    B. 吸气时腹肌放松，呼气时腹肌收缩
    C. 吸气时间长，呼气时间短
    D. 每分钟呼吸 10 次左右
    E. 每次进行 10～15 min

28. 支气管哮喘长期反复发作后易导致（　　）
    A. 肺不张
    B. 气胸
    C. 呼吸衰竭
    D. 支气管炎
    E. 阻塞性肺气肿

29. 慢性呼吸衰竭最常见的病因是（　　）
    A. 充血性心力衰竭
    B. 慢性支气管炎
    C. 支气管扩张
    D. 慢性阻塞性肺疾病

E. 神经系统病变

30. 护士判断气胸类型时，以下各项属于开放性气胸可靠体征的是（　　）

A. 听诊时患侧呼吸音加强

B. 胸内振水声

C. 呼吸运动和语颤减弱

D. 伤口处有气体出入的"嘶嘶"声

E. 气管向健侧移位

31. 区别轻症、重症肺炎的重要依据是（　　）

A. 发热程度

B. 呼吸困难的程度

C. 痰液的性状

D. 除呼吸系统表现外有其他系统受累的表现

E. 肺部啰音的位置

32. 以下对于支气管哮喘患者的健康宣教中，不妥的是（　　）

A. 长期使用急救气雾剂

B. 戒烟

C. 注意四时气候变化，随时增减衣被

D. 适当加强锻炼，避免人多的场合

E. 合理膳食，增加营养

33. 患者哮喘急性发作早期可出现呼吸性碱中毒是由于（　　）

A. 反射性过度通气

B. 气道严重阻塞

C. 缺氧严重

D. 小气道平滑肌痉挛

E. 气道黏膜水肿

34. 血气胸患者行胸腔闭式引流术，剖胸探查的指征是（　　）

A. 连续 3 h 内引出血性液 300 mL

B. 连续 3 h 内引出血性液超过 200 mL

C. 连续 3 h 内引出血性液超过 100 mL

D. 连续 6 h 内引出血性液超过 200 mL

E. 连续 6 h 内引出血性液超过 300 mL

35. 能反映急性呼吸窘迫综合征（ARDS）的典型症状是（　　）

A. 脉搏浅快

B. 血压下降

C. 心律不齐

D. 进行性呼吸困难

E. 出现神经精神症状

36. 导致肺炎最常见的病原体是（　　）

A. 细菌

B. 病毒

C. 支原体

D. 真菌

E. 衣原体

37. 对阻塞性肺气肿的诊断最有价值的是（　　）

A. 肺活量低于正常

B. 中性粒细胞增高

C. PaO_2 下降

D. $PaCO_2$ 升高

E. 一秒率下降

38. 支气管哮喘患者不宜居住的环境是（　　）

A. 避免放置花草、地毯

B. 饲养猫、狗等宠物

C. 整理床铺时避免尘埃飞扬

D. 不宜放置鲜花

E. 悬挂布料窗帘

39. 外伤性血气胸最简便、可靠的诊断依据是（　　）

A. 呼吸困难

B. 气管移位

C. 胸透见有液平面

D. 胸穿抽出血液和气体

E. 胸部超声探查有液平面

40. 肺炎患者胸痛时宜（　　）

A. 保持头低脚高位

B. 头胸抬高 15°~30°

C. 保持平卧位

D. 保持健侧卧位

E. 保持患侧卧位

41. 支气管肺炎发病中最常见的致病菌是（　　）

    A. 肺炎双球菌

    B. 变形杆菌

    C. 溶血不动杆菌

    D. 肺炎链球菌

    E. 金黄色葡萄球菌

42. 控制哮喘急性发作的首选药物是（　　）

    A. β_2受体激动剂

    B. 茶碱类药物

    C. 抗胆碱药物

    D. 糖皮质激素

    E. 抗生素

43. 慢性支气管炎最典型的症状是（　　）

    A. 桶状胸

    B. 长期、反复咳嗽、咳痰

    C. 肺部啰音

    D. 胸痛

    E. 缩唇呼气

44. 预防由运动和过敏原诱发的哮喘最有效的药物是（　　）

    A. 氨茶碱

    B. 异丙托溴铵

    C. 沙丁胺醇

    D. 乙胺丁醇

    E. 色苷酸钠

45. 慢性肺源性心脏病导致的心脏形态改变是（　　）

    A. 左心室扩大

    B. 二尖瓣狭窄

    C. 肺动脉关闭不全

    D. 主动脉扩大

    E. 右心室扩大

46. 患下列疾病的患者需持续低流量吸氧的是（　　）

    A. 急性左心衰竭

    B. 慢性肺源性心脏病

    C. 肺部肿瘤

    D. 一氧化碳中毒

    E. 急性呼吸窘迫综合征

47. 护士为Ⅱ型呼吸衰竭患者采用鼻导管给氧，为其设置适宜的氧流量是（　　）

    A. 1~2 L/min

    B. 2~3 L/min

    C. 3~5 L/min

    D. 7~8 L/min

    E. 9~10 L/min

48. 自发性气胸最典型症状是（　　）

    A. 突感一侧胸痛

    B. 发绀

    C. 呼吸困难

    D. 胸闷

    E. 剧烈咳嗽

A₂型题

49. 患儿，10个月。因发热、咳嗽、气喘1天入院。查体：体温38.6℃，呼吸60次/分，心率140次/分，有呼气性呼吸困难，双肺满布哮鸣音，有少量粗湿啰音。对该患儿首先应采取的治疗措施是（　　）

    A. 给予镇咳药止咳

    B. 用退热药降温

    C. 氨茶碱稀释后缓慢静脉滴注

    D. 给氧

    E. 使用抗生素控制感染

50. 患儿，8个月。弛张性高热1天。患儿精神萎靡、呻吟，呼吸困难。查体：

双肺下方有固定的中细湿啰音，皮肤散在猩红热样疹。X线胸片：双肺下有大片阴影，病灶中心呈蜂窝状。诊断为金黄色葡萄球菌肺炎。其抗生素使用应至体温正常后（　　）

A. 2～3 天

B. 3～5 天

C. 5～7 天

D. 7～14 天

E. 14～21 天

51. 患者，女性，33 岁。有支气管扩张症，2 天前因受凉咳大量黄色脓痰入院。遵医嘱行体位引流，护士错误的做法是（　　）

A. 饭前 1 h 或饭后 1～2 h 进行引流

B. 引流过程中注意观察患者有无咯血、发绀

C. 嘱患者间歇做腹式深呼吸后用力咳痰

D. 引流后可给治疗性雾化吸入

E. 每次引流 15～20 min

52. 患者，男性，58 岁。胸片示 2 cm × 2.5 cm 大小的左肺肿块阴影，并发左胸腔积液，支气管纤维镜检为鳞癌，行左上肺叶加淋巴结切除，手术后第 2 日病情平稳，患者可进行的活动是（　　）

A. 在床边移动

B. 在护士的协助下在床上进行四肢活动

C. 在护士的协助下在室内行走 5 min 左右

D. 患者出现心悸时应降低活动强度与速度

E. 可独自自由活动

53. 患者，女性，61 岁。咳嗽、咳痰 15 年。近 1 年来劳动时出现气促，偶有

踝部水肿，诊断为慢性支气管炎合并慢性阻塞性肺气肿。若该患者病情反复发作，且肺动脉瓣第二心音亢进，则提示该患者有（　　）

A. 右心衰竭

B. 左心衰竭

C. 肺动脉高压

D. 二尖瓣狭窄

E. 主动脉瓣关闭不全

54. 患者，男性，68 岁。支气管哮喘病史 6 年，本次患者因头痛、头晕就诊，测血压 160/98 mmHg，患者不能服用的降压药是（　　）

A. 氢氯噻嗪

B. 硝苯地平

C. 卡托普利

D. 氯沙坦

E. 普萘洛尔

55. 患者，男性，28 岁。车祸后导致腹部损伤、肝破裂，手术治疗，术后出现 ARDS，最具有诊断价值的临床指标是（　　）

A. 心率 118 次/分

B. PaO_2 65 mmHg

C. 呼吸 35 次/分

D. $PaO_2/FiO_2 = 180$ mmHg

E. $PaCO_2$ 30 mmHg

56. 患者，男性，70 岁。疑诊肺癌。行纤维支气管镜检查后，护士嘱其不宜立即饮水，向患者解释其目的是为了避免（　　）

A. 恶心

B. 喷嚏

C. 出血

D. 误吸

E. 腹胀

57. 患者，女性，23 岁。咳血痰 1 天。在 6 岁时曾患麻疹，今日突然咯血 200 mL。查体：体温 38℃，胸廓和呼吸运动正常，肺部听诊左肩胛下存在少量湿啰音，首先考虑的是（　　）
    A. 慢性支气管炎
    B. 肺癌
    C. 大叶性肺炎
    D. 肺结核活动期
    E. 支气管扩张症

58. 患者，男性，55 岁。因慢性哮喘导致急性呼吸衰竭入院，经治疗后病情基本被控制，但 PaO_2 仍低（65 mmHg）。出院后为防止心脏进一步受累，最有效的措施是（　　）
    A. 锻炼腹式呼吸
    B. 避免上呼吸道感染
    C. 保持室内空气流通
    D. 进行家庭氧疗
    E. 坚持进行步行或慢跑等全身运动

59. 患者，男性，55 岁。咳嗽、咳痰 3 年，咳嗽呈高调金属音，痰中带血，食欲减退，体重下降。X 线胸片示右肺局限性小斑片状阴影，密度较低。对该患者，最有诊断意义的检查是（　　）
    A. 血培养
    B. 痰结核菌检查
    C. 胸部 CT
    D. 胸部磁共振检查
    E. 痰脱落细胞检查

60. 患儿，4 个月。支气管肺炎，突然烦躁不安，呼吸急促，面色苍白，三凹征明显。心率 190 次/分，心音低钝，肝肋下 4 cm。该患儿可能并发了（　　）
    A. 急性心力衰竭

B. 肺栓塞
C. 肺不张
D. 脓胸、脓气胸
E. 自发性气胸

61. 患者，男性，63 岁。因咳嗽、咳痰入院，痰液有恶臭味，患者感染的细菌可能是（　　）
    A. 肺炎链球菌
    B. 铜绿假单胞菌（绿脓杆菌）
    C. 厌氧菌
    D. 肺炎克雷伯菌
    E. 金黄色葡萄球菌

62. 患者，男性，70 岁。阵发性、刺激性呛咳 2 个月。查体：右锁骨上窝淋巴结肿大。X 线胸片示右侧肺门阴影增大。首先应考虑（　　）
    A. 胸膜炎
    B. 肺结核
    C. 胸腔积液
    D. 支气管肺癌
    E. 慢性支气管炎

63. 患者，女性，45 岁。以休克型肺炎急诊入院，在抢救过程中，护士实施静脉输液的注意事项不正确的是（　　）
    A. 尽快建立两条静脉通道
    B. 输液速度不宜过快
    C. 输液量宜先少后多
    D. 监测中心静脉压，作为调整补液速度的依据
    E. 遵医嘱 2～3 种广谱抗生素联合大剂量静脉给药

64. 患者，男性，28 岁。车祸术后常规行沐舒坦（盐酸氨溴索）雾化吸入，其目的是（　　）
    A. 松弛支气管平滑肌
    B. 抑制咳嗽中枢

C. 抗气道炎症

D. 抗过敏

E. 稀释痰液，促进排痰

65. 患者，男性，42 岁。反复喘息发作 10 年，加重 5 天入院。查体：双肺散在哮鸣音。诊断为支气管哮喘。对该患者的健康指导中，预防哮喘复发的措施是（　　）

　　A. 循序渐进地参加有氧运动，增强体质

　　B. 避免进食鱼肉和鸡蛋等可能诱发哮喘的食物

　　C. 可在室内摆放鲜花，保持精神愉悦

　　D. 使用哮喘菌苗，有效时应坚持半年以上

　　E. 应避免使用色苷酸钠等抗炎药物

66. 患者，男性，28 岁。在车间干活时右胸部被重物撞击后，患者出现极度呼吸困难，发绀，呼吸音消失，出现严重的皮下气肿，气管向健侧偏移，叩诊呈高度鼓音。判断为张力性气胸，急救时应立即（　　）

　　A. 吸氧

　　B. 封闭伤口

　　C. 输血

　　D. 气管切开

　　E. 胸腔穿刺排气

67. 患儿，女性，3 岁。因上呼吸道感染入院。目前出现高热，声音嘶哑，犬吠样咳嗽，吸气性喉鸣。为迅速缓解症状，首选的处理方法是（　　）

　　A. 地塞米松雾化吸入

　　B. 静脉注射抗生素

　　C. 静脉滴注强的松

　　D. 口服化痰药

　　E. 以呼吸机行机械通气

68. 患者，男性，46 岁。支气管肺癌病理组织报告为鳞状细胞癌，按解剖学部位分类癌肿中最常见的类型是（　　）

　　A. 中央型

　　B. 周围型

　　C. 巨块型

　　D. 混合型

　　E. 边缘型

69. 患者，女性，62 岁。"慢性支气管炎、慢性阻塞性肺气肿"病史 5 年。本次因发热、咳嗽、咳痰、进行性呼吸困难加重入院。患者经治疗后病情好转准备出院，护士进行出院健康指导时告诉患者进行缩唇呼吸训练的目的是（　　）

　　A. 减轻胸痛

　　B. 减轻呼吸困难

　　C. 增加肺泡通气量

　　D. 避免小气道塌陷

　　E. 提高呼吸效率

70. 患者，女性，59 岁。因支气管哮喘发作急诊入院。护士治疗时，未按操作要求，快速静脉推注某药，患者出现头晕、心悸、血压剧降、严重的心律失常、抽搐，此药物可能是（　　）

　　A. 沙丁胺醇

　　B. 葡萄糖酸钙

　　C. 青霉素

　　D. 氨茶碱

　　E. 色苷酸钠

71. 患者，男性，68 岁。肺源性心脏病。患者呼吸困难，发绀，食欲差，口腔溃疡，焦虑。应首先为患者采取的护理措施是（　　）

　　A. 加强沟通，减轻紧张焦虑

　　B. 卧床休息，减少探视

C. 通知家属来医院探望

D. 测量生命体征

E. 吸氧，缓解缺氧状态

72. 患者，男性，73 岁。慢性呼吸衰竭，护士观察到患者在应用辅助呼吸和呼吸兴奋药的过程中，出现了恶心、呕吐、烦躁、面颊潮红、肌肉颤动等现象。该护士考虑导致这些现象的原因是（　　）

A. 肺性脑病先兆

B. 呼吸兴奋药过量

C. 痰液阻塞

D. 通气过度

E. 呼吸性酸中毒

73. 患者，女性，70 岁。慢性呼吸衰竭。近 5 天患者呼吸困难加重，伴头痛、昼睡夜醒、精神恍惚、肌肉抽搐。判断该患者并发了（　　）

A. 脑疝

E. 脑水肿

C. 呼吸性碱中毒

D. 呼吸性酸中毒

E. 肺性脑病

A_3/A_4型题

（74~76 题共用题干）

患儿，男性，3 岁。因咳嗽 3 天、喘憋 1 天入院。查体：体温 38.6℃，脉搏 120 次/分，呼吸 50 次/分，有呼气性呼吸困难。两肺布满哮鸣音，有少量粗湿啰音，诊断为哮喘性支气管炎。

74. 患儿的首优护理问题是（　　）

A. 自理能力缺陷

B. 体温过高

C. 知识缺乏

D. 活动无耐力

E. 低效性呼吸形态

75. 对家长的健康教育，不包括（　　）

A. 介绍该病可能的发病原因

B. 指导药物服用的方法

C. 解释超声雾化吸入的作用

D. 介绍患儿的饮食注意点

E. 患儿烦躁时，可应用镇静药物

76. 下列护理措施不正确的是（　　）

A. 病室定时通风换气

B. 少量饮水

C. 定时为患儿拍背

D. 适当给予物理降温

E. 密切观察患儿病情变化，必要时吸氧

（77~78 题共用题干）

患者，男性，48 岁。支气管肺癌。病理组织报告为"鳞状细胞癌"。

77. 按解剖学部位分类，该癌肿最常见的类型是（　　）

A. 周围型

B. 混合型

C. 边缘型

D. 中央型

E. 巨块型

78. 患者进行肿瘤切除术后，需要进行化疗，输注化疗药前与患者沟通，最重要的注意事项是（　　）

A. 健康教育

B. 评估血管

C. 保护血管

D. 血液检验指标正常

E. 告知患者，并要求签署化疗同意书

（79~80 题共用题干）

患者，男性，72 岁。肺心病 20 年。2周前因受凉出现咳嗽、咳痰、呼吸困难。今晨呼吸困难加重，烦躁不安，神志恍惚。查体：体温 37.8℃，脉搏 120 次/分，呼吸 38 次/分，节律不整，口唇发绀，两肺底闻及细湿啰音。

79. 为减轻患者呼吸困难，应采取的体位是(　　)
    A. 平卧位
    B. 侧卧位
    C. 休克体位
    D. 半坐卧位
    E. 头低脚高位

80. 此患者目前不宜采用的治疗措施是(　　)
    A. 静脉补钾
    B. 给予镇静药
    C. 持续低流量吸氧
    D. 给呼吸兴奋药
    E. 气管插管，呼吸机辅助呼吸

(81~82 题共用题干)

患者，女性，34 岁。胸部锐器伤后半小时，出现呼吸困难，伴烦躁，出冷汗入急诊。查体：脉搏 102 次/分，血压 85/55 mmHg，口唇发绀，气管左移。右侧胸部的中部有一伤口，随呼吸有"嘶嘶"声，右胸叩诊鼓音，呼吸音消失。拟行清创术及闭式胸膜腔引流术。

81. 急诊护士应首先采取的急救措施是(　　)
    A. 开通静脉通路
    B. 封闭胸部伤口
    C. 用敷料覆盖
    D. 镇静、止痛
    E. 胸腔穿刺抽气

82. 患者在行闭式胸膜腔引流期间，水封瓶不慎被打破，病区护士首先应(　　)
    A. 嘱患者平卧
    B. 重新更换水封瓶
    C. 将胸腔导管反折捏紧
    D. 立即用无菌纱布覆盖引流管
    E. 拔除胸腔导管

第五章　妊娠、分娩和产褥期疾病患者的护理

 知识串讲

女性生殖系统 解剖生理	1. 外生殖器　阴阜、大阴唇、小阴唇、阴蒂、阴道前庭 2. 内生殖器　阴道、子宫、输卵管和卵巢（子宫附件） 3. 子宫　①解剖结构：大多呈庭前屈位，正常成人子宫长 7～8 cm，宽 4～5 cm，厚 2～3 cm，重 50 g，容量为 5 mL。子宫体与子宫颈之间最狭窄的部位为子宫峡部，在非孕时长约 1 cm。②组织结构：宫颈外口柱状上皮与鳞状上皮交界处是子宫颈癌的好发部位。③子宫韧带。a. 圆韧带：直接维持子宫前庭的位置；b. 宫骶韧带：将子宫向后上方牵引，维持子宫的前庭位置；c. 阔韧带：维持子宫在盆腔中的正中位置；d. 主韧带：固定子宫颈，保证子宫不下垂 4. 骨盆平面及径线　①入口平面：前后径 11 cm，横径 13 cm。②中骨盆平面：前后径 11.5 cm，横径 10 cm。③骨盆出口平面：前后径 11.5 cm，横径 9 cm 5. 排卵　一般在下次月经来潮前的 14 天左右 6. 卵巢激素的生理功能　雌激素——增生，孕激素——分泌 7. 子宫内膜的周期性变化　①增生期：月经周期的第 5～14 天。②分泌期：月经周期的第 15～28 天
妊娠期	1. 胎儿附属物的形成与功能　胎盘、胎膜、脐带和羊水 2. 血液循环系统　妊娠 32～34 周、分娩期（尤其是第二产程）、产褥期最初 3 天，心脏负荷最重，最易发生心力衰竭 3. 体重　13 周后平均每周增加 350 g，至足月时平均增加 12.5 kg 为宜（妊娠合并心脏病≤10 kg） 4. 12 周末之前称为早期妊娠，第 13～27 周末称为中期妊娠，第 28 周及其后称晚期妊娠 5. 超声检查是早期妊娠快速、准确的检查方法 6. 胎动　一般孕妇于妊娠 18～20 周开始自觉有胎动，胎动每小时 3～5 次，胎心音 110～160 次/分 7. 胎方位　枕先露以枕骨，面先露以颏骨，臀先露以骶骨，肩先露以肩胛骨为指示点 8. 孕前检查简单记　孕 7 月前 4 周一次，7～9 月 2 周一次，9 月后 1 周一次 9. 推算预产期　按末次月经（LMP）第 1 日算起，月份减 3 或加 9，日数加 7 10. 胎儿监护　超声多普勒法检查最早在妊娠第 7 周能探测到胎心音 11. 胎动计数　胎动计数＞30 次/12 h 为正常，＜10 次/12 h 提示胎儿缺氧，需要及时就诊

分娩期	1. 妊娠满 28 周，不满 37 周分娩称早产；妊娠满 37 周，不满 42 足周分娩称足月产；妊娠满 42 周及以后分娩称为过期产 2. 决定分娩的因素　产力、产道、胎儿及产妇精神心理因素 3. 正常分娩妇女的护理　衔接→下降→俯屈→内旋转→仰伸→复位及外旋转→胎儿娩出 4. 先兆临产　①不规律的子宫收缩。②胎儿下降感。③见红 5. 临产的诊断　开始的标志是有规律且逐渐增强的子宫收缩，伴进行性宫颈管消失、宫口扩张和胎先露下降 6. 护理　①第一产程，略。②第二产程，新生儿评分（心率、呼吸、肌张力、喉反射、皮肤颜色）。③第三产程，协助胎盘娩出；产后 2 h 观察，协助产妇首次哺乳、预防产后出血
产褥期	护理措施　①产后在产房观察 2 h。②产后 4~6 h 应排尿。③会阴护理：水肿患者可用 50% 硫酸镁湿热敷；嘱产妇向会阴伤口对侧侧卧（健侧卧位）；局部伤口愈合不良者，产后 7~10 天后采用高锰酸钾溶液坐浴
流产	1. 先兆流产　子宫大小与孕周相符，宫颈口未开，胎膜未破，妊娠物尚未排出，其治疗原则是禁止性生活，减少刺激 2. 难免流产　宫颈口已扩张，但组织尚未排出，其治疗原则是一旦确诊，停止一切保胎措施，及早清除宫腔内容物 3. 不全流产　部分妊娠物已排出体外，尚有部分仍残留在宫腔内，其治疗原则是立即行剖宫术，确保妊娠物完全排出 4. 完全流产　宫颈口关闭，妊娠物已全部排出，其治疗原则是无须特殊处理 5. 稽留流产　宫口未开，子宫小于周期，胚胎在子宫腔内已死亡，其治疗原则是常规查凝血功能
早产（≥28 周，<37 周）	1. 预防　左侧卧位休息，慎做肛门检查及阴道检查 2. 治疗　先兆早产的主要治疗措施为抑制宫缩
过期妊娠（≥42 周）	治疗原则　发生以下情况应立即终止妊娠。①宫颈条件成熟。②胎儿体重≥4000 g 或胎儿宫内生长受限。③12 h 内胎动＜10 次。④羊水过少和（或）羊水粪染
异位妊娠	以输卵管妊娠最为常见，发病部位在壶腹部多见 1. 临床表现　停经、腹痛、阴道流血、晕厥及休克 2. 辅助检查　后穹窿穿刺术，直肠子宫凹陷处抽出不凝血 3. 护理措施　观察阴道出血量、腹痛程度
双胎妊娠	护理措施　①卧床最好取左侧卧位。②第二胎娩出后，立即肌内注射或静脉注射缩宫素，腹部放置沙袋，防止腹部压力骤降引起休克
妊娠期合并症	1. 合并心脏病　最重的时期是分娩期，心功能三级以上者不宜哺乳 2. 合并糖尿病　应用胰岛素。新生儿娩出后 30 min 定时滴服葡萄糖防止低血糖 3. 合并贫血　铁剂与维生素及稀盐酸同服以促进吸收

妊娠期高血压疾病	1. 临床表现　①妊娠期高血压 BP≥140/90 mmHg，尿蛋白（－）。②子痫前期。a. 轻度：BP≥140/90 mmHg，尿蛋白≥0.3g/24h；b. 重度：BP≥160/110 mmHg，尿蛋白≥0.2 g/24 h 2. 辅助检查　眼底小静脉痉挛情况反映其严重程度 3. 治疗原则　妊娠期高血压：左侧卧位，休息不少于 10 h；子痫前期：解痉用药首选硫酸镁（其中毒现象首先表现为膝反射减弱或消失——静脉缓慢推注 10% 葡萄糖酸钙）
胎盘早剥	1. 临床特点　突发性持续性腹部疼痛 2. 一度　多见于分娩期，外出血，小（剥离面积），无或有轻微腹痛 3. 二度　存在血管病变的孕妇，外出血－1/3（剥离面积），突发持续性腹痛
前置胎盘	1. 完全性前置胎盘 2. 部分性前置胎盘 3. 边缘性前置胎盘
羊水量异常	1. 羊水过多，超过 2000 mL 2. 羊水过少，少于 300 mL
胎膜早破	护理措施　①积极预防感染：胎膜破裂后 12 h 即给抗生素预防感染的发生。②脐带脱垂的预防和护理：侧卧位或平卧位，垫高臀部。如有发生，应在数分钟内结束分娩
胎儿窘迫	1. 临床表现　急性胎儿窘迫：①胎心率的变化，胎心率＞160 次/分或 110 次/分为胎儿宫内窘迫的主要征象。②胎动异常，胎动过频（胎儿烦躁），胎动消失后 24 h 内胎心也会消失。③羊水胎粪污染 2. 治疗原则　急性胎儿窘迫：如宫口全开，胎先露部已达坐骨棘平面以下 3 cm者，应尽快助产经阴道娩出胎儿等
产力异常	1. 临床表现　①子宫收缩乏力。②产程曲线异常。③子宫收缩过长 2. 治疗原则　子宫收缩乏力：对于协调性子宫乏力者给予镇静剂，人工破膜，静脉滴注缩宫素
产道异常	1. 临床表现　①骨盆入口平面狭窄。②中骨盆及骨盆出口平面狭窄 2. 护理措施　有轻度头盆不称，在严密的监管下可以试产。少做肛门检查，禁灌肠。试产过程中一般用镇痛药。试产 2～4 h。胎头仍未入盆并伴有胎儿窘迫者停止试产
胎位异常	臀先露，持续性枕后位，枕横位，肩先露
羊水栓塞	1. 临床表现　①心功能衰竭休克。②DIC 引起的出血。③急性肾衰竭 2. 护理措施　①羊水栓塞的预防。②羊水栓塞患者的处理配合（必要时行器官切开）

续表

子宫破裂	1. 临床表现　先兆子宫破裂：a. 下腹部压痛；b. 血尿；c. 子宫病理缩复环形成；d. 胎心率异常；e. 子宫破裂：完全性子宫破裂出现全腹压痛、反跳痛，可在腹壁下清楚地扪及胎体，胎动和胎心消失 2. 治疗原则　①先兆子宫破裂：立即给予子宫收缩药物，立即行剖宫产术。②子宫破裂：无论胎儿是否存活，均应尽快手术 3. 避孕指导　无子女者 2 年后可再怀孕
产后出血	1. 病因　子宫收缩乏力、软产道损伤 2. 临床表现　①子宫收缩乏力：子宫轮廓不清，松软如袋。②软产道损伤：子宫收缩良好，宫颈有裂伤 3. 治疗原则　①子宫收缩乏力：按摩子宫，应用宫缩剂，填塞宫腔，结扎盆腔血管止血。②软产道损伤：及时、准确地修复缝合
晚期产后出血	胎盘、胎膜残留是最常见的原因，多发生于产后 10 天左右。
产褥感染	1. 病因　以厌氧菌为主 2. 治理原则　产后 10 天起可用 1∶5000 高锰酸钾溶液坐浴 3. 护理措施　采取半卧位
剖宫产	1. 目前临床最常用的剖宫产的手术方式为子宫下段剖宫产术 2. 适应证　①产力异常、骨盆狭窄、软产道异常、头盆不称、横位、臀位、巨大儿、珍贵儿等。②妊娠并发症和妊娠合并症不宜经阴道分娩者。③脐带脱垂、胎儿宫内窘迫者 3. 禁忌证　死胎及胎儿畸形，不应行剖宫产术后终止妊娠 4. 术后护理　①密切观察并记录产妇生命体征变化。②评估产妇子宫收缩及阴道出血状况，术后 24 h 产妇取半卧位，以利恶露排出。③评估手术切口有无红肿、渗出。④留置导尿管 24 h，拔管后指导产妇自行排尿。⑤鼓励产妇勤翻身并尽早下床活动，6 h 后进流质饮食，根据肠道功能恢复情况指导饮食。⑥指导产妇进行母乳喂养。⑦落实避孕措施，至少避孕 2 年；鼓励符合母乳喂养条件的产妇坚持母乳喂养；做产后保健操，促进骨盆肌及腹肌张力恢复；若出现发热、腹痛或阴道出血过多等，及时就医；产后 42 天至医院做健康检查

A_1 型题

1. 以下关于雌激素生理作用的叙述，正确的是(　　)

　　A. 降低妊娠子宫对缩宫素的敏感性

　　B. 使子宫内膜增生

　　C. 使宫颈黏液减少变稠，拉丝度降低

　　D. 使阴道上皮脱落加快

　　E. 通过中枢神经系统使体温升高

2. 正常骨盆出口平面的横径应为 (　　)

　　A. 9 cm

　　B. 10 cm

　　C. 11 cm

　　D. 12 cm

E. 13 cm

3. 外阴局部受伤易形成血肿的部位是
（   ）

A. 阴阜

B. 小阴唇

C. 大阴唇

D. 阴蒂

E. 阴道前庭

4. 下列不属于女性内生殖器官的是
（   ）

A. 阴阜

B. 卵巢

C. 输卵管

D. 阴道

E. 子宫

5. 简单、有效判断胎儿安危的指标是
（   ）

A. 胎动计数

B. 缩宫素激惹试验

C. B 超检查

D. 羊水检查

E. 胎心监测

6. 下列不属于纵产式的是（   ）

A. 枕左前

B. 面先露

C. 枕右前

D. 臀先露

E. 肩先露

7. 可靠、无创判断胎儿成熟度的方法是
（   ）

A. B 超检查

B. 推算胎龄

C. 羊水检查

D. 根据孕妇体重增加判断

E. 根据宫高、腹围判断

8. 胎盘合成的激素不包括（   ）

A. 雌三醇

B. 孕酮

C. 胎盘生乳素

D. 肾上腺皮质激素

E. 绒毛膜促性腺激素

9. 子宫峡部在妊娠期中的变化，不包括
（   ）

A. 非孕期长约 1 cm

B. 妊娠后期形成子宫下段

C. 妊娠后伸长、变宽、变软

D. 临产时可达 15～20 cm

E. 分娩时与子宫颈、阴道及盆底软组织组成软产道

10. 以下关于妊娠期泌尿系统生理变化的叙述，正确的是（   ）

A. 妊娠期肾小球滤过率增加

B. 无尿糖出现

C. 对葡萄糖及钠盐的重吸收能力增强

D. 输尿管张力增加

E. 易发生肾盂肾炎，以左侧多见

11. 羊水的功能不包括（   ）

A. 保证胎儿活动度，防止与羊膜粘连

B. 气体交换

C. 保护胎儿不受外来损伤

D. 羊水检查可监测胎儿成熟度

E. 分娩时传导子宫收缩的压力

12. 以下关于孕妇血液循环系统变化的叙述，正确的是（   ）

A. 血容量于妊娠 12 周开始增加，妊娠 38 周达高峰

B. 红细胞增加多于血浆，可有生理性贫血

C. 白细胞总数减少

D. 血沉加快

E. 大部分凝血因子减少

13. 护士指导孕妇推算胎龄的方法不正确的是( )
    A. 按末次月经时间推算
    B. 按早孕反应开始时间推算
    C. 按自觉胎动开始时间推算
    D. 按孕妇体重增长速度推算
    E. 按宫底高度及腹围推算

14. 胎儿脐静脉有( )
    A. 0 根
    B. 1 根
    C. 2 根
    D. 3 根
    E. 4 根

15. 以下关于胎儿发育特点的叙述，正确的是( )
    A. 8 周末内脏器官基本形成，外观可分辨男女
    B. 12 周末内脏器官发育齐全
    C. 20 周末临床可听到胎心
    D. 24 周末肺已成熟
    E. 28 周末男性胎儿睾丸已降至阴囊内

16. 以下对于正常宫缩的描述，错误的是( )
    A. 对称性：起自两侧宫角部，扩展至整个子宫
    B. 极性：宫底部收缩力最强、最持久
    C. 缩复性：宫缩时宫体平滑肌纤维短缩变宽，收缩后肌纤维松弛恢复原长度
    D. 宫缩有使宫口逐渐开大、胎先露部逐渐下降的作用
    E. 宫缩达高峰时，宫体隆起变硬

17. 分娩过程中主要的产力是( )
    A. 子宫收缩力
    B. 腹肌收缩力
    C. 肛提肌收缩力
    D. 腰肌收缩力
    E. 臀肌收缩力

18. 贯穿分娩全过程的为( )
    A. 衔接
    B. 附屈
    C. 下屈
    D. 内旋转
    E. 仰伸

19. 以下关于总产程和产程分期的叙述，正确的是( )
    A. 从宫口开全至胎儿娩出称总产程
    B. 第一产程经产妇需 14～16 h
    C. 第一产程初产妇需 6～8 h
    D. 第二产程初产妇需 1～2 h
    E. 第三产程约需 30 min

20. 下列关于第一产程临床表现的叙述，错误的是( )
    A. 宫缩持续时间渐长，收缩力不断增强，间歇时间缩短
    B. 宫口扩张
    C. 肛门检查发现胎先露逐渐下降
    D. 宫口近开全时胎膜破裂
    E. 胎头拨露

21. 以下关于第一产程观察及护理的叙述，正确的是( )
    A. 自然破膜多发生在胎头进入骨盆入口时
    B. 初产妇宫口开大 8 cm 以内可行温肥皂水灌肠
    C. 从出现规律宫缩到宫口开全初产妇需 11～12 h
    D. 每隔 0.5 h 听胎心 1 次
    E. 嘱产妇宫缩时加用腹压

22. 第二产程后胎心听诊的频率为( )
    A. 每隔 3 min 测 1 次
    B. 每隔 10 min 测 1 次

C. 每隔 15 min 测 1 次

D. 每隔 30 min 测 1 次

E. 每隔 1 h 测 1 次

23. 应专门监护的加强子宫收缩的措施是
（　　）

A. 灌肠

B. 人工破膜

C. 正确使用腹压

D. 缩宫素静脉滴注

E. 定时排尿

24. 胎盘剥离征象的表现为（　　）

A. 子宫底下降

B. 阴道大量出血

C. 阴道口外露的脐带自行下降延伸

D. 手按压子宫下段，阴道口外露的
脐带回缩

E. 子宫大小小于孕周

25. Apgar 评分的体征不包括（　　）

A. 血压

B. 呼吸

C. 皮肤颜色

D. 喉反射

E. 肌张力

26. 新生儿娩出后开奶的时间为（　　）

A. 4 h 内

B. 3 h 内

C. 2 h 内

D. 1 h 内

E. 30 min 内

27. 子宫内膜胎盘附着面完全修复需到产
后（　　）

A. 2 周

B. 8 周

C. 4 周

D. 10 周

E. 6 周

28. 会阴侧切术后护理措施不正确的是
（　　）

A. 嘱产妇保持健侧卧位

B. 会阴后侧切伤口于术后第 5 天
拆线

C. 会阴护理每天 2 次

D. 伤口流脓应延期拆线

E. 伤口肿痛可湿热敷

29. 以下关于过期妊娠病因的叙述，不正
确的是（　　）

A. 羊水过多

B. 头盆不称

C. 巨大胎儿

D. 胎位异常

E. 胎盘缺乏硫酸酯酶

30. 异位妊娠最常发生于（　　）

A. 盆腔

B. 卵巢

C. 输卵管

D. 腹腔

E. 子宫残角

31. 判断异位妊娠最简单、可靠的方法为
（　　）

A. 腹部查体

B. B 超

C. 盆腔检查

D. 腹腔镜检查

E. 后穹窿穿刺

32. 以下各项中，不属于胎盘早剥病因的
是（　　）

A. 妊娠期糖尿病

B. 外伤

C. 脐带过短

D. 羊水过多

E. 妊娠期高血压

33. 正常足月妊娠羊水量约为（　　）

A. 400 mL

B. 600 mL

C. 800 mL

D. 1200 mL

E. 1400 mL

34. 妊娠合并心脏病的孕妇在妊娠期易发生心力衰竭的时间是（　　）

A. 孕 20~24 周

B. 孕 25~30 周

C. 孕 32~34 周

D. 孕 35~36 周

E. 孕 37~39 周

35. 初产妇，妊娠合并心脏病，产后心功能Ⅱ级。护士实施的护理措施不包括（　　）

A. 产后 3 天严密观察心力衰竭的表现

B. 按医嘱应用抗生素至产后 1 周

C. 不宜母乳哺喂

D. 进食富含纤维素的食物，预防便秘

E. 可在产后 10 天出院

36. 以下关于妊娠合并糖尿病的描述，正确的是（　　）

A. 分娩过程中，产妇血糖更高

B. 可选择口服降糖药控制血糖

C. 前置胎盘的发生率提高

D. 妊娠期高血压疾病发生率低

E. 易出现新生儿低血糖

37. 妊娠合并糖尿病的常用检查方法不包括（　　）

A. 糖筛查试验

B. 尿酮体测定

C. 空腹血糖测定

D. 葡萄糖耐量试验

E. 凝血功能检查

38. 协调性子宫收缩乏力的表现为（　　）

A. 子宫收缩无对称性

B. 容易发生胎膜早破

C. 不宜静脉滴注缩宫素

D. 产程常延长

E. 不易发生产后出血

39. 第二产程延长是指初产妇第二产程超过（　　）

A. 1 h

B. 2 h

C. 3 h

D. 4 h

E. 5 h

40. 导致产后出血首位的原因为（　　）

A. 胎盘残留

B. 胎盘粘连

C. 宫缩乏力

D. 宫颈撕裂

E. 凝血功能障碍

41. 预防产后出血最重要的措施是（　　）

A. 适度做会阴侧切术

B. 胎肩娩出后立即肌内注射缩宫素 10 U

C. 督促产妇及时排空膀胱

D. 产后 24 h 内观察阴道出血及宫缩情况

E. 产后早期哺乳

42. 病理缩复环可见于（　　）

A. 前置胎盘

B. 多胎妊娠

C. 羊水过多

D. 胎盘早剥

E. 先兆子宫破裂

43. 女性月经期间不宜进行的检查是（　　）

A. 窥阴器检查

B. 肛腹诊

C. B 型超声检查

D. 外阴视查

E. 腹部触诊

44. 以下关于女性各阶段生理特点的叙述，正确的是(　　)

A. 儿童期卵巢有少量卵泡发育，并排卵

B. 青春期是卵巢生殖内分泌功能最旺盛的时期

C. 月经初潮标志生殖器官发育成熟

D. 绝经过渡期一般历时 1～2 年

E. 绝经过渡期的突出表现为卵巢功能逐渐衰退

A₂型题

45. 孕妇，第 1 胎，妊娠 38 周以先兆临产入院，其最可靠的依据是(　　)

A. 规律宫缩

B. 见红

C. 排便感

D. 胎儿下降感

E. 破膜

46. 某产妇，骨盆外测量显示：入口前后径 9.5 cm，对角径 11 cm，其他无异常。孕 40 周时胎心好，行缩宫素静脉滴注试产。护士发现产妇在试产过程中很焦虑，此时应给予该产妇的护理措施是(　　)

A. 专人看护

B. 有宫缩后灌肠

C. 可应用少量镇静药

D. 勤做肛门检查

E. 试产 2～4 h，胎头仍未入盆，加强宫缩

47. 初产妇，24 岁，妊娠 40 周，待产。产妇规律宫缩 8 h，宫口开大 3 指，胎心 136 次/分，宫缩 3～4 次/分，每次持续 50 s。产妇精神紧张，不断叫嚷，"活不成了"。对该产妇首先采取的护理措施是(　　)

A. 适当休息

B. 做好心理调适

C. 鼓励进食

D. 定时排尿

E. 按时做肛门检查

48. 初产妇，经助产分娩一男婴，胎盘娩出后阴道持续出血约 800 mL。以下护士采取的措施中，正确的是(　　)

A. 不能按摩子宫，以免再出血

B. 检查胎盘、胎膜是否完整

C. 会阴垫不用保留

D. 产后 6 h 下床活动

E. 阴道灌洗每天 2 次

49. 经产妇，32 岁。顺产一健康新生儿后第 2 天，护士观察到该产妇出现下述哪种临床表现时，应立即报告医生(　　)

A. 口腔温度为 36.8℃

B. 脉率 109 次/分

C. 汗液分泌量增多

D. 血压 120/80 mmHg

E. 呼吸频率 20 次/分

50. 28 岁产妇，行会阴侧切术娩出一活婴，重 4 kg。产后第 9 天出现会阴部肿胀，左侧切口部分裂开，有压痛和脓性分泌物，下列处理措施中错误的是(　　)

A. 红外线照射

B. 便后用 1:5000 高锰酸钾溶液冲洗切口

C. 1:5000 高锰酸钾液坐浴

D. 50% 硫酸镁湿敷切口

E. 保持局部清洁卫生，勤换内衣和卫生垫

51. 初产妇，顺产第 3 天，自诉连续 2 天发热，汗多，伴下腹阵痛。查体：体

温 37.5℃，子宫底脐下 2 指，无压痛，会阴伤口无肿胀及压痛，恶露暗红，有腥味，双乳胀、有硬结。护士应为患者采取的护理措施是( )

A. 服用抗生素

B. 新生儿多吮吸

C. 生麦芽煎服

D. 芒硝外敷乳房

E. 停止哺乳，改为人工喂养

52. 产妇，24 岁。3 天前顺产一男婴，今日护士查房发现其乳头皲裂，正确的护理措施是( )

A. 双侧停止哺乳

B. 尽量减少哺乳次数

C. 保持清洁，哺乳前用肥皂水擦洗乳头和乳晕

D. 哺乳后挤出少量乳汁涂在乳头和乳晕上

E. 哺乳时让婴儿含住乳头

53. 患者，女性，30 岁。停经 39 日突觉右下腹剧痛伴休克，面色苍白。病理改变如图所示，该患者最可能发生了( )

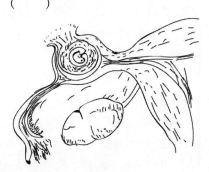

A. 输卵管妊娠流产

B. 输卵管妊娠破裂

C. 卵巢囊肿破裂

D. 急性阑尾炎

E. 卵巢黄体破裂

54. 患者，女性，25 岁。未婚，先兆流产入院，护士在收集资料时，能够对

有效沟通起到促进作用的是( )

A. 选择在无其他人的房间内沟通

B. 不必回避任何人大方地提问

C. 告诉患者先兆流产可能带来的严重后果

D. 询问患者是否意识到婚前性行为的坏处

E. 当患者谈话离题时立即提醒患者

55. 患者，32 岁。已婚，有 2 次流产史。现停经 2 个月，阴道少许出血伴轻微下腹痛 1 天。查体：阴道有少许血性分泌物，宫颈口未开，子宫大如孕 2 个月。考虑可能为( )

A. 先兆流产

B. 难免流产

C. 不全流产

D. 完全流产

E. 习惯性流产

56. 孕妇，妊娠 35 周，有不规律子宫收缩，胎膜未破，宫口未开，胎心 142 次/分，估计胎儿大小为 2200 g。目前的处理原则是( )

A. 立即人工破膜

B. 药物控制宫缩

C. 温肥皂水灌肠

D. 终止妊娠

E. 观察阴道出血情况

57. 初孕妇，36 岁，妊娠 24 周。近日自感头晕、头痛，产检时测血压 160/110 mmHg，蛋白尿 0.4 g/24 h，脚踝部出现凹陷性水肿。诊断为子痫前期，其最基本的病理变化是( )

A. 宫腔内张力过高

B. 高血压、高血脂

C. 蛋白尿、血尿

D. 水肿

E. 全身小动脉痉挛

58. 孕 39 周孕妇，因头痛、眼花、恶心、呕吐就诊。测血压 170/115 mmHg，尿蛋白（＋＋＋），呼吸、脉搏正常，以"子痫前期"收入院。遵医嘱予硫酸镁治疗，停药的指征是（　　）

    A. 呼吸 20 次/分

    B. 心率 72 次/分

    C. 膝反射消失

    D. 血压 120/75 mmHg

    E. 尿量 1500 mL/24 h

59. 孕妇，28 岁。患妊娠期高血压疾病，孕 36^{+3} 周。临产 2 h 后，出现胎儿窘迫，护士向其及家属解释导致该种情况的原因为（　　）

    A. 早产

    B. 胎盘老化

    C. 母体血氧含量不足

    D. 先兆子痫

    E. 脐带受压

60. 孕妇，33 岁，孕 1 产 0，孕 39 周。血压 165/105 mmHg，尿蛋白（＋＋），待产过程中发生抽搐。首要的护理措施是（　　）

    A. 加床栏，防止外伤

    B. 置于暗光的单人房间

    C. 24 h 尿蛋白测定

    D. 保持呼吸道通畅，防止舌咬伤

    E. 家属专人陪护

61. 患者，28 岁。因身体不适来院就诊，B 超示右侧输卵管异位妊娠。患者前来就诊时最可能的主诉是（　　）

    A. 胸闷

    B. 胸痛

    C. 腹痛

    D. 嗜睡

    E. 腹泻

62. 某孕妇，31 岁，G_2P_1。现妊娠 37 周，因腹痛、阴道出血 1 h 急诊入院。B 超检查提示为"胎盘早剥"。急诊护士首先应实施的护理措施是（　　）

    A. 做好阴道检查的准备

    B. 密切监测胎儿情况

    C. 立即建立静脉通道

    D. 做好剖宫产的术前准备

    E. 做好阴道分娩的准备

63. 孕妇，30 岁。孕 3 产 0，妊娠 32 周，以往有 2 次人工流产史。今晨阴道出血约 200 mL。查体：血压 110/60 mmHg，腹软，无压痛；胎头先露，胎头浮，胎心率 140 次/分。拟诊为前置胎盘。入院后应进行哪种处理（　　）

    A. 急诊剖宫产术

    B. 人工破膜术及静脉滴注缩宫素

    C. 地塞米松促胎肺成熟

    D. 期待疗法

    E. 择期剖宫产

64. 初产妇，住院待产期间，突发胎儿宫内窘迫，拟紧急行剖宫产术，护士为其行术前准备，以下各项中，正确的是（　　）

    A. 情况紧急不必备皮

    B. 能排尿者不必插尿管

    C. 常规注射镇静药

    D. 常规复查胎心音

    E. 温肥皂水灌肠

65. 孕妇，25 岁，孕 39^{+2} 周。晨 6 时自觉阴道流出大量稀水样液体，遂于 10 时入院，护士采取的正确护理措施是（　　）

    A. 嘱患者半卧位

    B. 陪患者步行去病房

    C. 患者取头低足高位，以平车送往病房

D. 患者取头高脚低位，以平车送往病房

E. 嘱孕妇沐浴后，平车送往病房

66. 某孕妇，32 岁。现妊娠 36 周，既往有心脏病史，轻微活动即感到胸闷、憋气，休息时无不适。下列措施中不正确的是（　　）

A. 严密监护

B. 预防感染、贫血等能诱发心力衰竭因素

C. 宜剖宫产结束妊娠

D. 产后 1 周内行绝育术

E. 产后应用广谱抗生素 2 周

67. 孕妇，26 岁，妊娠 7 个月。近来出现面色苍白、倦怠、心悸，伴恶心。心率 110 次/分，律齐，双下肢水肿。血象：白细胞 $4.0 \times 10^9/L$，血红蛋白 50 g/L，血清铁蛋白 8 μg/L，平均红细胞体积（MCV）70 fl，红细胞平均血红蛋白浓度（MCHC）27%。首选的治疗方案是（　　）

A. 多食富含铁的食物

B. 肌注维生素 B_{12}

C. 口服硫酸亚铁

D. 肌注右旋糖酐铁

E. 卧床休息

68. 经产妇，36 岁。妊娠足月临产，胎儿胎盘娩出后，出现间歇性阴道出血，量较多，血液凝固。查体：血压下降，脉搏细数，子宫轮廓不清，子宫底无法触及，子宫体柔软。进一步的处理原则是（　　）

A. 防治感染

B. 加强宫缩

C. 输血

D. 清除残留胎盘

E. 注意休息和营养

69. 初产妇，临产 10 h，宫口开大 4 cm，2 h 后宫口扩张仍为 4 cm，患者担忧生产情况而向护士询问，护士的判断是（　　）

A. 第一产程延长

B. 活跃期停滞

C. 第二产程停滞

D. 活跃期延长

E. 难产

70. 某产妇，经阴道助产分娩一男婴，体重 3200 g。胎盘娩出后阴道持续出血约 800 mL。以下护理措施正确的是（　　）

A. 不能按摩子宫，以免再出血

B. 检查胎盘、胎膜是否完整

C. 会阴垫不用保留

D. 不可使用抗生素

E. 不可使用缩宫素

71. 初产妇，32 岁。分娩 1 周后阴道大量出血。护士采集病史时，与病情最不相关的是（　　）

A. 详细了解分娩的过程

B. 监测生命体征

C. 观察患者阴道出血量

D. 触诊宫底的高度及有无压痛

E. 母乳喂养情况

72. 某产妇，35 岁。第 2 胎，孕 39 周，产检情况正常。现临产 3 h。查体：宫缩强，宫口开大 4 cm，自然破膜并出现烦躁、呛咳、呼吸困难，血压 60/30 mmHg。护士应立即意识到产妇最有可能出现了（　　）

A. 子痫

B. 子宫破裂

C. 急性左心衰竭

D. 胎盘早剥

E. 羊水栓塞

73. 某产妇，诊断为产褥期感染，且感染严重，医嘱除了应用广谱抗生素治疗外，短期还可加用（　　）
    A. 肾上腺糖皮质激素
    B. 阿司匹林
    C. 镇静药
    D. 肾上腺素
    E. 麦角新碱

74. 初产妇，剖宫产术后3个月，母乳喂养。护士建议该产妇采取的避孕方法为（　　）
    A. 长效口服避孕药
    B. 宫内节育器
    C. 安全期避孕
    D. 阴茎套
    E. 绝育手术

75. 患者，女性，26岁，已婚。停经64天，诊断为"早孕"。此妇女要求人工终止妊娠，宜采用的方法是（　　）
    A. 吸宫术
    B. 钳刮术
    C. 药物流产
    D. 水囊引产
    E. 依沙吖啶引产

76. 孕妇，38岁。足月产2次，流产2次，无早产，现有子女1人。护士记录其生育史，正确的方法是（　　）
    A. 2～0～2～1
    B. 2～1～0～1
    C. 1～1～0～2
    D. 0～2～1～2
    E. 1～2～0～1

77. 孕妇，平素月经周期规律，末次月经是2015年8月6日，预产期应为（　　）
    A. 2016年5月9日
    B. 2016年5月13日
    C. 2016年5月15日
    D. 2016年5月18日
    E. 2016年5月21日

78. 下列不属于围生期保健内容的是（　　）
    A. 孕前期保健
    B. 孕期保健
    C. 分娩期保健
    D. 产褥期保健
    E. 月经期保健

79. 孕妇，28岁。妊娠24周来院进行产前检查。该孕妇现阶段产前检查的频率是（　　）
    A. 1次/周
    B. 1次/2周
    C. 1次/3周
    D. 1次/4周
    E. 1次/5周

80. 孕妇，27岁。停经48天，恶心、呕吐1周。每天呕吐2～3次，进食量减少，尿酮体阴性。护士采取的正确措施是（　　）
    A. 输液
    B. 高脂肪饮食
    C. 口服镇吐药
    D. 绝对卧床休息
    E. 鼓励孕妇少量多次进食

A₃/A₄型题

（81～83题共用题干）

初产妇，26岁。产后发热3天，汗多伴下腹阵痛。查体：体温37.5℃，子宫底脐下3指，无压痛，会阴伤口无肿胀及压痛，恶露暗红、有腥味，双乳胀、有硬结。

81. 导致该产妇腹痛的原因是（　　）

A. 产后子宫内膜炎

B. 急性胃肠炎

C. 产后宫缩痛

D. 产后尿潴留

E. 子宫附件炎症

82. 护士向该产妇解释发热的原因是
（　　）

A. 会阴伤口感染

B. 乳汁淤积

C. 急性乳腺炎

D. 产褥感染

E. 尿路感染

83. 护士应采取的护理措施是（　　）

A. 应用抗生素

B. 阴道冲洗

C. 鼓励哺乳

D. 会阴伤口热敷

E. 鼓励多饮水

（84~85 题共用题干）

28 岁孕妇，孕 12 周。下腹阵发性疼痛，阴道排出一大块肉样组织，仍有阴道大量出血，呈贫血貌。妇科查体：宫口已开，有组织堵塞宫口，子宫较孕周小。

84. 以下护士采取的护理措施，正确的是
（　　）

A. 平卧位

B. 让患者家属去取血

C. 术后可正常性生活

D. 通知医生后再进行抢救

E. 刮出物送病理检查

85. 该孕妇发生了（　　）

A. 早期流产

B. 先兆流产

C. 不全流产

D. 习惯性流产

E. 感染性流产

（86~87 题共用题干）

患者，28 岁，孕 1 产 0，妊娠 37 周。诉头痛、胸闷 1 周入院，血压 160/100 mmHg，尿蛋白（＋＋），下肢水肿（＋＋），以"妊娠期高血压疾病"收治入院。

86. 该病的基本病理变化是（　　）

A. 水钠潴留

B. 肾小球坏死

C. 全身小动脉痉挛

D. 血管扩张

E. 胎盘供血不足

87. 治疗时首选的药物是（　　）

A. 卡托普利

B. 氯丙嗪

C. 呋塞米

D. 硫酸镁

E. 利血平

（88~89 题共用题干）

初孕妇，32 岁。孕 37 周，有妊娠期高血压疾病。今晨不慎摔倒，2 h 后自觉下腹不适，有少量阴道出血，急诊入院。查体：宫缩弱，持续 30 s，间歇 10 min。宫高 33 cm，子宫软，右侧子宫有轻度局限性压痛，胎心率 140 次/分。

88. 该患者最可能发生了（　　）

A. 前置胎盘

B. 先兆早产

C. 胎盘早剥

D. 先兆子痫

E. 子宫破裂

89. 对该患者最恰当的处理原则是（　　）

A. 立即行剖宫产术

B. 硫酸镁抑制宫缩

C. 期待疗法

D. 给予解痉药

E. 卧床休息

（90~91 题共用题干）

初产妇，24 岁。妊娠 38^{+2} 周，阵发

性腹痛 10 h，宫缩 15～20 min 1 次，持续 30 s，宫口开大 2 cm。

90. 出现上述临床表现是因为（　　）
    A. 子宫收缩节律性异常
    B. 腹压运用不当
    C. 子宫收缩极性异常
    D. 肛提肌收缩作用异常
    E. 腹肌和膈肌收缩力异常

91. 此时的处理原则是（　　）
    A. 静脉滴注缩宫素
    B. 产房待产
    C. 肌内注射哌替啶
    D. 人工破膜
    E. 灌肠

（92～93 题共用题干）

初产妇，妊娠 38^{+2} 周。骨盆外测量：对角径 12.5 cm，坐骨棘间径 9 cm，坐骨

结节间径 7.5 cm，耻骨弓角度 80°。

92. 估计胎儿体重 3800 g，其适宜的分娩方式为（　　）
    A. 等待自然分娩
    B. 试产
    C. 剖宫产
    D. 阴道手术助产
    E. 加强宫缩促进自然分娩

93. 其骨盆属于（　　）
    A. 男性骨盆
    B. 中骨盆狭窄
    C. 漏斗骨盆
    D. 均小骨盆
    E. 骨盆出口平面狭窄

第六章　妇科疾病患者的护理

 知识串讲

宫颈炎和盆腔炎	1. 宫颈炎　①以慢性宫颈炎（宫颈糜烂）多见，治疗前先排除宫颈癌。②对慢性宫颈炎的治疗以物理治疗最常用 2. 急性盆腔炎　①临床表现：下腹痛伴发热，宫颈充血、水肿，举痛明显，宫体活动受限，有压痛。②治疗：以半坐卧位利于脓液积聚于直肠子宫凹陷；以抗生素治疗为主
急性乳腺炎	1. 乳汁淤积是常见原因，多见于初产妇 2. 治疗原则为消除感染，排空乳汁 3. 脓肿处理　①切开引流。②为避免损伤乳管，切口应呈放射状至乳晕处。③乳晕部脓肿可沿乳晕边缘做弧形切口
乳腺癌	1. 大多数乳腺癌为浸润性非特殊癌。淋巴转移为其转移的主要途径，转移多见于同侧腋窝 2. 临床表现　①早期乳房外上象限出现无痛性、单发小肿块。②酒窝征（累及 Cooper 韧带）。③乳头内陷。④橘皮征 3. 术后　①手术部位用绷带加压包扎。②调整绷带松紧度指征：皮瓣颜色暗红；手指发麻、皮肤发绀、皮温下降、动脉搏动不能扪及等 4. 乳房定期自我检查，时间最好选在月经周期的第 7～10 天
子宫内膜异位症	1. 临床表现　①痛经最典型的特点是继发性、进行性。②月经异常，不孕。③子宫后倾固定，盆腔扪及触痛性结节，阴道后穹窿可见紫蓝色结节，侵犯卵巢可有卵巢巧克力囊肿 2. 腹腔镜检查是诊断和治疗的首选方法
围绝经期	1. 月经完全停止 1 年以上 2. 临床表现　①近期：月经紊乱（最早出现）、潮热、心悸、烦躁。②远期：骨质疏松
功能失调性子宫出血	1. 病因　无排卵性异常子宫出血是功能失调性子宫出血最常见的类型；黄体功能异常有黄体功能不足和子宫内膜不规则脱落 2. 临床表现　①无排卵性异常子宫出血，月经紊乱，经期长短和经量多少不一。②黄体功能不足，月经周期缩短，月经频发。③子宫内膜不规则脱落，月经周期正常，经期延长。 3. 诊刮可以达到止血及明确内膜病理诊断的目的 4. 治疗　无排卵性功能失调性子宫出血的治疗以药物治疗为主。青春期——止血，调整月经周期。有生育要求——促排卵。绝经期——止血，调整月经周期，减少经量

子宫脱垂	分度 ①Ⅰ度：子宫颈下垂至距处女膜缘＜4 cm，未达到处女膜缘。②Ⅱ度：子宫颈及部分子宫体已脱出阴道口外。③Ⅲ度：子宫颈及子宫体全部脱出阴道口外
子宫肌瘤	1. 分类 肌壁间肌瘤（最常见）、浆膜下肌瘤、黏膜下肌瘤 2. 临床表现 ①经量增多及经期延长（最常见）。②下腹部肿块。③白带增多
子宫颈癌	1. 致病因素 高危型人乳头瘤病毒（HPV）持续感染 2. 鳞状细胞浸润癌多见，分为 4 种类型 ①外生型（菜花型，最常见）。②内生型（浸润型）。③溃疡型。④颈管型 3. 直接蔓延是最常见的转移途径；筛查方法：宫颈细胞学检查；确诊方法：宫颈活组织检查 4. 临床表现 ①早期接触性出血，后期不规则阴道出血。②阴道排液为白色或血性、稀薄如水或米泔样
子宫内膜癌	1. 以腺癌最常见，转移途径以淋巴转移为主 2. 临床表现 ①异常子宫出血，绝经后阴道出血是绝经后子宫内膜癌的主要症状。②阴道排血性或浆液性分泌物。③下腹痛 3. 分段诊断性刮宫是早期诊断最常用、最有价值的方法
卵巢癌	1. 卵巢癌死亡率高居妇科恶性肿瘤之首，转移途径有淋巴转移、腹腔种植、直接蔓延，淋巴转移是最重要的转移途径 2. 临床表现 ①短期内可有腹胀，腹部出现肿块及腹水。②并发蒂扭转，表现为突发一侧下腹剧痛 3. 辅助检查 ①Ⅰ期患者临床分期——通过腹水、腹腔冲洗液找癌细胞。②确诊——细针穿刺活检
妊娠滋养细胞疾病	葡萄胎术后随访时间 术后禁止性生活及盆浴 1 个月。随访时间（术后，随访 1 次/周，连续 3 次正常，以后 1 次/月，共 6 个月，然后 1 次/2 个月，共 6 个月，自第一次阴性后共计 1 年）

A₁型题

1. 念珠菌阴道炎的高危人群，不包括
（　　）
A. 孕妇
B. 高血压患者
C. 2 型糖尿病患者
D. 行雌激素替代疗法的患者
E. 器官移植患者

2. 阴道灌洗时碳酸氢钠的适宜浓度为
（　　）
A. 4%
B. 0.50%
C. 6%
D. 7.50%
E. 10%

3. 以下关于萎缩性阴道炎的叙述，不正确的是（　　）

A. 常见于自然绝经的妇女及卵巢去势后的妇女

B. 可用碱性溶液冲洗阴道

C. 如有血性白带，需做防癌检查

D. 外阴可有瘙痒、灼热感

E. 可加用己烯雌酚局部治疗

4. 萎缩性阴道炎局部用药应选用(   )

A. 0.5%醋酸

B. 1%醋酸

C. 2%乳酸

D. 2%碳酸氢钠

E. 4%碳酸氢钠

5. 女性月经期间，不宜进行的检查是(   )

A. 窥阴器检查

B. 肛腹诊

C. B型超声检查

D. 外阴视查

E. 腹部触诊

6. 慢性宫颈炎的典型症状是(   )

A. 下腹坠胀

B. 外阴瘙痒，有灼热感

C. 凝乳状白带

D. 泡沫状白带

E. 白带增多

7. 阴道灌洗可适用的情况是(   )

A. 慢性子宫颈炎患者的阴道局部治疗

B. 月经期

C. 产褥期

D. 物理治疗术后阴道出血者

E. 未婚女子

8. 禁用热水坐浴的疾病是(   )

A. 盆腔急性炎症

B. 阴道炎

C. 内痔复发

D. 会阴术后

E. 肛裂感染

9. 判断有无排卵最简单的方法是(   )

A. 输卵管通畅术

B. 阴道脱落细胞学检查

C. 子宫颈黏液检查

D. 激素水平测定

E. 基础体温测定

10. 以下关于功能失调性子宫出血病因及临床表现的描述，正确的是(   )

A. 大部分患者属于有排卵性功能失调性子宫出血

B. 仅出现在生育期

C. 神经内分泌功能失调引起的异常子宫出血

D. 伴有轻度子宫内膜非特异性炎症

E. 全身及内外生殖器官有明显器质性病变

11. 原发性痛经的临床表现不包括(   )

A. 多见于未婚或未孕妇女

B. 月经来潮前数小时即出现

C. 诱发因素包括内分泌、免疫、遗传、精神神经因素等

D. 主要症状是月经期下腹坠胀痛或痉挛痛

E. 生殖器官多有器质性病变

12. 确诊子宫内膜异位症的最佳检查是(   )

A. 阴道B超

B. 腹腔镜

C. 子宫输卵管碘油造影

D. 腹部B超

E. 妇科检查

13. 子宫内膜异位症最常累及的部位是(   )

A. 直肠

B. 子宫直肠陷凹

C. 卵巢

D. 子宫骶骨韧带

E. 膀胱

14. 子宫颈外口距处女膜缘 < 4 cm 为
（　　）
A. 子宫脱垂Ⅰ度轻
B. 子宫脱垂Ⅱ度轻
C. 子宫脱垂Ⅰ度重
D. 子宫脱垂Ⅱ度重
E. 子宫脱垂Ⅲ度

15. 导致子宫脱垂最常见的原因是（　　）
A. 多产
B. 产褥期早期体力劳动
C. 长期便秘
D. 盆底组织松弛
E. 分娩损伤

16. 以下急性乳腺炎的预防措施中，不正确的是（　　）
A. 从妊娠期开始，保持乳头清洁
B. 纠正乳头过小
C. 正确哺乳
D. 乳头涂抗生素软膏
E. 乳头损伤后暂停哺乳

17. 急性乳腺炎最主要的病因是（　　）
A. 乳汁淤积
B. 细菌入侵
C. 雌激素水平降低
D. 乳头破损
E. 免疫力下降

18. 工会每年组织单位员工体检，针对女员工宫颈癌筛查可选择的经济且无创的检查方法是（　　）
A. 诊断性刮宫
B. 宫颈 TCT 检查
C. 宫颈黏液检查
D. 宫颈管活组织检查
E. 宫颈刮片细胞学检查

19. 诊断早期宫颈癌最有价值的检查是（　　）

A. 阴道镜
B. 宫颈脱落细胞检查
C. 宫颈或宫颈管活组织检查
D. 诊断性刮宫
E. 腹腔镜

20. 子宫肌瘤可能的发病因素为（　　）
A. 吸烟
B. 酗酒
C. 体内雌激素水平过高
D. 生育次数过多
E. 肥胖

21. 以下关于卵巢肿瘤术后随访时间的叙述，正确的是（　　）
A. 术后 1 年内每半个月 1 次
B. 术后 1 年内每个月 2 次
C. 术后第二年每 3 个月 1 次
D. 术后第三年每 3 个月 1 次
E. 术后第三年每年 1 次

22. 诊断、确定卵巢癌分期及选择治疗方案的依据是（　　）
A. CT 检查
B. 腹腔镜
C. 淋巴造影检查
D. 腹水中细胞学检查
E. 血清中肿瘤标志物测定

23. 葡萄胎清宫术后至少随访（　　）
A. 0.5 年
B. 2 年
C. 1 年
D. 3 年
E. 5 年

24. 侵蚀性葡萄胎最易转移的部位是（　　）
A. 胃
B. 骨
C. 肺
D. 阴道

E. 卵巢

25. 绒毛膜癌患者出现咯血现象，提示发生了（　　）

A. 脾转移

B. 肠转移

C. 胃转移

D. 肺转移

E. 肝转移

26. 计算化疗药剂量的主要依据是（　　）

A. 身高

B. 体重

C. 肝功能

D. 白细胞数

E. 肾功能

27. 绒毛膜癌最常见的转移部位是（　　）

A. 脑组织

B. 胃肠道

C. 肺

D. 肝

E. 骨骼

28. 乳腺癌最可靠的确诊方法是（　　）

A. 乳房触诊

B. 乳房磁共振检查

C. 乳房液晶检查

D. 乳房 B 超检查

E. 活组织病理切片

29. 女性患者进行乳房触诊以评估乳房疾病。在如图所示的区域中，最常发生肿瘤的区域是（　　）

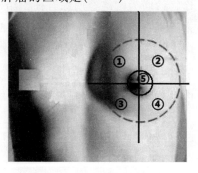

A. ①区

B. ②区

C. ③区

D. ④区

E. ⑤区

30. 乳腺癌淋巴转移的主要部位是（　　）

A. 同侧腋窝淋巴结

B. 同侧胸骨旁淋巴结

C. 颈部淋巴结

D. 锁骨下淋巴结

E. 纵隔淋巴结

31. 护士对乳腺癌术后出院的患者行健康指导，其中最重要的指导是（　　）

A. 继续功能锻炼

B. 术侧上肢短期不能提重物

C. 坚持药物治疗

D. 保持心情愉悦

E. 自我检查方法

32. 为乳腺癌根治术后患者实施的护理措施中，可预防皮下积液及皮瓣坏死的措施是（　　）

A. 半卧位

B. 胸带包扎松紧度要适宜

C. 避免过早外展术侧上肢

D. 局部沙袋压迫

E. 引流管持续负压吸引

33. 子宫内膜癌的可靠确诊方法为（　　）

A. 宫颈及宫颈管活组织检查

B. B 超检查

C. 宫腔镜检查

D. 分段诊断性刮宫

E. 宫颈刮片

A₂型题

34. 患者，女性，41 岁。因外阴瘙痒 2 个月就诊。查体：外阴充血、肿胀，阴道分泌物无异常。护士在评估诱因时

应重点询问患者的（　　）

A. 饮食习惯

B. 卫生习惯

C. 家庭情况

D. 生活作息

E. 职业情况

35. 患者，女性，37岁。因阴道分泌物增多及外阴瘙痒来就诊。诊断为滴虫性阴道炎，拟采用自主冲洗器灌洗阴道的方法，护士为其介绍使用方法时，告知其最适宜的冲洗液是（　　）

A. 5.5%醋酸溶液

B. 2%呋喃西林

C. 灭菌生理盐水

D. 1%乳酸溶液

E. 2%碳酸氢钠溶液

36. 患者，女性，22岁。白带增多，外阴瘙痒，诊断为"念珠菌阴道炎"。以下有关该疾病的描述，错误的是（　　）

A. 确诊用10%KOH悬滴法

B. 白带呈稀薄泡沫状

C. 典型症状是外阴奇痒

D. 用4%碳酸氢钠溶液冲洗

E. 滥用抗生素为诱发因素

37. 患者，女性，53岁。阴道分泌物增多伴轻度外阴瘙痒1周。妇科查体见分泌物稀薄，呈淡黄色，阴道皱襞消失，黏膜出血。对此患者首选的治疗方法是（　　）

A. 小苏打溶液冲洗阴道

B. 性伴侣需常规治疗

C. 选用广谱抗生素

D. 5%醋酸冲洗阴道

E. 服用小剂量雌激素

38. 患者，女性，35岁。性生活后少量阴道出血。查体：见宫颈口突出一个

色鲜红，易出血，质软而脆，有细蒂与宫颈相连的如黄豆样大小的组织。应考虑为（　　）

A. 宫颈糜烂

B. 宫颈息肉

C. 巴氏腺囊肿

D. 尖锐湿疣

E. 宫颈腺体囊肿

39. 患者，45岁。月经紊乱近1年。此次3个月未来潮后出血近半个月，诊断为无排卵功能失调性子宫出血。对该患者最适宜的治疗是（　　）

A. 刮宫

B. 应用孕激素

C. 应用止血药

D. 输血治疗

E. 子宫切除术

40. 患者，女性，36岁。结婚5年一直未避孕，但一直未孕。月经不规则，经期延长。医生建议患者行诊断性刮宫以了解黄体功能，护士告知其刮宫的时间应在月经来潮（　　）

A. 后1周

B. 后48 h

C. 前3天

D. 前5天

E. 后12 h

41. 患者，女性，48岁。因"月经周期紊乱4个月，伴潮热、睡眠差"就诊，诊断为围绝经期综合征，给予激素治疗。激素治疗的主要目的是（　　）

A. 恢复正常的月经周期

B. 纠正与性激素不足有关的健康问题

C. 促使卵巢功能的恢复

D. 用于心理治疗

E. 预防癌变

42. 患者，女性，25 岁。因产后乳汁淤积引起急性乳腺炎伴脓肿形成，此时最重要的处理措施是（　　）

A. 局部按摩

B. 局部敷仙人掌

C. 全身应用抗生素

D. 脓肿切开引流

E. 停止哺乳

43. 患者，女性，45 岁。近 1 个月性生活后有血性白带。妇科查体：宫颈中度糜烂，有接触性出血，其他无异常。疑为子宫颈癌，首选的检查方法是（　　）

A. 腹腔镜

B. 阴道镜检查

C. 宫颈活组织检查

D. 宫颈刮片细胞学检查

E. 诊断性刮宫

44. 患者，女性，50 岁。孕 1 产 1，2 年前发现子宫肌瘤，一直服用药物。近半年来经量明显增多，子宫 3 个月妊娠大小。目前恰当的治疗方案应是（　　）

A. 随访观察

B. 激素治疗

C. 子宫肌瘤切除术

D. 子宫切除术

E. 诊断性刮宫

45. 患者，女性，55 岁。查体时发现子宫肌瘤，无月经周期的改变及其他不适主诉。妇科查体：子宫 <2 个月妊娠大小。对该患者最佳的处理方法是（　　）

A. 服抗贫血药物

B. 定期随访

C. 子宫肌瘤切除术

D. 次全子宫切除术

E. 激素治疗

46. 患者，女性，32 岁。因患子宫肌瘤入院。护士在采集病史时，应重点追溯的内容是（　　）

A. 是否长期使用雌激素

B. 高血压家族史

C. 月经史

D. 两便情况

E. 饮食习惯

47. 患者，女性，28 岁。葡萄胎确诊，对该患者首选的治疗方案是（　　）

A. 清宫术

B. 子宫切除

C. 预防性化疗

D. 放疗为主

E. 定期随访

48. 患者，女性，38 岁。停经 60 天，早孕反应二十余日，今日突发阴道出血就诊。妇科查体：子宫如孕 3 个多月大小，子宫两侧扪及 4 cm × 3 cm × 4 cm大小的囊性包块，宫颈口流出少量血液。应考虑可能为（　　）

A. 多胎

B. 葡萄胎

C. 先兆流产

D. 羊水过多

E. 卵巢囊肿破裂

49. 患者，女性，57 岁。3 天前发现左乳外上象限有一结节，直径2.2 cm，较硬，活动，无压痛，腋下可触及 1.5 cm、光滑、活动的结节。细针穿刺查到癌细胞。乳腺查体的正确顺序是（　　）

A. 外上→外下→内下→内上→中央各区

B. 外上→内上→外下→内下→中央

各区

C. 外下→内下→外上→内上→中央
各区

D. 中央→内下→内上→外上→外下

E. 中央→外上→外下→内下→内上

50. 患者，女性，38岁。右乳癌根治术后，患侧上肢活动受限。护士指导其进行上肢功能锻炼，为其设定最理想的预期目标是（　　）

A. 肩部能外展

B. 上臂能提3 kg重物

C. 手摸到同侧耳朵

D. 手经胸前摸到对侧耳朵

E. 手经头顶摸到对侧耳朵

51. 患者，女性，53岁。乳腺癌。在全麻下行乳腺癌根治术，术后安返病房。麻醉清醒前护士应为患者采取的体位是（　　）

A. 半坐卧位

B. 俯卧位

C. 去枕仰卧位

D. 侧卧位

E. 平卧位

52. 患者，女性，60岁。绝经10年后出现阴道出血。妇科查体：宫颈表面光滑，子宫质软。最先考虑的是（　　）

A. 宫颈癌

B. 卵巢癌

C. 绒毛膜癌

D. 葡萄胎

E. 子宫内膜癌

A₃/A₄型题

（53～54题共用题干）

患者，女性，50岁。月经紊乱近半年，经量时多时少，周期无规律，此次出血近半个月就诊。查体：子宫正常大

小、软，诊断为无排卵性功能失调性子宫出血。

53. 护士采取的护理措施不包括（　　）

A. 做好手术止血准备

B. 刮宫后的标本不用常规送病理检查

C. 做好会阴护理

D. 观察并记录生命体征及出血量

E. 遵医嘱给抗生素预防感染

54. 对该患者首选的止血方法是（　　）

A. 刮宫

B. 孕激素＋雌激素

C. 止血药

D. 子宫内膜切除术

E. 雄激素

（55～56题共用题干）

患者，女性，45岁。经量增多，经期延长2年，头晕、乏力2个月。妇科查体：子宫不规则增大，如孕3个月大小，表面结节状突起，质硬。

55. 首先考虑该患者的诊断是（　　）

A. 子宫颈癌

B. 子宫内膜癌

C. 浸润性葡萄胎

D. 子宫肌瘤

E. 绒毛膜癌

56. 为患者实施的护理措施不包括（　　）

A. 酌情予以输血和补液

B. 帮助患者及家属正确认识疾病

C. 补充营养和含铁量高的食物

D. 口服补血制剂

E. 嘱患者绝对卧床休息

（57～58题共用题干）

患者，女性，56岁。浸润性乳腺癌，行乳腺癌根治术。

57. 患者向护士询问患侧肢体开始进行手指爬墙、肩部功能锻炼的时间，护士

正确的回答是(　　)

A. 手术当天

B. 术后 3 天

C. 术后 5 天

D. 术后 6 h

E. 术后 1 周

58. 护士为术后患者采取的护理措施不包

括(　　)

A. 胸带加压包扎护理

B. 严密观察病情

C. 避免过早外展术侧上肢

D. 术后 24 h 开始做屈指、屈腕锻炼

E. 术后 24 h 可正常进食

第七章 儿科疾病患者的护理

 知识串讲

正常新生儿护理	1. 新生儿的概念及分类 2. 新生儿喂养 早吸吮、早开奶（出生半小时内）、母婴同室（室温 22 ~ 24℃）、按需哺乳 3. 新生儿特殊生理状态 生理性体重下降、生理性黄疸、乳腺肿大、假月经、马牙
早产儿	1. 早产儿病室温度应维持在 24 ~ 26℃，相对湿度 50% ~ 60% 2. 早产儿出生 2 ~ 4 h 喂 10% 葡萄糖水，喂养取右侧卧位。肌内注射维生素 K_1，连用三日预防出血，脐部用 75% 乙醇消毒 3. 维持有效呼吸 缺氧时给予氧气吸入，维持动脉血氧分压 50 ~ 80 mmHg 或皮血氧饱和度 88% ~ 93%
新生儿窒息	Apgar 评分计算 0 分 全身青紫或苍白，心率无，呼吸无，肌张力松弛，无反射 1 分 躯干红，四肢紫，心率 < 100 次/分，呼吸浅表，哭声弱，四肢屈曲，反射少，如皱眉 2 分 全身红，心率 > 100 次/分，呼吸佳，哭声响，四肢活动好，反射好
新生儿黄疸	1. 生理性黄疸与病理性黄疸的特点 2. 当血清胆红素 > 342 μmol/L（20 mg/dL）可引起胆红素脑病 3. 生理性黄疸时，尽早喂养，促进胎便排出，行光照疗法
新生儿寒冷损伤综合征	1. 新生儿寒冷损伤综合征硬肿发生顺序为：小腿→大腿外侧→臀部→面颊→上肢→全身 2. 复温治疗 如肛温 > 30℃，置入已预热至中性温度的暖箱中，6 ~ 12 h 恢复正常体温；如肛温 < 30℃，置于比肛温高 1 ~ 2℃ 的暖箱中，每小时提高箱温 1 ~ 1.5℃，箱温不超过 34℃，于 12 ~ 24 h 恢复正常体温
新生儿脐炎	1. 新生儿脐炎最常见的致病菌是金黄色葡萄球菌 2. 治疗原则 清除局部感染灶（可用 0.5% 碘伏及 75% 乙醇消毒），选用适宜抗生素，对症治疗

续表

小儿维生素D缺乏性佝偻病	1. 病因 日光照射不足（最主要），维生素D摄入不足，生长速度过快，疾病与药物的影响 2. 临床表现 ①初期：以精神神经症状为主，如易激惹、烦躁、睡眠不安、夜间啼哭，出现秃枕。②激期：骨骼改变（颅骨软化、方颅或鞍形颅、肋骨串珠、O形腿或X形腿），运动发育迟缓和精神、神经发育迟缓 3. 治疗 维生素D缺乏性佝偻病治疗时口服维生素D剂量为2000 IU，新生儿出生2周后每日给予维生素D 400～800 IU预防。避免早坐、站、行，避免久坐、久站，以防发生骨骼畸形
小儿维生素D缺乏性手足抽搐症	1. 血清钙离子低于1.75～1.88 mmol/L诊断为小儿维生素D缺乏性手足抽搐症 2. 典型临床表现 惊厥、手足抽搐、喉痉挛发作 3. 治疗 ①止痉：控制惊厥可用地西泮，喉痉挛者需立即将舌头拉出口外，头偏向一侧。②补钙：10%葡萄糖酸钙5～10 mL稀释1～3倍缓慢推注。③补充维生素D
营养不良	1. 导致婴幼儿营养不良的主要原因是喂养不当 2. 临床表现 早期表现为体重不增，皮下脂肪消耗顺序依次是腹部、躯干、臀部、四肢，最后是面部，腹部皮下脂肪层厚度是判断营养不良程度的重要指标之一。胰岛素样生长因子可用于诊断早期营养不良 3. 治疗 营养不良患儿突发心悸、冷汗、头晕考虑为低血糖，应静脉推注50%葡萄糖。饮食管理：应循序渐进，逐渐补充，中、重度营养不良患儿，热能和营养物质的供给应由低到高，逐渐增加
生长发育	1. 小儿年龄划分 胎儿期、新生儿期、婴儿期、幼儿期、学龄前期、学龄期、青春期 2. 生长发育 小儿生长发育最快的时期是婴儿期，最先发育的系统是神经系统，最后发育的系统是生殖系统，生长发育顺序是由上到下、由近至远、由粗到细、由低级到高级、由简单到复杂。婴儿可从母体内获得特异性抗体IgG，体重是衡量小儿营养状况最常用的指标

 易混淆点

疾病	首选药物
小儿惊厥	地西泮
新生儿缺血缺氧性脑病	苯巴比妥

A₁ 型题

1. 新生儿肺透明膜病的主要病因是
（　　）
    A. 肺发育不良
    B. 肺部炎症
    C. 气管异物
    D. 缺乏肺泡表面活性物质
    E. 先天性心脏病

2. 对于未成熟儿的护理措施，不包括
（　　）
    A. 合理喂养
    B. 观察体温变化，加强保暖
    C. 保持呼吸道通畅以防窒息
    D. 持续高浓度氧气吸入，维持有效
       呼吸
    E. 严格执行消毒隔离制度，防止交叉
       感染

3. 未成熟儿所处病室的温、湿度应为
（　　）
    A. 20℃，50% ~60%
    B. 22℃，55% ~65%
    C. 24℃，55% ~65%
    D. 28℃，50% ~60%
    E. 30℃，60% ~70%

4. 预防新生儿颅内出血的关键措施是
（　　）
    A. 生后喂养合理
    B. 及时注射维生素 K
    C. 生后积极建立呼吸
    D. 加强孕产期保健
    E. 注意头皮清洁，保持安静

5. 以下关于新生儿颅内血肿护理措施的
叙述，正确的是（　　）
    A. 定时挤压血肿，以利消散
    B. 按摩
    C. 热敷

D. 注意观察，保持安静
E. 及时切开以利引流

6. 新生儿黄疸最主要的护理问题
是（　　）
    A. 营养失调
    B. 胆红素脑病（核黄疸）
    C. 持续性高热
    D. 有感染的危险
    E. 活动无耐力

7. 早产儿生理性黄疸血胆红素最高不超
过（　　）
    A. 340 μmol/L
    B. 256.5 μmol/L
    C. 205.2 μmol/L
    D. 573 μmol/L
    E. 118 μmol/L

8. 新生儿寒冷损伤综合征的患儿，硬肿
最早出现的部位是（　　）
    A. 整个下肢
    B. 面颊
    C. 足部
    D. 躯干
    E. 下肢外侧

9. 新生儿寒冷损伤综合征治疗和护理的
关键是（　　）
    A. 坚持母乳喂养
    B. 供给足够的液体
    C. 逐步复温，循序渐进
    D. 合理用药
    E. 蓝光疗法

10. 新生儿低血糖的诊断标准是（　　）
    A. 血糖 <1.1 mmol/L
    B. 血糖 <1.5 mmol/L
    C. 血糖 <2.2 mmol/L
    D. 血糖 <2.5 mmol/L
    E. 血糖 <3.2 mmol/L

11. 营养不良患儿最早出现的临床表现是
（　　）
A. 精神萎靡
B. 体重不增
C. 消瘦
D. 感染
E. 运动和智能发育落后

12. 小儿营养不良的病因，不包括（　　）
A. 消化系统发育畸形
B. 长期喂养不当
C. 食物中纤维素过少
D. 长期摄入营养不足
E. 早产儿需要营养量过大

13. 营养不良患儿的皮下脂肪最先减少的
部位是（　　）
A. 面部
B. 胸部
C. 腹部
D. 臀部
E. 四肢

14. 小儿易患佝偻病的原因是（　　）
A. 缺乏系统的身体训练
B. 消化酶分泌不足
C. 胃肠发育不成熟，对钙的吸收差
D. 吸吮能力弱，食物耐受力差
E. 生长发育快，需维生素 D 的量多

15. 维生素 D 缺乏性佝偻病激期明显升高
的酶是（　　）
A. 谷丙转氨酶
B. 碱性磷酸酶
C. 乳酸脱氢酶
D. 淀粉酶
E. 谷氨酸草酰乙酸转氨酶

16. 佝偻病初期的主要临床表现是
（　　）
A. 运动发育迟缓
B. 方颅、鸡胸

C. 肌肉松弛
D. 神经精神症状
E. "O" 或 "X" 形腿

17. 预防佝偻病的维生素 D 的用量为
（　　）
A. 200 U/d
B. 400 U/d
C. 4000 U/d
D. 5000 U/d
E. 10 000 U/d

18. 下列关于维生素 D 缺乏性手足搐搦症
惊厥特点的叙述，错误的是（　　）
A. 突然两眼上翻，面肌抽动，四肢
抽动
B. 发作次数可数日 1 次
C. 发作时意识丧失
D. 醒后活动如常
E. 同时伴发热

19. 以下符合小儿生长发育顺序规律的是
（　　）
A. 由高级到低级
B. 各系统发育快慢均衡
C. 生长发育年龄阶段速度均衡
D. 先慢后快
E. 由简单到复杂

20. 下列哪项为导致婴儿前囟闭合过早的
原因（　　）
A. 脑积水
B. 小头畸形
C. 佝偻病
D. 脑瘤
E. 新生儿低血糖

21. 正常 8 个月婴儿，体重大约为（　　）
A. 6.8 kg
B. 7.4 kg
C. 8 kg
D. 8.8 kg

E. 9.2 kg

22. 4 岁发育正常的小儿，其平均身高约
为（ ）

A. 80 cm

B. 84 cm

C. 86 cm

D. 94 cm

E. 103 cm

23. 婴儿期是指（ ）

A. 婴儿娩出脐带结扎到出生后 28 天

B. 出生到满 6 个月

C. 出生到满 1 周岁

D. 出生到满 2 周岁

E. 出生到满 3 周岁

24. 小儿乳牙开始萌出的时间是（ ）

A. 2 ~ 6 月龄

B. 3 ~ 9 月龄

C. 4 ~ 10 月龄

D. 6 ~ 12 月龄

E. 8 ~ 12 月龄

25. 青春期儿童最容易出现的心理行为是
（ ）

A. 咬手指

B. 遗尿症

C. 学校恐惧症

D. 自我形象不满

E. 破坏性行为

26. 以下关于小儿动作发育特点的叙述，
正确的是（ ）

A. 2 个月时抱起能竖头

B. 8 个月稳坐且会爬

C. 10 个月会爬

D. 12 个月能站立

E. 20 个月独立行走

27. 接种卡介苗的正确部位及方法是
（ ）

A. 前臂掌侧下段，ID

B. 三角肌上缘，ID

C. 三角肌上缘，H

D. 三角肌下缘，ID

E. 腹壁肌肉，ID

28. 于新生儿期接种的疫苗是（ ）

A. 破伤风疫苗

B. 乙肝疫苗

C. 麻疹减毒活疫苗

D. 百白破混合制剂

E. 白喉疫苗

29. 以下不属于卡介苗接种禁忌证的是
（ ）

A. 严重皮肤病

B. 严重先天疾病

C. 急性传染病感染期

D. 结核菌素试验阴性

E. 有癫痫或惊厥史

30. 根据我国儿童计划免疫实施程序，8
个月初应接种（ ）

A. 乙脑疫苗

B. 麻疹疫苗

C. 百白破疫苗

D. 脊髓灰质炎糖丸

E. 流感疫苗

31. 6 个月小儿辅食可选择（ ）

A. 碎肉和菜汤

B. 鱼泥和蛋黄

C. 煮烂的面条和鸡蛋

D. 青菜

E. 饺子

32. 辅食添加原则除外（ ）

A. 从少到多

B. 由稠到稀

C. 从细到粗

D. 生病时应避免添加新种类

E. 逐步添加

33. 青春期孩子心理行为教育的侧重点是

(　　)

A. 法制和品德教育

B. 预防疾病和意外

C. 养成健康的生活方式

D. 性心理教育

E. 社会适应性的培养

34. 青春期最突出的表现是(　　)

A. 意外发生率高

B. 生长发育速度最快的时期

C. 生长发育速度变慢，语言及动作能力提高较快

D. 接受教育的最佳时期

E. 生长发育旺盛，生殖器官迅速发育成熟

A₂型题

35. 新生儿，胎龄 38 周，出生体重 3500 g，身长 52 cm，皮肤红润，胎毛少，足纹明显。助产护士估计该新生儿最可能是(　　)

A. 低出生体重儿

B. 微小儿

C. 早产儿

D. 足月儿

E. 过期产儿

36. 初产妇，23 岁。足月自然分娩产下一重 3250 g 的健康女婴，出院时咨询护士新生儿的护理方法，产妇复述时不正确的是(　　)

A. 喂奶后取侧卧位，以免溢奶或呛咳造成窒息

B. 大便后用清水洗臀部，以免发生臀红

C. 上腭中线及齿龈边缘的黄白色小点需挑破

D. 室内不宜用厚重窗帘遮光，自然光线最好

E. 衣物和尿布以柔软且易于吸水的棉织品为主

37. 新生足月儿，女性。剖腹产后 7 天，母亲发现其有阴道血性分泌物。护士向家长解释该现象最可能是(　　)

A. 阴道炎

B. 外阴溃疡

C. 尿道阴道瘘

D. 尿道肉阜

E. 假月经

38. 早产儿，女性。剖腹产娩出，出生后全身皮肤青紫，呼吸不规律，心率 88 次/分，四肢稍屈，喉反射消失。其 Apgar 评分为(　　)

A. 2 分

B. 3 分

C. 6 分

D. 8 分

E. 10 分

39. 早产儿，日龄 5 天。有窒息史。患儿烦躁不安，高声尖叫，伴双眼凝视。查体：双侧瞳孔不等大，对光反应消失，前囟膨隆。首先考虑的情况是(　　)

A. 低镁血症

B. 脑水肿

C. 颅内出血

D. 破伤风

E. 颅内感染

40. 患儿，女性。孕 34 周早产。体重 1700 g，皮肤红嫩、胎毛多，指（趾）甲未超过指（趾）尖，体温不升，呼吸 45 次/分，血氧饱和度 96%，胎脂较多。护士首先应采取的护理措施是(　　)

A. 补充维生素 K 防止出血

B. 给予鼻导管低流量吸氧

C. 立即擦净胎脂

D. 将患儿置于暖箱中

E. 喂葡萄糖水

41. 胎龄 31 周早产儿，出生日龄 5 天。反应差，哭声弱，吸吮无力。体温 34℃，心率 100 次/分，呼吸 36 次/分，面部、四肢及臀部皮肤硬肿。以下对该患儿的处理中，错误的是（　）

A. 快速复温

B. 输入液体温度不宜过低

C. 保证营养供给充分

D. 每 2 h 测一次体温

E. 严格控制补液速度

42. 新生儿，15 天。拒乳，发热 4 天，皮肤黄染退而复现 2 天。精神萎靡，嗜睡，脐窝有少许脓性分泌物，诊断为败血症。护士应首先为患儿采取的护理措施是（　）

A. 清除脐部感染灶

B. 少量多次喂水

C. 静脉营养支持

D. 物理降温

E. 应用抗生素

43. 患儿，5 个月。人工喂养，未添加辅食。平时多汗，睡眠不安，今因突发惊厥来院就诊，查血钙 1.25 mmol/L。护士应对患儿采取的紧急处理是（　）

A. 立即现场抢救，气管切开

B. 氧气吸入、输液

C. 静脉注射稀释的 10% 葡萄糖酸钙

D. 肌内注射解痉药

E. 保持病室安静，避免一切刺激

44. 患儿，1 岁。哭闹不安、多汗，下肢弯曲呈"O"形腿，诊断为维生素 D 缺乏性佝偻病。对患儿最佳的护理是（　）

A. 让患儿住单间

B. 多吃红萝卜

C. 多喂鲜牛奶

D. 多到户外运动

E. 避免久站、久行

45. 社区保健门诊护士为一健康婴儿查体，小儿体重 7.5 kg，身长 65 cm，头围 44 cm，可独坐，能辨认熟人和陌生人，护士判断其可能的月龄是（　）

A. 3 个月

B. 4 个月

C. 6 个月

D. 9 个月

E. 10 个月

46. 小儿，6 岁。由家长带到社区保健中心接种水痘疫苗。接种前，护士应特别注意向家长询问的情况是（　）

A. 活动情况

B. 发热情况

C. 小便情况

D. 大便情况

E. 情绪情况

47. 患者，男性，20 岁。接种乙肝疫苗 1 天后出现低热，伴呕心、呕吐。该患者的表现属于（　）

A. 中毒反应

B. 正常反应

C. 过敏性皮疹

D. 全身感染

E. 晕针

48. 12 岁女生月经初潮，出现腰酸、腹痛、无力，自己感到焦虑、恐惧、烦躁不安，护士针对其进行保健指导，以下各项中不正确的是（　）

A. 告知其月经是女性的正常生理现象

B. 嘱其月经期不能剧烈运动

C. 嘱其月经期以卧床休息为主

D. 宣讲青春期的相关生理卫生知识

E. 月经期注意加强营养

A_3/A_4 型题

（49～52题共用题干）

早产儿，2天。有窒息史。目前患儿嗜睡。查体：患儿瞳孔缩小，对光反应迟钝，前囟张力稍高，拥抱反射、吸吮反射弱，肌张力低下。头颅 CT 示脑室及其周围出血。

49. 该患儿最可能发生了（　　）

A. 新生儿低钙惊厥

B. 新生儿缺氧缺血性脑病

C. 新生儿窒息

D. 新生儿肺透明膜病

E. 新生儿败血症

50. 对该患者儿的治疗原则不包括（　　）

A. 加强支持疗法

B. 减少致病因素

C. 控制惊厥

D. 治疗脑水肿

E. 及早哺喂

51. 患儿入院后突发惊厥，首选药物是（　　）

A. 地西泮

B. 呋塞米

C. 苯妥英钠

D. 苯巴比妥

E. 糖皮质激素

52. 患儿行 CT 检查最适合的时间为生后（　　）

A. 1 天

B. 2～5 天

C. 6～7 天

D. 8～10 天

E. 15 天左右

（53～55题共用题干）

足月新生儿，女性，体重3500 g。出生后 36 h 出现皮肤巩膜黄染，血清总胆红素 290 μmol/L。

53. 根据现有新生儿的情况判断，应属于（　　）

A. 新生儿溶血症

B. 高胆红素血症

C. 生理性黄疸

D. 新生儿脑缺氧

E. 新生儿低钙血症

54. 对新生儿病情变化的观察应将重点放在（　　）

A. 尿量

B. 心率

C. 皮肤、巩膜黄染的程度

D. 血钙

E. 血氧饱和度

55. 目前应采取的最有效的处理措施是（　　）

A. 光照疗法

B. 吸氧疗法

C. 换血疗法

D. 补钙疗法

E. 保暖疗法

（56～58题共用题干）

患儿，6天，足月儿。发热，拒乳，哭闹不安。查体：体温38.2 ℃，皮肤、巩膜黄染，脐带根部红肿，脐窝有渗液，血常规示白细胞增高。

56. 该患儿最可能为（　　）

A. 病理性黄疸

B. 新生儿颅内出血

C. 新生儿脐炎

D. 新生儿破伤风

E. 新生儿败血症

57. 引起该疾病最常见的病原菌是（　　　）

    A. 破伤风杆菌

    B. 铜绿假单胞菌

    C. 溶血性链球菌

    D. 金黄色葡萄球菌

    E. 真菌

58. 患儿局部皮肤消毒可选用（　　　）

    A. 70% 乙醇

    B. 呋喃西林

    C. 2% 乳酸

    D. 0.5% 碘伏

    E. 3% 过氧化氢

（59～60 题共用题干）

足月新生儿，出生体重 3000 g，身长 50 cm，母乳喂养。

59. 喂奶后婴儿应采取的卧位是（　　　）

    A. 右侧卧位

    B. 左侧卧位

    C. 仰卧位

    D. 俯卧位

    E. 半坐卧位

60. 哺乳后竖抱起婴儿并轻拍其背是为了（　　　）

    A. 增强食欲

    B. 促进消化

    C. 安慰婴儿

    D. 防止溢乳

    E. 亲子接触

第八章　泌尿生殖系统疾病患者的护理

 知识串讲

泌尿系统的解剖、生理	"334"　输尿管3处狭窄（输尿管起始部、跨髂血管处、膀胱壁内，是结石好发部位）。男性尿道的3处狭窄（尿道内口、尿道膜部、尿道外口）；女性尿道的4个特点（宽、短、直，又临近肛门，易发生逆行感染）
肾小球肾炎	1. 急性肾小球肾炎的临床表现　①好发于儿童，男性多于女性。②血尿、少尿，蛋白尿（少数为大量蛋白尿）。③水肿（起病的初发症状）。④高血压（一过性的轻、中度高血压）。⑤并发症（心力衰竭、高血压脑病、急性肾损伤） 2. 小儿急性肾小球肾炎的护理措施　起病后2周内卧床休息。①肉眼血尿消失、血压正常、水肿消退可以轻微活动、户外散步，但1～2个月内应限制活动量，3个月内避免剧烈体力活动。②血沉正常后，可去上学，但应避免体育运动和重体力活动。③尿沉渣细胞绝对计数正常后，恢复体力活动 3. 慢性肾小球肾炎　①临床表现：蛋白尿（必有表现）、血尿、水肿、高血压；慢性肾功能不全为终末期并发症。②治疗：降压首选ACEI和ARB；给予含优质蛋白，低磷的饮食；禁用肾毒性药物
肾病综合征	1. 临床表现　①大量蛋白尿，与肾小球滤过膜的屏障作用受损有关。②低白蛋白血症。③高脂血症，高胆固醇血症最常见。④水肿是最突出的体征，与低蛋白血症导致的血浆胶体渗透压明显下降有关。⑤并发症：感染最常见；血栓、栓塞，以肾静脉多见 2. 治疗　①糖皮质激素：首选泼尼松。用药起始量足，撤药慢，持续用药时间久。②细胞毒性药物：常用环磷酰胺 3. 饮食　给予正常量的优质蛋白，低盐，高热量，少饱和脂肪酸，多不饱和脂肪酸的饮食
慢性肾衰竭	1. 临床表现　①食欲不振（最常见和最早期的表现）、心力衰竭（常见的死亡原因）、肾性贫血、出血倾向。②尿沉渣有管型；蜡样管型对诊断有意义。③有效控制血压是延缓慢性肾衰竭进展的重要措施之一 2. 饮食　限制蛋白摄入量，给予优质蛋白，减少植物蛋白，充足热量，低盐（≤6g），低钾、低磷饮食
尿石症	1. 上尿路结石多为草酸钙结石，下尿路结石多为磷酸镁铵结石 2. 临床表现　①上尿路结石：突发性严重疼痛；血尿（多为镜下）；膀胱刺激征；排石；患侧肾区叩击痛。②下尿路结石：排尿突然中断，改变体位可排出（膀胱结石）；点滴状排尿及尿痛（尿道结石）

尿石症	3. 体外冲击波碎石适用于直径≤2 cm 的肾结石及输尿管结石,最常见且严重的并发症为"石街"
泌尿系损伤	1. **肾损伤** ①闭合性损伤分为肾挫伤(最常见、最轻)、肾部分裂伤、肾全层裂伤和肾蒂损伤(最严重)。②血尿是最常见的症状。③血尿是诊断依据,CT 是首选检查。④肾部分切除术后绝对卧床休息 1~2 周,以防继发性出血 2. **膀胱损伤** ①大多数闭合性膀胱破裂由骨盆骨折所致。②从导尿管注入灭菌生理盐水 200 mL,片刻后吸出,若液体进出量差异很大,提示膀胱破裂。③腹膜内膀胱破裂和开放性膀胱损伤应首先防止休克 3. **尿道损伤** ①骑跨伤引起尿道球部损伤,骨盆骨折引起后尿道损伤。②尿道球部损伤引起会阴部肿胀、疼痛,后尿道损伤表现为下腹部疼痛;前尿道破裂可见尿道外口流血,后尿道破裂不可见尿道口流血
尿路感染	1. 大肠埃希菌感染多见,上行感染是最常见的感染途径 2. **临床表现** ①膀胱炎:尿路刺激征伴耻骨弓处不适,无全身毒血症。②急性肾盂肾炎:高热、寒战、尿路刺激征、腰痛、肾区叩击痛、脊肋角压痛阳性、无症状性菌尿 3. **辅助检查** 见白细胞(脓细胞)管型,对肾盂肾炎有诊断价值 4. **治疗** 膀胱刺激征和血尿明显者,口服碳酸氢钠片(1 g,每日 3 次),碱化尿液,抑制细菌生长,避免血凝块形成 5. **宣教** 多饮水,勤排尿,少憋尿
良性前列腺增生	1. **临床表现** ①尿频(最初症状,夜间明显)。②进行性排尿困难(典型症状) 2. **术后护理** ①膀胱冲洗:用生理盐水持续冲洗 3~5 天,以防血凝块堵塞尿管。若堵塞,可挤捏尿管,加快冲洗速度,调整尿管位置,无效可反复抽吸冲洗。②引流管拔管时间:经尿道前列腺切除术(术后 5~7 天);耻骨后引流管(术后 3~4 天);耻骨上前列腺切除(7~10 天);膀胱造瘘管(10~14 天)
肾癌	1. 经血液、淋巴液转移,最常转移到肺;发生淋巴结转移时,最常累及肾蒂淋巴结 2. **临床表现** ①血尿是最早出现的症状,表现为间歇无痛性全程肉眼血尿。②肿块。③腰痛(隐痛或钝痛) 3. 行肾癌根治术者建议早期下床活动,行肾部分切除术者卧床 3~7 天
膀胱癌	1. **临床表现** ①好发于膀胱三角区和膀胱侧壁,淋巴转移常见,主要转移至盆腔淋巴结,晚期血行转移到肝、肺、骨、皮肤。②血尿(最常见、最早的症状),多为全程无痛肉眼血尿;膀胱刺激征(晚期的症状) 2. **术后护理** ①膀胱灌注:常用药物(卡介苗)。②引流管拔管时间:输尿管支架管(术后 10~14 天),代膀胱造瘘管(2~3 周),导尿管(新膀胱容量达 150 mL),盆腔引流管(3~5 天)

A₁型题

1. 肾小球毛细血管滤过屏障中，作用最重要的是( )
   - A. 内皮细胞层
   - B. 基底膜层
   - C. 上皮细胞层
   - D. 系膜细胞
   - E. 系膜基质

2. 肾病患者出现贫血的原因是( )
   - A. 造血原料缺失
   - B. 促红细胞生成素减少
   - C. 叶酸含量减少
   - D. 红细胞质量下降
   - E. 生理现象

3. 护士向急性肾炎患儿家长解释目前为患儿应用青霉素的目的是( )
   - A. 防止继发感染
   - B. 预防肾炎症进一步发展
   - C. 消除体内残余病灶内的细菌
   - D. 防止其他合并症
   - E. 防止病情恶化

4. 与溶血性链球菌感染有关的疾病是( )
   - A. 痛风
   - B. 大叶性肺炎
   - C. 急性肾小球肾炎
   - D. 带状疱疹
   - E. 类风湿性关节炎

5. 护士为急性肾小球肾炎患儿家长指导，患儿出院可以恢复正常活动的标准是( )
   - A. 尿常规正常
   - B. 镜下血尿消失
   - C. 水肿消退，血压正常
   - D. 艾迪计数正常
   - E. 血沉正常

6. 以下关于急性肾小球肾炎临床表现的描述，正确的是( )
   - A. 多发于 1~3 岁的小儿
   - B. 发病前 3 天常有感染史
   - C. 出现水肿、血尿及高血压
   - D. 发病 4 周后尿量增多
   - E. 血清补体 C₃增高

7. 以下关于急性肾小球肾炎治疗措施的叙述，正确的是( )
   - A. 卧床休息 8 周以上
   - B. 激素治疗
   - C. 免疫抑制剂治疗
   - D. 应用青霉素 7~10 天
   - E. 血压正常后，可恢复上学及正常活动

8. 慢性肾小球肾炎首选的降压药是( )
   - A. 血管紧张素转换酶抑制剂
   - B. 钙通道阻滞剂
   - C. 利尿剂
   - D. 血管扩张剂
   - E. β受体阻滞剂

9. 急性肾小球肾炎最常见的并发症是( )
   - A. 慢性肾衰竭、严重循环充血
   - B. 营养不良、高血压脑病、慢性肾衰竭
   - C. 高血压脑病、营养不良、急性肾衰竭
   - D. 严重循环充血、营养不良、急性肾衰竭
   - E. 严重循环充血、高血压脑病、急性肾衰竭

10. 原发性肾病综合征首选的治疗药物是( )
    - A. 青霉素
    - B. 链霉素

C. 泼尼松

D. 氢氯噻嗪

E. 环磷酰胺

11. 肾病综合征对机体影响最大、典型的临床表现是(　　)

A. 低蛋白血症

B. 大量蛋白尿

C. 营养不良

D. 高度水肿

E. 高脂血症

12. 导致原发性肾病综合征疗效不佳的原因是(　　)

A. 感染

B. 肾功能不全

C. 心功能不全

D. 动脉粥样硬化

E. 肺炎

13. 下列针对慢性肾衰竭患者的治疗措施中，其作用是纠正酸中毒，又防止手足抽搐的是(　　)

A. 进食含磷丰富的饮食

B. 预防感染

C. 纠正贫血

D. 降压

E. 补钙

14. 护士为慢性肾衰竭少尿期患者采取的护理措施，不包括(　　)

A. 每天控制水的摄入量 < 2500 mL

B. 禁用库存血

C. 增加蛋白质的摄入量

D. 低盐（每天 < 2 g）饮食

E. 及时补充钾盐

15. 引起尿毒症贫血最重要的原因是(　　)

A. 失血过多

B. 肾产生红细胞生成素减少

C. 毒素使红细胞寿命缩短

D. 造血原料缺乏

E. 代谢产物抑制骨髓造血

16. 肾前性肾衰竭的病因是(　　)

A. 大出血、休克

B. 肾脓肿

C. 肾炎

D. 膀胱肿瘤

E. 盆腔肿瘤压迫输尿管

17. 尿毒症患者发生手足搐搦的原因是(　　)

A. 高血钾

B. 高血钙

C. 高血磷

D. 低血钾

E. 低血钙

18. 肾输尿管结石患者的血尿一般出现在(　　)

A. 餐后

B. 活动时

C. 绞痛后

D. 夜尿

E. 大量饮水后

19. 需采用低蛋白饮食的疾病是(　　)

A. 肺炎

B. 急性肾炎

C. 心脏病

D. 肝硬化腹水

E. 高热

20. 慢性肾衰竭患者必有的症状是(　　)

A. 贫血

B. 少尿

C. 高血压

D. 血氨增加

E. 恶心、呕吐

21. 护士应为急性肾损伤患者采取的饮食护理是(　　)

A. 高蛋白、低糖、高维生素

B. 低蛋白、高糖、高维生素

C. 高蛋白、低糖、低维生素

D. 高脂肪、低糖、高维生素

E. 高蛋白、低糖、高维生素

22. 下列抗生素中，可用于肾功能不全患者的是（　　）

A. 青霉素

B. 两性霉素 B

C. 新霉素

D. 卡那霉素

E. 阿米卡星

23. 护士指导肾盂肾炎患者多饮水，其目的是（　　）

A. 降低体温

B. 防止尿路结石

C. 减少药物不良反应

D. 保持口腔清洁

E. 促进细菌、毒素排出

24. 以下关于肾切开取石术后护理的叙述，不正确的是（　　）

A. 动态观察尿液颜色、性状

B. 病情稳定者取半卧位，以促进引流

C. 肾盂造瘘管持续冲洗

D. 患者术后取患侧卧位

E. 鼓励患者多饮水

25. 急性肾衰竭患者少尿期易出现电解质紊乱，其中最严重的是（　　）

A. 高钠血症

B. 高磷血症

C. 高钙血症

D. 低氯血症

E. 高钾血症

26. 输尿管结石疼痛的特点是（　　）

A. 向胸部放射

B. 向背部放射

C. 向左腹部放射

D. 向右腹部放射

E. 向下腹部放射

27. 护士告诉肾挫伤非手术治疗的患者，其至少需要卧床的时间是（　　）

A. 5 周

B. 2 周

C. 6 周

D. 7 周

E. 8 周

28. 泌尿系梗阻的早期病理改变是（　　）

A. 梗阻以上的尿路扩张

B. 双侧肾积水

C. 肾乳头萎缩

D. 尿路结石

E. 肾功能损伤

29. 输尿管结石的表现为（　　）

A. 肉眼血尿 + 白细胞计数增高

B. 肾绞痛 + 镜下血尿

C. 发热

D. 腰部肿块

E. 尿频、尿急、尿痛

30. 肾损伤的手术指征不包括（　　）

A. 合并肠破裂

B. 肾蒂损伤

C. 肾挫伤

D. 开放性肾损伤

E. 肾盂破裂

31. 以下关于尿细菌定量培养的叙述，不正确的是（　　）

A. 菌落数 $> 10^5/mL$，可诊断尿路感染

B. 留取的尿标本应在膀胱内停留 6 ~ 8 h

C. 尿标本采集后应尽快做培养和菌落计数

D. 要在充分清洗会阴部后采集标本

E. 留取尿标本，应在使用抗生素前

或停药 3 天后

32. 以下是护士针对尿路感染患者的健康教育，不正确的是(　　)
    A. 注意个人清洁卫生，尤其是会阴部和肛周的清洁卫生
    B. 长期预防性服用抗生素
    C. 多饮水，勤排尿
    D. 及时治疗尿路损伤
    E. 女性月经期、产褥期、妊娠期要特别注意

33. 前列腺增生最先出现的症状是(　　)
    A. 排尿困难
    B. 膀胱刺激症状
    C. 血尿
    D. 尿频
    E. 低血钾

34. 膀胱癌患者的血尿多表现为(　　)
    A. 无痛性全程肉眼血尿
    B. 初始血尿，无痛
    C. 终末血尿，无痛
    D. 镜下血尿
    E. 血红蛋白尿

35. 膀胱癌患者行回肠膀胱术，术后拔除输尿管、引流管和回肠膀胱引流管，改为佩戴皮肤造口袋的时间是(　　)
    A. 术后 3～5 天
    B. 术后 5～6 天
    C. 术后 10～12 天
    D. 术后 11～13 天
    E. 术后 15～21 天

36. 导致老年男性尿潴留最常见的原因是(　　)
    A. 尿道结石
    B. 膀胱结石
    C. 尿道损伤
    D. 良性前列腺增生
    E. 低血钾

37. 晚期肾癌患者行保留膀胱术，术后应用膀胱灌注法预防肿瘤复发，常用的灌注药是(　　)
    A. 新洁尔灭
    B. 硼酸水
    C. 卡介苗
    D. 干扰素
    E. 抗菌药

38. 患者，男性，52 岁，肾癌行肾部分切除术后 2 天。护士告知患者要绝对卧床休息，其主要目的是(　　)
    A. 防止出血
    B. 防止感染
    C. 防止肿瘤扩散
    D. 防止静脉血栓形成
    E. 有利于肾功能的恢复

A₂型题

39. 患儿，6 岁。2 周前发热，在外院诊断为扁桃体炎，近 3 天尿量减少，尿色为浓茶色，双眼睑水肿，半小时前突然头痛、呕吐、视物模糊，应首先采取的护理措施是(　　)
    A. 行 24 h 尿蛋白定量
    B. 测血压
    C. 肾功能检查
    D. 查尿常规
    E. 立即用镇静、利尿药

40. 患者，男性，32 岁。慢性肾小球肾炎。为减轻肾小球的高灌注、高压、高滤过状态，护士为患者选择的饮食为(　　)
    A. 低蛋白、低磷饮食
    B. 低蛋白、低磷、低盐饮食
    C. 高蛋白、低磷、低盐饮食
    D. 高蛋白饮食
    E. 高蛋白、低磷饮食

41. 患者，男性，37 岁。慢性肾炎，长期服用糖皮质激素，护士应告知该药的常见不良反应，除外( )
    A. 感染
    B. 血糖升高
    C. 多毛症
    D. 血压升高
    E. 末梢神经炎

42. 患者，女性，34 岁。因血压升高，双下肢水肿 2 周入院。尿检：尿蛋白(+ + +)。导致其水肿最主要的因素是( )
    A. 肾小球滤过率下降
    B. 心功能不全
    C. 肝功能不全
    D. 抗利尿激素增多
    E. 低蛋白血症引起的血浆胶体渗透压下降

43. 患儿，女性，6 岁。因面部及双下肢凹陷性水肿以及大量蛋白尿诊断为"原发性肾病综合征"，给予肾上腺皮质激素治疗半年，出现水肿减轻、食欲增加、双下肢疼痛，最应关注的药物不良反应是( )
    A. 高血压
    B. 胃肠道反应
    C. 血糖升高
    D. 诱发或加重感染
    E. 骨质疏松

44. 患者，女性，30 岁。急性肾盂肾炎。服用氟哌酸 3 天，症状消失。若停止用药，应在尿液检查阴性后( )
    A. 2 天
    B. 3 ~ 5 天
    C. 6 ~ 8 天
    D. 9 ~ 11 天
    E. 12 ~ 15 天

45. 患者，男性，54 岁。患良性前列腺增生，有进行性排尿困难两年余，解除尿潴留的首选方法是( )
    A. 针刺、诱导排尿
    B. 留置导尿
    C. 针灸
    D. 耻骨上膀胱造瘘
    E. 听流水声

46. 患儿，7 岁。排尿时突然尿流中断，哭喊疼痛，搓拉阴茎后症状消失。考虑可能的疾病是( )
    A. 肾肿瘤
    B. 肾盂结石
    C. 输尿管结石
    D. 膀胱结石
    E. 前尿道结石

47. 患者，男性，46 岁。慢性肾衰竭 3 年。1 个月前出现进餐后上腹饱胀、恶心、呕吐，加重 2 天。查体：尿量减少，内生肌酐清除率 20 mL/min。目前正确的饮食方案是( )
    A. 高钠饮食
    B. 高钾饮食
    C. 高脂饮食
    D. 高蛋白饮食
    E. 高热量饮食

48. 患者，女性，30 岁。产后大出血致急性肾损伤。前 1 天尿量为 200 mL，护士计算今天的补液量约为( )
    A. 2500 mL
    B. 1500 mL
    C. 700 mL
    D. 600 mL
    E. 400 mL

49. 患者，女性，42 岁。拟行输尿管切开取石术，术前 1 h 拍摄腹部 X 线片后应采取的体位是( )

A. 体位无特殊要求

B. 健侧卧位

C. 俯卧位

D. 仰卧位

E. 保持拍片时的体位

50. 患者，男性，45岁。行体外碎石后有结石排出，经分析其主要成分为尿酸盐。应限制摄入的食物是（   ）

A. 牛奶

B. 土豆

C. 浓茶

D. 动物内脏

E. 菠菜

51. 患者，女性，30岁。近日来发热、腰痛，伴尿急、尿频、尿痛，查尿白细胞30个/HP。护士为患者做健康指导时，告诉患者预防的方法中尤为重要的是（   ）

A. 保持会阴部卫生

B. 适当活动

C. 常服抗生素

D. 多饮水

E. 戒烟、酒

52. 患者，女性，36岁。发热伴尿急、尿频、尿痛。尿液检查示白细胞14个/HP，其结果称（   ）

A. 镜下脓尿

B. 镜下血尿

C. 尿液被污染

D. 肉眼血尿

E. 管型尿

53. 患者，女性，35岁。近4天发热、腰痛，伴尿急、尿频、尿痛，尿镜检示白细胞增多，27个/HP。可能的原因是（   ）

A. 免疫缺陷

B. 细菌感染

C. 膀胱肿瘤

D. 尿路梗阻

E. 营养过剩

54. 患者，男性，63岁。前列腺增生多年，逐年加重，拟手术治疗，昨日入院。今日为患者测残余尿量为60 mL。正常的残余尿量是（   ）

A. <5 mL

B. 5～10 mL

C. 10～20 mL

D. 20～30 mL

E. 30～50 mL

55. 患者，男性，62岁。全程肉眼血尿2天，无疼痛感，间歇发生。首先考虑（   ）

A. 肾癌

B. 膀胱炎

C. 肾积水

D. 前列腺良性增生

E. 肾盂肾炎

56. 患者，男性，74岁。因膀胱癌住院手术，术后接受顺铂化疗。在给药前后，护士遵医嘱给患者输入大量液体进行水化，此做法是为了防止该药物对患者产生（   ）

A. 骨髓抑制

B. 肾功能损害

C. 胃肠道反应

D. 神经毒性

E. 肝功能损害

A_3/A_4 型题

（57～58题共用题干）

患儿，5岁，1周前因"肾病综合征"入院，现阴囊皮肤高度水肿。

57. 护士为患者采取的首要护理措施是（   ）

A. 绝对卧床休息

B. 给予低盐、高蛋白饮食

C. 用丁字带托起阴囊，并保持干爽

D. 记录 24 h 出入水量

E. 保持床单位清洁、干燥

58. 该患者目前主要的护理问题是(   )

A. 呼吸形态改变

B. 有受伤的危险

C. 活动无耐力

D. 潜在并发症：急性肾损伤

E. 有皮肤完整性受损的危险

(59～60 题共用题干)

患者，男性，52 岁。慢性肾炎。患者农民，小学文化。查体：血压正常，全身明显水肿。实验室检查：尿蛋白（＋＋＋），血肌酐正常，血浆白蛋白 20 g/L。

59. 患者住院 1 个月后症状好转拟出院，护士为其进行健康教育，其中不包括(   )

A. 避免劳累

B. 遵医嘱坚持服药，定期复查

C. 加强锻炼，提高抵抗力

D. 禁烟、酒

E. 增强抵抗力，预防感冒

60. 护士为患者采取的饮食是(   )

A. 低盐、低脂饮食

B. 低盐、正常量优质蛋白饮食

C. 低盐、高优质蛋白饮食

D. 低蛋白、不限盐饮食

E. 低盐、低优质蛋白饮食

(61～63 题共用题干)

患者，女性，68 岁。尿量减少 1 周，每日 350～450 mL，全身高度水肿。查体：血压 180/110 mmHg。实验室检查：血肌酐 717 μmol/L，尿素氮 35.8 μmol/L，血钾 6.9 mmol/L，红细胞计数 2.15×10^{12}/L，血红蛋白 65 g/L。初步诊断为肾衰竭收入院。

61. 该患者每天摄入的液体量应为(   )

A. 不应超过 1000 mL

B. 前 1 天的尿量加上 600 mL

C. 前 1 天的尿量减去 100 mL

D. 前 1 天的尿量加上 300 mL

E. 一般不需严格限水，但不可过多饮水

62. 导致该患者高血压最主要的原因是(   )

A. 肾素活性增高

B. 血液黏稠

C. 使用环孢素等药物

D. 水钠潴留

E. 动脉弹性降低

63. 该患者应尽量避免进食的食物是(   )

A. 苹果

B. 芋头

C. 梨

D. 草莓

E. 橘子

第九章 神经系统疾病患者的护理

 知识串讲

颅内压增高与脑疝	1. 脑疝是颅内压增高的危象和引起死亡的主要原因 2. 颅内压增高典型表现 头痛、呕吐和视神经水肿 3. 小脑切迹疝 患侧瞳孔缩小→增大→对光反射消失 4. 枕骨大孔疝 生命体征改变出现较早，意识障碍出现较晚。当延髓呼吸中枢受压时，患者早期即可突发呼吸骤停而死亡 5. 护理措施 立即使用20%甘露醇250 mL快速静脉滴注
头皮损伤	1. 头皮血肿 早期冷敷，24 h后热敷 2. 头皮裂伤 24 h实行清创缝合 3. 头皮撕脱伤（最严重） ①完全撕脱的头皮不做任何处理，用无菌敷料包裹，隔水放置于有冰块的容器内随患者一起送至医院。②不完全撕脱者6~8 h内清创
脑损伤	1. 脑震荡 伤后立即出现短暂意识障碍，持续一般不超过30 min 2. 脑挫裂伤 ①最突出的临床症状：意识障碍。②辅助检查：CT是目前最常应用的检查手段。③脑挫裂伤导致颅内压增高明显者，禁止腰椎穿刺
脑血管疾病	1. 出血性脑血管疾病 ①脑实质出血：以内囊出血最常见，病因以高血压动脉粥样硬化最常见。②蛛网膜下腔出血：最常见的病因为先天性脑动脉瘤 2. 缺血性脑血管疾病 ①动脉粥样硬化性血栓性脑梗死：动脉硬化是较常见的病因。②脑血栓：栓子的来源最常见于心源性栓子
三叉神经痛	1. 临床特点 三叉神经分布区反复发作的阵发性剧烈疼痛。疼痛多为单侧 2. 治疗要点 首选卡马西平
急性脱髓鞘多发性神经炎	脑脊液检查 细胞数正常而蛋白质明显增高，简称蛋白－细胞分离现象
帕金森病	临床表现 ①静止性震颤：始于一侧上肢远端，"搓丸样动作"，震颤在静止状态时出现且明显，运动时减轻或暂时停止。②颈项强直："铅管样强直""齿轮样强直"
癫痫	1. 部分发作（最常见） ①单纯部分性发作：以局部肌肉感觉障碍或节律性抽动为特征。②复发部分性：意识障碍，常出现精神症状及自动症 2. 全面性发作 发作时伴有意识障碍或以意识障碍为首发症状

续表

化脓性脑膜炎	1. 临床表现 发热、畏寒及上呼吸道感染症状 2. 脑脊液检查 外观混浊或呈脓性
病毒性脑膜脑炎	1. 脑脊液检查 外观清亮 2. 治疗原则 阿昔洛韦，对单纯疱疹病毒作用最强
颅内肿瘤	1. 原发性肿瘤以来源于神经上皮胶质细胞和神经元细胞的神经胶质瘤最为常见，发病部位以大脑半球最多 2. 临床表现 通常呈慢性、进行性加重过程 3. 护理措施 便秘时可使用缓泻剂，禁止灌肠

A_1 型题

1. 对颅内压增高患者进行护理时，护士应注意观察患者的（　　）
   A. 瞳孔
   B. 意识
   C. 肌张力
   D. 脉搏
   E. 呕吐物的量

2. 脑出血患者，医嘱给予 20% 甘露醇静脉滴注，其主要作用是（　　）
   A. 降低血压
   B. 降低颅内压
   C. 帮助止血
   D. 利尿
   E. 预防感染

3. 护士为颅内高压患者输注 20% 甘露醇 250 mL 的时间要求是（　　）
   A. 5～10 min
   B. 15～30 min
   C. 31～45 min
   D. 40～50 min
   E. 61～80 min

4. 护士护理急性颅内压增高的患者时，应注意患者每日液体的入量不宜超过（　　）
   A. 800 mL
   B. 1200 mL
   C. 2000 mL
   D. 2300 mL
   E. 3000 mL

5. 针对急性枕骨大孔疝，应首先采取的措施是（　　）
   A. 行脑脊液分流术
   B. 快速输入脱水药物
   C. 钻颅行脑脊液外引流
   D. 腰椎穿刺脑脊液引流
   E. 大剂量应用肾上腺皮质激素

6. 头皮裂伤现场急救，在伤后多长时间内需清创缝合（　　）
   A. 12 h
   B. 6 h
   C. 8 h
   D. 24 h
   E. 14 h

7. 以下哪项不是脑震荡的表现（　　）
   A. 逆行性健忘
   B. 颅内压增高
   C. 血压下降
   D. 意识障碍不超过 30 min
   E. 生理反射迟钝

8. 以下符合脑血栓形成患者临床特点的是（　　）
   A. 头痛、呕吐剧烈，双侧肢体活动

受限

B. 晨起时发现一侧口角歪斜

C. 情绪激动可并发脑血栓

D. 突然偏瘫，脑脊液正常

E. 晨起时发现一侧肢瘫，神志不清

9. 区别脑血栓与脑出血的主要依据是（　　）

A. 发病的诱因

B. 脑 CT 检查

C. 脑脊液检查

D. 发病时间

E. 病史

10. 患者，女性，68 岁。突然剧烈头痛、呕吐，随即昏迷。鉴别患者是脑出血还是蛛网膜下腔出血的依据是（　　）

A. 体温升高

B. 有否意识障碍

C. 白细胞数量

D. 脑脊液颜色

E. 有否颈项强直

11. 脑膜刺激征见于（　　）

A. 动脉硬化性脑梗死

B. 小卒中

C. 脑血栓

D. 脑出血

E. 蛛网膜下腔出血

12. 对蛛网膜下腔出血病因的诊断，最有意义的辅助检查是（　　）

A. 脑脊液检查

B. 脑血管造影

C. 脑部 CT 检查

D. 脑部 MRI 检查

E. 血常规

13. 蛛网膜下腔出血最常见的病因是（　　）

A. 高血压

B. 动脉硬化

C. 感染

D. 栓子脱落

E. 脑内血管畸形

14. 急性脱髓鞘性多发性神经炎的发病机制是（　　）

A. 细菌感染

B. 真菌感染

C. 病毒感染

D. 自身免疫

E. 营养不良

15. 帕金森病的特征性症状是（　　）

A. 运动缓慢

B. 静止性震颤

C. 写字过小征

D. 吞咽困难

E. 姿势步态异常

16. 可以引起帕金森综合征的药物是（　　）

A. 苯巴比妥钠

B. 卡马西平

C. 利血平

D. 他巴唑

E. 苯妥英钠

17. 下列哪种神经递质的减少，能够引起帕金森病（　　）

A. 乙酰胆碱

B. 多巴胺

C. 5 - 羟色胺

D. 肾上腺素

E. γ - 氨基丁酸

18. 预防癫痫再发作的有效措施是（　　）

A. 发作间歇期定时服药

B. 注意休息

C. 适量运动

D. 合理饮食

E. 禁止患者参加有危险的活动

19. 持续性部分性癫痫发作的表现是
（　　）
    A. 局部抽搐持续数小时或数日
    B. 持续性运动性发作
    C. 失神性发作
    D. 发作间歇期内患者持续昏迷
    E. 强直－阵挛性反复发作

20. 癫痫单纯失神发作的特征性表现是
（　　）
    A. 头晕、头痛
    B. 恶心、呕吐
    C. 全身抽搐
    D. 口吐白沫，角弓反张
    E. 短暂意识障碍、活动中断、呆滞凝视

21. 癫痫病持续状态的药物治疗首选
（　　）
    A. 双嘧达莫
    B. 苯妥英钠
    C. 地西泮
    D. 水合氯醛
    E. 异戊巴比妥钠

22. 癫痫患者在完全控制发作后应再持续用药（　　）
    A. 半年
    B. 1～2年
    C. 4～5年
    D. 6～7年
    E. 8年

23. 化脓性脑膜炎脑脊液的外观特征是
（　　）
    A. 清亮、透明
    B. 混浊，呈脓性
    C. 毛玻璃样
    D. 暗红色血性液
    E. 静置24 h有蜘蛛薄膜形成

A₂型题

24. 患者，女性，38岁。因颅脑外伤后出现颅内压增高症状入院。入院后护士给予此患者头高足低位，将床头抬高15°～30°的目的是（　　）
    A. 有利于颅内静脉回流
    B. 有利于心脏血液回流
    C. 有利于患者进食、喝水
    D. 有利于缓解呼吸困难
    E. 防止呕吐物误入呼吸道

25. 患者，女性，56岁。头部外伤10 h，急诊入院。查体：呼唤能睁眼，对问题答非所问，疼痛定位存在，双侧瞳孔等大、等圆，直径3 mm，对光反射灵敏。若护士巡视发现患者一侧瞳孔先缩小后散大，对光反射减弱或消失，则考虑患者可能发生了（　　）
    A. 角回损伤
    B. 小脑幕切迹疝
    C. 枕骨大孔疝
    D. 小脑损伤
    E. 中央后沟损伤

26. 患儿，1岁。外伤致颅内出血，前囟隆起，喷射性呕吐，嗜睡，对光反应迟钝。观察中可提示脑疝发生的表现是（　　）
    A. 血压下降
    B. 四肢肌力减退
    C. 由嗜睡转为浅昏迷
    D. 双侧瞳孔不等大
    E. 自主活动减少或消失

27. 患者，男性，50岁。因颅内压增高行腰椎穿刺脑脊液检查。穿刺术后突然发生呼吸骤停，血压下降。该患者最可能发生了（　　）
    A. 颞叶疝

B. 脑肿瘤

C. 大脑镰下疝

D. 脑干缺血

E. 枕骨大孔疝

28. 患者，女性，28 岁。在一次车间作业中，因长发被卷入转动的机器，造成头皮整片撕脱，请问此时正确的做法是（　　）

A. 可加压包扎止血

B. 行穿刺术

C. 热敷

D. 12 h 内缝合

E. 头皮用无菌敷料包裹，隔水放置于有冰块的容器

29. 患者，女性，20 岁。因车祸导致脑挫裂伤入院，护士遵医嘱给予肾上腺皮质激素治疗，其目的是（　　）

A. 预防脑出血

B. 减轻脑水肿

C. 预防应激性溃疡

D. 缓解应激反应

E. 减轻炎症反应

30. 患者，女性，25 岁。不慎滑倒，头部触地，当即昏迷约 20 min。醒后头痛、恶心，无其他不适，最有可能发生了（　　）

A. 脑震荡

B. 头皮血肿

C. 脑出血

D. 脑内血肿

E. 脑脓肿

31. 患者，女性，47 岁。头部撞伤昏迷 21 min，清醒后在转送途中再次昏迷。初步判断患者颅内血肿的位置在（　　）

A. 头皮下

B. 硬脑膜外

C. 硬脑膜下

D. 脑实质内

E. 骨膜下

32. 患者，女性，65 岁。2 个月前有头外伤史，现感头痛。CT 示右额颞顶有新月状低密度影，考虑为（　　）

A. 急性硬膜外血肿

B. 急性硬膜下血肿

C. 慢性硬膜下血肿

D. 慢性硬膜外血肿

E. 脑血管畸形

33. 患者，男性，41 岁。严重脑外伤。护士收集资料、评估患者、制订护理计划。该计划中，优先解决的健康问题是（　　）

A. 皮肤的完整性受损

B. 呼吸道阻塞

C. 营养不良

D. 有感染的危险

E. 睡眠形态改变

34. 患者，男性，41 岁。颅脑外伤。主诉：剧烈头痛、头晕、视物不清。查体：呼吸 10 次/分，心搏有力，50 次/分，血压 160/120 mmHg。护士收集资料后为其制订护理计划。计划中应优先解决的健康问题是（　　）

A. 皮肤完整性受损

B. 潜在并发症：脑疝

C. 潜在并发症：呼吸性碱中毒

D. 有感染的危险

E. 睡眠形态改变

35. 患者，女性，70 岁。糖尿病病史 15 年。2 周前突发脑梗死住院治疗，现病情平稳出院。患者目前存在语言不利，左侧肢体麻木，走路步态不稳。护士在进行出院指导时提醒患者和家属应特别重视的问题是（　　）

A. 预防压疮

B. 调整心态，预防抑郁和焦虑

C. 进行科学的康复训练，防止过度锻炼导致"误用综合征"

D. 预防跌倒

E. 促进语言功能的恢复和使用

A₃/A₄型题

（36～38题共用题干）

患儿，1岁。发热、咳嗽、流涕3天入院。入院后体温持续不降，达40℃，呕吐、谵妄，抽搐2次。查体：胸、腹部及四肢皮肤有淤斑，前囟隆起，双肺呼吸音粗糙，可闻及少许干啰音，腹软，脑脊液外观混浊。

36. 该患儿可能发生的疾病是（　　）

A. 败血症

B. 急性感染性多发性神经根神经炎

C. 支气管肺炎

D. 癫痫

E. 化脓性脑膜炎

37. 护士目前应采取的护理措施中，最重要的是（　　）

A. 皮肤护理

B. 降温护理

C. 饮食护理

D. 对症处理

E. 控制感染

38. 为明确病原菌，应首先进行的检查是（　　）

A. 神经传导功能测定

B. 痰液涂片

C. 胸部 X 线片

D. 脑电图检查

E. 皮肤淤斑涂片找细菌

（39～41题共用题干）

患儿，4岁。咳嗽、流涕2天，发热1天，外出时突发抽搐，呈全身性，持续约半分钟。急诊入院查体：体温40.5℃，脉搏130次/分，呼吸35次/分，神志清楚，咽部明显充血，颌下淋巴结肿大，其他无异常。

39. 抽搐发作时，急诊护士应紧急采取的措施不包括（　　）

A. 发作时立即送往医院

D. 去枕平卧，头偏向一侧

C. 在上、下白齿之间放置牙垫或用纱布包裹的压舌板

D. 松解患儿衣领

E. 将纱布放在患儿的手中或腋下

40. 患儿最可能的情况是（　　）

A. 上呼吸道感染并高热惊厥

B. 化脓性脑膜炎

C. 脑血管畸形

D. 癫痫发作

E. 低钙性惊厥

41. 该患儿抽搐发作时，首选的药物是（　　）

A. 水合氯醛

B. 地西泮

C. 苯巴比妥

D. 苯妥英钠

E. 甘露醇

第十章 肌肉骨骼系统和结缔组织疾病患者的护理

 知识串讲

关节脱位	1. 关节脱位的特征性表现为畸形、弹性固定、关节盂空虚 2. 肩关节脱位表现为方肩畸形，杜加实验阳性，治疗原则是复位（手法复位）、固定（肩关节内收、内旋，屈肘90°用三角巾悬吊于胸前3周）、功能锻炼 3. 肘关节脱位表现为肘部弹性固定在半屈位，肘后空虚，肘后三点关系失常
肋骨骨折	1. 肋骨骨折的好发部位为第4~7肋骨，多根、多处肋骨骨折时会出现反常呼吸，又称连枷胸 2. 治疗 ①闭合性单处肋骨骨折：镇痛，固定胸廓，防治并发症。②闭合性多根多处肋骨骨折：用坚硬的垫子或手掌施压于胸壁软化部位
四肢骨折	1. 骨折的专有体征是畸形、反常活动、骨擦音或骨擦感。①肱骨干骨折的临床表现为上臂疼痛、肿胀、畸形、皮下淤斑及功能障碍。②桡骨远端伸直型骨折（Colles骨折）典型的畸形表现为侧面观"餐叉样"畸形，正面观"枪刺样"畸形。③股骨颈骨折的临床表现为髋部疼痛，移动患肢时疼痛更明显，患肢有缩短 2. 骨折并发症 ①早期：休克、血管神经损伤、脏器损伤（骨盆骨折可损伤膀胱、尿道和直肠等）、骨筋膜室综合征（常见于前臂和小腿骨折，表现为肢体剧痛、肿胀、局部皮肤苍白或发绀）、脂肪栓塞综合征和感染。②晚期：关节僵硬、骨化性肌炎、愈合障碍、畸形愈合、创伤性关节炎、缺血性骨坏死（如股骨颈骨折时的股骨头坏死）、缺血性肌痉挛（爪形手或爪形足畸形）、压疮、下肢深静脉血栓形成、坠积性肺炎 3. 治疗 复位、固定、功能锻炼。抬高患肢减轻水肿，骨筋膜室综合征者禁止抬高患肢。牵引时足部保持功能位，床尾抬高15~30 cm，每日测量肢体长度，两侧对比，以防牵引力不足或过度，针孔处滴75%乙醇以避免感染
颅骨骨折	1. 临床表现 ①颅前窝骨折：熊猫眼征、兔眼征、脑脊液鼻漏，损伤嗅神经和视神经。②颅中窝骨折：淤斑在耳后乳突区，脑脊液经耳和鼻外漏，损伤面神经和听神经。③颅后窝骨折：淤斑在耳后及枕下部、咽后壁，无脑脊液漏，损伤第Ⅸ~Ⅻ对颅神经 2. 护理 ①颅底骨折重点是预防颅内感染。②脑脊液漏4周未自行愈合者可考虑行硬脑膜修补术。③预防颅内感染：患者取半坐位，昏迷者床头抬高30°，头偏向患侧。每日两次清洁鼻前庭或外耳道，避免棉球过湿导致液体逆流至颅内，劝告患者勿挖鼻、抠耳等。脑脊液漏者不可经鼻腔进行护理操作，禁止做腰椎穿刺

续表

风湿热	1. 风湿热最主要的致病菌是 A 组乙型溶血性链球菌 2. 临床表现　发热、心肌炎、关节炎（具有游走性、多发性，同时侵犯多个大关节）、环形红斑、皮下结节、舞蹈病 3. 治疗　风湿热首选的抗生素是青霉素，绝对卧床休息，无心肌炎者 2 周，有心肌炎轻者 4 周，重者 6~12 周
类风湿性关节炎	1. 类风湿关节炎是一种主要表现为周围对称性的、多关节的、慢性炎症的自身免疫性疾病，好发于 35~50 岁女性，其病理为关节的滑膜炎 2. 临床表现　关节痛（最早出现）、关节肿、晨僵（观察本病的活动性指标）、关节畸形（天鹅颈样改变）和功能障碍，关节外表现（类风湿结节）
系统性红斑狼疮	1. 系统性红斑狼疮的主要病因是自身免疫反应，诱因有日光照射 2. 临床表现　发热、蝶形红斑、关节肿痛（首发症状，常累及近端指间关节）、肾脏损害（尿毒症，常见的死亡原因） 3. 治疗　首选药为泼尼松，急性暴发性危重系统性红斑狼疮，如狼疮性肾炎的急进型肾炎肾衰竭、神经精神狼疮癫痫发作者可采用激素冲击疗法 4. 护理　禁忌日光浴，忌用碱性肥皂，避免使用化妆品及化学制品，脱发的患者应减少洗头次数，每周 2 次为宜，忌染发、烫发、卷发，给予高蛋白、高维生素、营养丰富、易消化的饮食，忌食含有补骨脂素的食物，如芹菜、香菜、无花果等

A₁型题

1. 腰椎间盘突出症早期最多见的体征是（　　）
   A. Thomas 征试验（＋）
   B. 深静脉通畅试验（＋）
   C. 交通支瓣膜功能试验（＋）
   D. 直腿抬高试验（＋）
   E. 巴宾斯基征（＋）

2. 椎动脉型颈椎病的主要症状是（　　）
   A. 头痛
   B. 耳聋、耳鸣
   C. 恶心、呕吐
   D. 眩晕
   E. 上肢麻木

3. 为化脓性关节炎患者放置的引流管，其拔管指征为（　　）
   A. 退热
   B. 引流液细菌培养阴性后
   C. 停用抗生素滴注后几天内无引流液
   D. 关节无压痛
   E. 血常规正常

4. 预防截瘫患者发生压疮的方法除外（　　）
   A. 在易发部位涂压疮膏预防压疮
   B. 保持床单整洁
   C. 做好大小便护理
   D. 2 h 翻身 1 次
   E. 骨突处局部按摩

5. 关节脱位的特征性表现是（　　）
   A. 肿胀
   B. 休克
   C. 弹性固定
   D. 骨擦音

E. 异常活动

6. 护士向风湿性疾病的患者介绍防治风湿活动的相关知识，告诉其防治风湿活动的关键是（　　）

A. 避免受寒着凉

B. 防治链球菌感染

C. 合理安排休息与活动

D. 避免过度劳累

E. 注意保暖

7. 小儿风湿热的特征性病理改变是（　　）

A. 高热

B. 心肌炎

C. 关节肿痛

D. 血沉加快

E. 风湿小体

8. 以下关于类风湿性关节炎的描述，不正确的是（　　）

A. 关节病变常呈对称性，伴有压痛，反复发作

B. 一般无关节外病变

C. 与环境、感染、遗传、性激素等因素密切相关

D. 类风湿因子为阳性

E. 是一种自身免疫性疾病

9. 类风湿性关节炎特异的皮肤表现是（　　）

A. 蝶形红斑

B. 血管炎性皮损

C. 湿疹

D. 丘疹

E. 类风湿结节

10. 下列各项中，是类风湿性关节炎临床表现的是（　　）

A. 主要累及承重关节

B. 不伴有关节外的系统损害

C. 全身游走性疼痛

D. 关节病变呈对称性改变

E. 好发于男性

11. 类风湿性关节炎最常累及的关节是（　　）

A. 手、足小关节

B. 膝关节

C. 颈椎关节

D. 腕、踝、肘关节

E. 腰椎关节

12. 能提示类风湿性关节炎活动的指标是（　　）

A. 血沉偏低

B. C反应蛋白增高

C. 关节腔内滑液增多

D. 类风湿结节活组织检查

E. 关节X线检查示关节端骨质疏松

13. 类风湿性关节炎患者，目前处于缓解期，护士欲指导患者活动，首先解释活动的目的是（　　）

A. 防止关节粘连

B. 保持关节功能位

C. 防止关节畸形

D. 减少晨僵发生

E. 减轻关节肿胀

14. 治疗类风湿性关节炎的常用药物是（　　）

A. 泼尼松

B. 糖皮质激素

C. 阿司匹林

D. 紫杉醇

E. 环磷酰胺

15. 治疗系统性红斑狼疮最常用的药物是（　　）

A. 泼尼松

B. 阿司匹林

C. CTX

D. 布洛芬

E. 硝苯地平

16. 系统性红斑狼疮患者最常被损害的脏器是( )
   A. 心脏
   B. 脑
   C. 肾
   D. 胃
   E. 肺

17. 系统性红斑狼疮最典型的皮肤损害部位是( )
   A. 面部
   B. 上腹部
   C. 胫前
   D. 腿部
   E. 胸部

18. 系统性红斑狼疮患者的常见首发症状是( )
   A. 蝶形红斑
   B. 关节畸形
   C. 呼吸困难
   D. 血尿、蛋白尿
   E. 关节肿痛

19. 以下哪项不是系统性红斑狼疮患者的症状( )
   A. 狼疮性肺炎
   B. 关节畸形
   C. 关节痛
   D. 蝶形红斑
   E. 血沉增快

20. 系统性红斑狼疮的诱因中，不包括( )
   A. 紫外线照射
   B. 精神创伤
   C. 服用异烟肼
   D. 高蛋白饮食
   E. 感染

21. 系统性红斑狼疮受累关节和肌肉的临床表现是( )
   A. 关节畸形
   B. 非隐袭性关节炎
   C. 非畸形性关节炎
   D. 梭状指
   E. 关节错位

22. 最易发生骨折的肋骨是( )
   A. 第1~3肋
   B. 第4~5肋
   C. 第4~7肋
   D. 第7~10肋
   E. 第11~12肋

23. 有确诊意义的骨折特征性表现是( )
   A. 剧痛难忍
   B. 伤口出血
   C. 异常活动
   D. 关节盂空虚
   E. 压痛明显

24. 骨折的晚期并发症是( )
   A. 休克
   B. 神经损伤
   C. 缺血性肌挛缩
   D. 骨筋膜室综合征
   E. 脂肪栓塞综合征

25. 骨结核患者易发生( )
   A. 骨化性肌炎
   B. 骨筋膜室综合征
   C. 横形骨折
   D. 病理性骨折
   E. 创伤性关节炎

26. 最易引起股骨头坏死的骨折是( )
   A. 股骨上段骨折
   B. 股骨头下骨折
   C. 股骨中段骨折
   D. 股骨颈基底骨折

E. 股骨开放性骨折

27. 预防骨科卧床患者发生尿路结石的护理措施是（　　）

    A. 扩张尿道

    B. 使用广谱抗生素

    C. 使用溶石药

    D. 床上活动

    E. 多喝水

28. 小夹板固定适用于（　　）

    A. 前臂骨折

    B. 胸骨骨折

    C. 脊柱骨折

    D. 多发骨折

    E. 股骨转子间骨折

29. 诊断颅底骨折的主要依据是（　　）

    A. 异常活动

    B. 畸形

    C. 临床表现

    D. 磁共振

    E. B超

30. 可引起病理性骨折的情况是（　　）

    A. 高空坠落

    B. 暴力打击

    C. 破伤风抽搐发作

    D. 骨肿瘤

    E. 长途行军

31. 骨肉瘤最常见的转移部位是（　　）

    A. 胃

    B. 肺

    C. 肝

    D. 脑

    E. 结肠

A₂型题

32. 患者，女性，50 岁。3 天前腰部扭伤后疼痛加剧并向左下肢放射。直腿抬高试验阳性。对该患者首选的处理方法是（　　）

    A. 手术

    B. 热敷

    C. 加强活动强度

    D. 卧硬板床

    E. 使用止痛药

33. 患者，男性，60 岁。颈肩疼痛，僵硬，双侧上肢麻木、感觉过敏、无力、放电样串痛，臂丛牵拉试验阳性，压头试验阳性。该患者属于颈椎病的（　　）

    A. 椎管狭窄型

    B. 椎动脉型

    C. 脊髓型

    D. 副交感神经型

    E. 脊神经根型

34. 患者，女性，26 岁。高热、寒战，右股骨下端疼痛，干骺端深压痛，最有可能的疾病是（　　）

    A. 急性血源性骨髓炎

    B. 皮下脓肿

    C. 骨脓肿

    D. 风湿性关节炎

    E. 急性化脓性关节炎

35. 患者，女性，30 岁。从高处跌下头部着地，颈 4 脊髓平面以下感觉、运动完全丧失，尿潴留，体温 37.9℃，为了防止致死性并发症，最重要的措施是（　　）

    A. 勤翻身，按摩骶部

    B. 做好心理护理

    C. 加强营养

    D. 物理降温

    E. 气管切开

36. 患者，男性，25 岁。车祸致脊柱骨折脱位，表现为损伤节段以下痉挛性瘫痪，对侧痛、温觉消失，首先应考

虑（　　）

A. 脊髓马尾部损伤

B. 脊髓胸段损伤

C. 脊髓半侧损伤

D. 脊髓前部损伤

E. 脊髓后部损伤

37. 患者，女性，35 岁。不慎自 4 楼跌下，疑有脊柱骨折。以下关于现场处理的叙述，错误的是（　　）

A. 放在硬板床上迅速转运

B. 抱起患者迅速转运

C. 保持呼吸道通畅

D. 勿随意搬动患者

E. 三人平托同步搬运

38. 患者，男性，59 岁。不慎跌倒，右肩部着地，感局部疼痛，不能活动，即送骨科急诊。查体：右肩呈方肩畸形，右手不能搭于对侧肩部。复位后，应对该患者采取的治疗是（　　）

A. 三角巾固定 4 周

B. 贴胸石膏固定 2 周

C. 手法复位三角巾固定 3 周

D. 皮肤牵引 1 周

E. 可在臂丛麻醉下施行手法复位，贴胸石膏固定 3 周

39. 患儿，5 岁。因发热 3 周，双膝关节痛 2 周入院。查体：体温 38℃，脉搏 101 次/分，咽部稍充血，心肺（－），双膝关节红、肿，活动受限。实验室检查：血沉 98 mm/h，C 反应蛋白阳性，心电图示 P－R 间期延长。为确诊需检测的指标是（　　）

A. 血常规

B. 24 h 动态心电图

C. 黏蛋白

D. 抗链球菌溶血素 "O"（ASO）

E. 血清抗核抗体

40. 患儿，6 岁。因风湿热入院，肌注青霉素，口服阿司匹林后出现食欲下降、恶心等胃肠道不适反应，护士应给予的正确指导是（　　）

A. 饭后注射青霉素

B. 两餐间用阿司匹林

C. 饭后服用阿司匹林

D. 两餐间注射青霉素

E. 阿司匹林与维生素 C 同服

41. 患儿，7 岁。因风湿性心内膜炎入院，病情较重，护士为其采取的绝对卧床休息的时间为（　　）

A. 2～3 周

B. 3～4 周

C. 6～12 周

D. 4～5 个月

E. 5～6 个月

42. 患者，女性，32 岁。乏力、发热、食欲下降，腕关节、掌指关节疼痛、肿胀，不能触压，考虑为类风湿性关节炎。X 线检查：关节周围软组织肿胀，滑膜炎，骨质疏松。向患者解释该病为免疫复合物形成后引起的（　　）

A. 滑膜炎致骨质疏松

B. 滑膜炎致软骨、骨质破坏

C. 关节周围软组织破坏

D. 直接破坏骨质

E. 关节囊内滑液减少，破坏骨质

43. 患者，男性，12 岁。发热，并出现特征性皮肤损害（如图所示），治疗本病的首选药物是（　　）

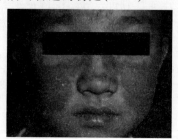

A. 环磷酰胺

B. 布洛芬

C. 阿司匹林

D. 吲哚美辛

E. 糖皮质激素

44. 患者，女性，37 岁。系统性红斑狼疮病史 4 年。近 1 个月来，因血压升高口服肼苯达嗪降压，1 周后血压有所下降，但出现发热、关节肌肉痛、面部红斑加重。经检查属于系统性红斑狼疮复发，护士为患者解释其诱因最可能是（ ）

A. 劳累过度

B. 病毒感染

C. 药物导致

D. 血压不稳

E. 情绪激动

45. 患者，女性，27 岁。不规则发热 4 周来诊。查体：体温 37.8℃，足部、膝和踝关节肿痛，鼻梁和双面颊有紫红色斑。实验室检查：抗核抗体（＋），抗双链 DNA 抗体（＋）。应首先考虑（ ）

A. 风湿性心脏病

B. 风湿性关节炎

C. 类风湿性关节炎

D. 系统性红斑狼疮

E. 骨关节结核

46. 患者，女性，70 岁。近 1 年来腰背、脊柱 X 线检查示：胸 12 腰 1 椎体楔形压缩性骨折，骨密度测定示腰椎骨密度低于正常年轻妇女峰值骨量。实验室检查：血钙 2.18 mmol/L，血磷 0.98 mmol/L，血碱性磷酸酶 134 U/L。诊断最可能是（ ）

A. 肾性骨病

B. 脊柱骨折

C. 原发性甲状旁腺功能亢进症

D. 原发性骨质疏松症

E. 继发性甲状旁腺功能亢进症

47. 患者，女性，52 岁。因腰酸背痛前来就诊。经检查该患者出现骨质疏松。以下护士告知患者骨质疏松的病因中，错误的是（ ）

A. 膳食结构不合理，缺乏钙质

B. 停经后未做雌激素替代治疗

C. 缺乏体育锻炼

D. 长期大量饮浓茶、浓咖啡

E. 晒太阳过多

48. 患者，男性，22 岁。被电动自行车碰撞导致左侧第 5 肋骨闭合性骨折，治疗的重点是（ ）

A. 骨折对线

B. 固定胸廓

C. 牵引疗法

D. 石膏托固定

E. 手法复位

49. 患儿，女性，7 岁。左肘关节着地摔倒后急诊。分诊护士判断是否发生骨折最重要的依据是（ ）

A. 左肘皮温高

B. 左上臂肿胀明显

C. 左上臂畸形

D. 左肘剧烈疼痛

E. 关节活动受限

50. 患者，女性，31 岁。车祸导致开放性骨折、大出血，送急诊救治。测血压 71/49 mmHg。医生未到之前，护士首先应（ ）

A. 观察患者的生命体征变化

B. 询问受伤经过

C. 止血，测量血压，配血，建立静脉输液通道

D. 给予镇痛药

E. 请患者家属在抢救室外等候

51. 患者，男性，65 岁。走路时跌倒，髋部疼痛，仍能行走，后疼痛加重来诊。查体：髋部叩击痛（+），患肢呈外旋畸形。该患者最可能发生了（　　）
   A. 髋关节挫伤
   B. 髋关节脱位
   C. 股骨上段骨折
   D. 股骨颈骨折
   E. 髋骨干骨折

52. 患者，女性，47 岁。地震中致右大腿骨折。分诊护士接诊时首先应注意的并发症是（　　）
   A. 内脏损伤
   B. 脂肪栓塞
   C. 神经损伤
   D. 休克
   E. 挤压综合征

53. 患者，女性，41 岁。左前臂陈旧性骨折，长期不愈，拟行内固定术。术前皮肤准备的时间是（　　）
   A. 连续 3 天
   B. 连续 4 天
   C. 连续 8 天
   D. 连续 6 天
   E. 连续 10 天

54. 患者，男性，28 岁。被摩托车撞伤，X 线检查发现右肱骨髁上骨折，骨折临床愈合后肘关节功能的恢复情况主要取决于（　　）
   A. 足够的休息、康复时间
   B. 床上活动
   C. 功能锻炼
   D. 石膏固定松紧度
   E. 有没有内固定

55. 患者，女性，25 岁。左侧头部着地摔伤，曾出现意识丧失，无头痛、呕吐。查体：血压 118/72 mmHg，脉搏

78 次/分，呼吸 19 次/分。神志清醒，对答切题。左耳有血性液体流出。根据目前患者的情况，最重要的治疗措施是（　　）
   A. 遵医嘱用药
   B. 降低血压
   C. 严密观察意识情况
   D. 减轻脑水肿，降低颅内压
   E. 预防压疮及躁动时意外损伤

56. 患者，女性，25 岁。头部受伤后意识清楚，主诉头痛，左耳道内有少量淡血性液体流出，生命体征平稳。对该患者正确的护理是（　　）
   A. 右侧卧位
   B. 床头抬高 15°～30°
   C. 定时冲洗耳道
   D. 嘱咐患者用力咳嗽
   E. 耳道内滴抗生素溶液

A_3/A_4 型题

（57～59 题共用题干）

患者，女性，61 岁。左肘部摔伤 2 天。查体：左肘关节肿胀，压痛明显，活动受限，内上髁处有骨擦感。

57. 对于该患者，最有诊断意义的检查是（　　）
   A. X 线检查
   B. 磁共振检查
   C. 尿常规
   D. 血钙水平
   E. PET

58. 该患者最容易出现的并发症是（　　）
   A. 创伤性关节炎
   B. 尺神经损伤
   C. 损伤性骨化
   D. 骨筋膜室综合征
   E. 桡动脉损伤

59. 对于该患者最恰当的处理是（　　）

A. 手法复位 + 小夹板固定

B. 手法复位 + 吊带牵引

C. 切开复位内固定

D. 持续皮牵引

E. 石膏固定

（60～61题共用题干）

患者，男性，45岁。下腹部被车撞伤6 h，未排尿。入院后神志清楚，精神差，面色苍白，四肢冰凉，血压69/45 mmHg，心率133次/分。查体：耻骨联合处压痛，挤压试验阳性，膀胱充盈。

60. 护士为该患者采取的护理措施不包括（   ）

A. 严密观察生命体征

B. 为快速补液，可建立股静脉深静脉置管

C. 应立即导尿，观察尿量

D. 立即建立静脉通路

E. 观察患者的意识状况

61. 护士为该患者行导尿术，导尿管已经插入一定深度，但是未见尿液流出，且在导尿管尖端见血迹。考虑可能的原因是（   ）

A. 导尿管插入方法不对

B. 导尿管前段没有润滑

C. 尿路梗阻

D. 骨盆骨折合并尿道断裂

E. 骨盆骨折合并膀胱血肿

（62～63题共用题干）

患儿，8岁。高热、寒战2天入院。查体：体温38.9℃；诉左大腿疼痛难忍，拒绝做任何活动和检查。查血白细胞

$22 \times 10^9/L$。怀疑为急性化脓性骨髓炎。

62. 对于该患者，最有价值的辅助检查是（   ）

A. X线片检查

B. 核素骨扫描

C. 血沉

D. 局部穿刺

E. 血生化

63. 若已确定诊断，最关键的治疗方法是（   ）

A. 镇静镇痛

B. 物理降温

C. 抬高患肢

D. 输液，注意水电解质平衡

E. 大量应用广谱抗生素 + 钻孔引流

（64～65题共用题干）

患者，女性，45岁。患四肢掌指（趾）关节炎20年，已有畸形。查血：类风湿因子（＋）。诊断为类风湿性关节炎。

64. 护士向患者做健康指导，下列护理措施中可以延缓关节畸形的是（   ）

A. 关节制动

B. 关节锻炼

C. 热敷关节

D. 心理疏导

B. 多晒太阳

65. 判断病情是否活动的指标是（   ）

A. 畸形

B. 疼痛

C. 晨僵

D. 发热

E. 血小板低

第十一章　损伤、中毒患者的护理

 知识串讲

创伤	1. 属于闭合伤的是挫伤、扭伤、挤压伤和爆震伤，属于开放伤的是擦伤、刺伤、切割伤、裂伤、撕脱伤和火器伤 2. **创伤愈合类型**　一期愈合组织修复以原来的细胞为主，如手术切口。二期愈合以纤维组织修复为主，主要见于创伤面积大、坏死组织多，或并发感染的伤口 3. **治疗**　闭合性损伤如无内脏合并伤多不需特殊处理，可自行恢复，开放性损伤应及早清创缝合，清创术应在伤后6～8 h内进行，伤后12 h内用破伤风抗毒素，对污染较轻、头面部伤口、早期已用有效抗生素等情况，清创愈合可延长至伤后12 h 4. **护理措施**　①急救顺序：优先处理危及生命的紧急情况，如心脏骤停、窒息、张力性或开放性气胸、休克、活动性大出血等。②使用止血带止血时，一般每隔0.5～1 h放松2～3 min，转运时脊柱骨折患者应三人以平托法使其平卧于硬板床上，胸部损伤重者取伤侧向下的低斜坡卧位，转运途中患者头部朝下。③软组织损伤早期局部冷敷，12 h后可热敷，伤口换药顺序为先清洁伤口，再污染伤口，最后感染伤口。④浅表肉芽组织护理：肉芽水肿可用5%氯化钠溶液湿敷，创面脓液稠厚且坏死组织多，应用硼酸溶液（优琐）等湿敷
烧伤	1. 休克是烧伤后48 h内导致患者死亡的主要原因，6～8 h渗液最快，大量体液从血管内渗出引起低血容量性休克 2. **成人体表烧伤面积**　3（发部）3（面部）3（颈部），5（双手）6（双前臂）7（双上臂），13（腹侧）13（背侧）再加1（会阴），5（双臀）7（双足）13（双小腿）21（双大腿） 3. **烧伤深度**　Ⅰ度损伤表皮浅层，有红斑，有干燥、烧灼感，3～7天痊愈，不留瘢痕；浅Ⅱ度损伤表皮的生发层及真皮乳头层，有水泡，疼痛剧烈，2周左右痊愈，有色素沉着；深Ⅱ度损伤真皮层，有水泡，痛觉迟钝，3～4周愈合，常有瘢痕增生；Ⅲ度损伤皮肤全层，甚至达皮下、肌肉及骨骼，皮肤碳化、有焦痂，痛觉消失，需靠植皮愈合 4. **补液护理**　第一个24 h补液量＝体重（kg）×烧伤面积（%）×1.5 mL，再加每日生理需水量2000 mL，即为总补液量；补液原则为先晶后胶，先盐后糖，先快后慢，晶体首选平衡盐液，胶体首选血浆，应在伤后8 h内输完总量的一半。尿量是判断血容量是否充足的指标，成人每小时尿量＞30 mL，有血红蛋白尿时要维持在50 mL以上 5. 创面感染引起的脓毒血症是导致重度烧伤后患者死亡的主要原因，常见致病菌为铜绿假单胞菌

咬伤	1. 毒蛇咬伤后的临床表现为局部疼痛，肢体肿胀，治疗措施是立即在伤口近端环形缚扎伤肢，用清水、肥皂水冲洗排毒，应用抗毒血清等对症治疗。护理措施：切勿惊慌奔跑，在距伤口 10 cm 处环形结扎，用大量冷水冲洗伤口，用手自上而下向伤口挤压，不宜抬高伤肢。用 3% 过氧化氢溶液或 1:5000 高锰酸钾溶液冲洗伤口，胰蛋白酶有直接分解蛇毒的作用 2. 狂犬病的主要表现为极度恐怖、恐水、怕风、发作性咽肌痉挛、呼吸困难、排尿困难及多汗、流涎等
腹部损伤	1. 闭合性腹部损伤中最多见的损伤器官是脾，开放性腹部损伤中最多见的损伤器官是肝 2. 临床表现　实质性脏器破裂表现为腹腔内出血，空腔脏器破裂表现为腹膜炎，重要体征为明显的腹膜刺激征 3. 诊断性腹腔穿刺　若穿刺抽出不凝血，提示为实质性器官或大血管破裂 4. 治疗　疑有腹腔损伤的患者应绝对卧床休息，半卧位，做到"四禁"，即禁饮食，禁灌肠，禁用泻药，未明确诊断前禁用吗啡止痛
一氧化碳中毒	1. CO 中毒时最先损伤大脑，其典型体征是口唇呈樱桃红色，潜在并发症为迟发性脑病 2. 辅助检查　血液碳氧血红蛋白是确诊 CO 中毒最有价值的指标。轻度中毒时血液碳氧血红蛋白浓度为 10%~20%，中度中毒时为 30%~40%，重度中毒时为 50% 以上 3. 治疗　纠正缺氧，鼻导管给氧流量为 8~10 L/min 或行高压氧舱治疗
有机磷中毒	1. 有机磷中毒的机制为乙酰胆碱酯酶失活 2. 临床表现　有特殊大蒜气味。①毒蕈碱样症状：出现最早，多汗、流涎、支气管痉挛及分泌物增多，针尖样瞳孔。②烟碱样症状：肌纤维颤动，常先自眼睑、面部、舌肌开始，逐渐发展至四肢、全身肌肉抽搐。③中枢神经系统症状：呼吸中枢衰竭（主要死因）或脑水肿 3. 全血胆碱酯酶活力测定是诊断有机磷中毒及判断中毒程度的主要指标 4. 治疗　①清除毒物：口服中毒者可用清水、2% 碳酸氢钠（敌百虫禁用）或 1:5000 高锰酸钾溶液反复洗胃；皮肤黏膜吸收中毒者立即脱离现场，脱去污染衣物，用肥皂水清洗皮肤，禁用热水或乙醇。②应用阿托品：适用于毒蕈碱样症状，早期、足量、反复给药。阿托品化表现为瞳孔较前扩大、颜面潮红、口干、皮肤干燥、肺部湿啰音减少或消失、心率加快等。阿托品中毒的表现为意识模糊、狂躁不安、谵妄、抽搐等
酒精中毒	1. 急性酒精中毒的表现　①兴奋期：血乙醇浓度达到 50 mg/dL（11 mL/L），即感头痛、欣快、兴奋。②血乙醇浓度达到 150 mg/dL（33 mL/L），肌肉运动不协调，出现共济失调。③昏迷期：血乙醇浓度达到 250 mg/dL（54 mL/L），患者进入昏迷期，血乙醇超过 400 mg/dL（87 mL/L），患者陷入深昏迷

酒精中毒	2. 治疗　急性酒精中毒患者血乙醇含量 > 500 mg/dL（108 mL/L）需考虑透析，戒断综合征常选用地西泮，有癫痫病史者可用苯妥英钠，有幻觉者可用氟哌啶醇
中暑	1. 临床表现　①热衰竭：由于大量出汗导致失水、失钠，血容量不足引起周围循环衰竭，主要表现为头痛、头晕、口渴、脉细速、血压下降。②热痉挛：大量饮水，盐分补充不足，使血液中钠、氯的浓度降低引起肌肉痉挛，以腓肠肌痉挛最为多见。③热射病：高热、无汗、意识障碍"三联征"为其典型表现 2. 治疗　热衰竭的治疗措施是纠正血容量不足，热痉挛的治疗措施是补充含盐饮料，热射病患者肛温降至38℃应暂停降温，常用的降温药物为氯丙嗪，中暑高热伴休克时最适宜的降温措施是动脉快速推注4℃的5%葡萄糖盐水
破伤风	1. 临床表现　破伤风的致病菌为破伤风杆菌，潜伏期平均为7~8天，破伤风最早出现的症状为咀嚼不便、张口困难，典型症状为在肌肉紧张性收缩的基础上易诱发全身肌群阵发性痉挛和抽搐。窒息是导致破伤风患者死亡最常见的原因 2. 治疗　早期彻底清创最关键，用3%过氧化氢冲洗，尽早注射破伤风抗毒素，控制并解除痉挛是治疗的重要环节 3. 护理措施　病室保持安静，减少刺激，遮光，防止噪声；进行接触隔离，破伤风患者使用过的敷料应焚烧；预防破伤风最有效、最可靠的方法是注射TAT

A₁型题

1. 影响伤口愈合的因素不包括(　　)
   A. 患者年龄
   B. 患者性别
   C. 有无贫血
   D. 伤口有无感染
   E. 是否有糖尿病

2. 下列属于闭合性损伤的是(　　)
   A. 扭伤
   B. 砍伤
   C. 裂伤
   D. 撕脱伤
   E. 火器伤

3. 对机械性损伤患者应最先采取的措施是(　　)
   A. 迅速止血
   B. 抢救生命
   C. 补充血容量
   D. 固定骨折
   E. 安全搬运

4. 对大面积烧伤患者进行补液时，应在第一个8 h内快速输入总量的一半，是因为(　　)
   A. 剧烈疼痛导致血管收缩
   B. 毛细血管扩张
   C. 尿量过多
   D. 细菌创面繁殖
   E. 创面渗出最快

5. 烧伤48 h内，导致患者死亡的主要原因是（　　）

A. 消化道感染

B. 营养不良

C. 创面感染

D. 疼痛

E. 休克

6. 导致烧伤患者发生休克最主要的原因是（　　）

A. 药物过敏

B. 创面剧烈疼痛

C. 暴露疗法导致大量水分蒸发

D. 大量血浆自创面外渗

E. 创面严重感染

7. 图中能够反映浅Ⅱ度烧伤局部损害的是（　　）

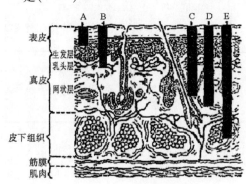

A. A

B. B

C. C

D. D

E. E

8. 护士为毒蛇咬伤患者施行现场急救措施，其先后次序正确的是（　　）

A. 缚扎、冲洗、排毒

B. 缚扎、排毒、冲洗

C. 冲洗、切开、排毒

D. 冲洗、缚扎、排毒

E. 排毒、冲洗、缚扎

9. 下列哪项最有助于狂犬病与破伤风的

鉴别（　　）

A. 野外劳动外伤史

B. 躁动不安

C. 发热

D. 恐水

E. 抽搐

10. 狂犬病主要的病理变化是（　　）

A. 急性弥漫性脑脊髓炎

B. 肺毛细血管出血

C. 周围神经炎

D. 脑垂体病变

E. 眼结膜炎

11. 对严重腹部损伤，首要的急救措施是（　　）

A. 禁食、输液

B. 吸氧

C. 预防休克

D. 使用吗啡类止痛药

E. 物理降温

12. 诊断腹腔内实质性脏器损伤的主要依据是（　　）

A. 腹膜刺激征

B. 膈下游离气体

C. 移动性浊音阳性

D. 肠鸣音减弱或消失

E. 腹腔穿刺抽出不凝血

13. 腹膜炎非手术治疗不包括（　　）

A. 禁食、胃肠减压

B. 严密观察病情

C. 使用哌替啶止痛

D. 半卧位

E. 物理降温

14. 腹膜刺激征是腹腔脏器损伤的常见体征，但在出现下列哪种情况时腹膜刺激征最不明显（　　）

A. 肝破裂

B. 脾破裂

C. 十二指肠溃疡穿孔

D. 胃肠道吻合口瘘

E. 胆囊穿孔

15. 腹腔中最容易损伤的脏器是（　　）

　　A. 肾

　　B. 胰

　　C. 脾

　　D. 直肠

　　E. 小肠

16. 一氧化碳中毒的主要诊断依据是
（　　）

　　A. 煤气泄漏

　　B. 意识障碍

　　C. 皮肤、黏膜发绀

　　D. 血液碳氧血红蛋白浓度升高

　　E. 血氧饱和度下降

17. 以下哪项不是对有机磷中毒患者采取
的急救措施（　　）

　　A. 早期足量使用阿托品

　　B. 及时吸氧、吸痰

　　C. 遵医嘱给予阿托品及胆碱酯酶复
能药

　　D. 对受污染的皮肤和头发用大量的
热水擦洗

　　E. 口服中毒者用清水反复洗胃

18. 对有机磷农药中毒具有诊断价值的检
查是（　　）

　　A. 尿中有机磷代谢产物

　　B. 碱性磷酸酶测定

　　C. 氧合血红蛋白测定

　　D. 胆碱酯酶活力测定

　　E. 血、胃内容物有机磷测定

19. 对口服有机磷农药中毒者进行抢救，
最重要的是（　　）

　　A. 洗胃是否彻底

　　B. 观察患者症状缓解情况

　　C. 休克是否纠正

D. 解磷定的剂量

E. 达阿托品化的时间

20. 将胆碱酯酶复能剂用于急性有机磷农
药中毒患者的治疗时，应遵循的原则
是（　　）

　　A. 不与阿托品合用

　　B. 应该尽早地使用

　　C. 少量使用

　　D. 不能反复使用

　　E. 只用于中度以上中毒

21. 导致有机磷中毒患者死亡的主要原因
是（　　）

　　A. 急性肾衰竭

　　B. 心律失常

　　C. 脑水肿

　　D. 呼吸衰竭

　　E. DIC

22. 重度有机磷农药中毒患者瞳孔的变化
是（　　）

　　A. 瞳孔针尖样大小

　　B. 瞳孔扩大

　　C. 两侧瞳孔不等大

　　D. 瞳孔缩小固定，约 2 mm

　　E. 瞳孔无异常

23. 阿托品能解除有机磷农药中毒的症
状，但不包括（　　）

　　A. 发绀

　　B. 多汗、流涎

　　C. 肌纤维颤动

　　D. 肺部湿啰音

　　E. 恶心、呕吐

24. 以下不是有机磷农药中毒典型表现的
是（　　）

　　A. 口干

　　B. 烦躁不安、谵妄

　　C. 多汗、流涎

　　D. 肌力减退和瘫痪

E. 肌肉震颤

25. 误服农药中毒后，洗胃对清除肠内毒物有积极意义的时间期限是（　　）
    A. 3 h
    B. 6 h
    C. 8 h
    D. 10 h
    E. 4 h

26. 当酒精中毒患者出现烦躁不安、过度兴奋时，应选用的镇静药物是（　　）
    A. 水合氯醛
    B. 吗啡
    C. 苯二氮䓬类
    D. 苯巴比妥类
    E. 小剂量地西泮

27. 酒精中毒行血液透析的适应证，不包括（　　）
    A. 同时伴有甲醇中毒
    B. 同时伴严重代谢性酸中毒
    C. 伴其他可疑药物中毒
    D. 出现共济失调
    E. 血乙醇含量达到 500 mg/dL

28. 中暑热衰竭患者的表现中最突出的表现是（　　）
    A. 体温升至 40℃ 以上
    B. 周围循环障碍
    C. 心律失常
    D. 急性肝衰竭
    E. 肺水肿

29. 热痉挛患者需要补充的物质是（　　）
    A. 含糖饮料
    B. 水
    C. 维生素
    D. 盐
    E. 糖

30. 热衰竭的发生机制是（　　）
    A. 体温调节功能障碍

B. 大量出汗未及时补充水分
C. 散热不足致体内热蓄积
D. 高温对中枢神经系统的抑制作用
E. 大量出汗后饮水过多而盐补充量不足

31. 为热射病患者行物理降温时，可暂停降温的标准是（　　）
    A. 腋温 35℃
    B. 腋温 36℃
    C. 口温 37℃
    D. 肛温 38℃
    E. 肛温 39℃

32. 治疗热射病首选的措施是（　　）
    A. 迅速降温
    B. 将患者移至 5～10℃ 的环境中
    C. 给予含盐饮料
    D. 防治感染
    E. 纠正酸中毒

33. 溺水现场的急救措施不包括（　　）
    A. 清除口鼻异物
    B. 控水处理
    C. 人工呼吸
    D. 胸外心脏按压
    E. 气管切开

34. 细菌性食物中毒的常见病原菌，不包括（　　）
    A. 金黄色葡萄球菌
    B. 乙型溶血性链球菌
    C. 变形杆菌
    D. 副溶血性弧菌
    E. 大肠埃希氏菌

35. 下列情况中，与破伤风发病相关性最小的是（　　）
    A. 不洁分娩
    B. 伤口污染严重
    C. 伤口窄而深，局部缺氧
    D. 伤口有大量坏死组织

E. 伤口浅而阔，坏死组织少

36. 为破伤风患者注射大量破伤风抗毒素的目的是（　　）

   A. 控制和解除痉挛

   B. 抑制破伤风芽孢梭菌

   C. 刺激机体产生相应抗体

   D. 中和游离毒素

   E. 预防并发症

37. 为预防厌氧菌感染，冲洗伤口宜选择的药液为（　　）

   A. 0.9%氯化钠

   B. 2%硝酸银

   C. 3%过氧化氢

   D. 2.5%碘酊

   E. 0.1%碘伏

A₂型题

38. 患者，女性，23 岁。右手砸伤 3 h。查体：右手肿胀，皮肤完整，有青紫斑，压痛明显。X 线检查未见骨折。其受伤的类型为（　　）

   A. 挫裂伤

   B. 爆震伤

   C. 挤压伤

   D. 刺伤

   E. 挫伤

39. 患者，女性，31 岁。因车祸造成多发性损伤。急诊护士首先要处理的是（　　）

   A. 窒息

   B. 骨盆骨折

   C. 股骨干开放性骨折

   D. 休克

   E. 胸腹部联合伤

40. 患者，女性，27 岁。因外伤导致头皮裂伤。处理方式为行清创术，护士向患者解释行清创术的时间可延长到

（　　）

   A. 10 h

   B. 12 h

   C. 18 h

   D. 24 h

   E. 72 h

41. 患者，男性，36 岁。躯干烧伤。若采用暴露疗法，可选用的保护具是

（　　）

   A. 床栏

   B. 宽绷带

   C. 支被架

   D. 肩部约束带

   E. 膝部约束带

42. 患者，女性，47 岁。大面积烧伤后 7 h，给予静脉补液 3000 mL。判断补液是否足够简便、可靠的指标是

（　　）

   A. 脉压

   B. 血压

   C. 心率

   D. 尿量

   E. 神志

43. 患者，男性，32 岁。左手被开水烫伤 20 min，来院就诊时发现局部红润，无水疱。为减轻疼痛应选择（　　）

   A. 局部湿热敷

   B. 局部冷湿敷

   C. 加压包扎

   D. 涂抗生素软膏

   E. 冰袋置于红润处

44. 患者，男性，17 岁，体重 50 kg。烧伤面积 80%。护士为其计算的第一个 24 h 应补液体的总量是（　　）

   A. 3000 mL

   B. 4500 mL

   C. 5500 mL

D. 7000 mL

E. 8000 mL

45. 患儿，7 岁。双下肢烫伤，护士估计其烫伤的面积为（　　）

A. 20%

B. 36%

C. 35%

D. 41%

E. 50%

46. 患者，男性，32 岁。双足烫伤。按照中国九分法计算，患者的烧伤面积为（　　）

A. 5%

B. 8%

C. 7%

D. 15%

E. 20%

47. 患者，女性，28 岁。因腹部遭钝器撞击，致腹腔内大量出血，急诊送入院。根据患者的伤情，在医生未到之前，急诊接诊护士应最先采取的措施是（　　）

A. 给患者测量血压，建立静脉通道

B. 向医院有关部门报告

C. 密切观察生命体征

D. 询问患者过敏史

E. 详细询问车祸发生的原因

48. 患者，女性，23 岁。因外伤行肝叶切除术后 12 h，患者感头晕、心慌、气促、湿冷，心率 125 次/分，血压 80/50 mmHg，首先应考虑（　　）

A. 慢性腹膜炎

B. 肠扭转

C. 肝断面出血

D. 膈下脓肿

E. 内脏脱出

49. 患者，男性，36 岁。3 h 前突发车祸，上腹部被重物挤压，剑突下疼痛，呕血性液体约 100 mL，护士查体可能发现的体征是（　　）

A. 腹壁青紫

B. 肝区叩痛

C. 腹肌紧张

D. 振水音

E. 移动性浊音

50. 患者，女性，28 岁。与男朋友分手后精神恍惚，以泪洗面，下午单位开会未到，同事前往宿舍，闻到屋内有浓重煤气味，遂送患者入急诊，考虑为中度煤气中毒。该患者的典型体征是（　　）

A. 面色苍白

B. 面色青紫

C. 皮肤黄染

D. 面色潮红

E. 口唇呈樱桃红色

51. 患者，女性，63 岁。用煤火做饭后，感觉头晕、乏力伴恶心、呕吐，随即卧床休息。家属回家后发现其躺在卧室地上，呼之不醒，立即送至急诊。查体：生命体征正常，浅昏迷状态，双侧瞳孔等大，对光反射存在，口唇、皮肤黏膜呈樱桃红色，双肺未闻及湿啰音。护士协助对其进行抢救时，应采取的首要措施是（　　）

A. 松解衣服

B. 遵医嘱用止痛药

C. 保持呼吸道通畅

D. 高流量给氧

E. 立即将患者搬到室外空气新鲜处

52. 患者，女性，28 岁。午餐进食青菜和肉类，饭后半小时出现头晕、头痛、多汗、呕吐、腹痛、腹泻。查

体：脉搏细速、大汗淋漓、瞳孔缩小，肺部有少许湿啰音，心脏无杂音，心律规则。患者最可能发生了（　　）

A. 细菌性食物中毒

B. 急性胰腺炎

C. 有机磷杀虫剂中毒

D. 急性胃炎

E. 细菌性痢疾

53. 患者，女性，24 岁。抑郁症，因口服敌百虫自尽被送急诊。查体：躁动，瞳孔缩小，两肺布满湿啰音。以下处理措施中不正确的是（　　）

A. 口服阿托品

B. 应用解磷定

C. 卧床休息，吸氧

D. 应用抗生素

E. 地西泮肌内注射

54. 患者，女性，54 岁。突然发生昏迷。查体：呼吸困难、脉率快、瞳孔缩小、流涎、呕吐。为尽快明确昏迷原因，首选的辅助检查是（　　）

A. 脑电图

B. 脑部 CT

C. 脑血管造影

D. 脑部 MRI

E. 呕吐物鉴定

55. 患者，女性，30 岁。三伏天在田地劳动大量出汗后出现头晕、口干、发热、面色潮红、脉搏增快、呼吸急促，继而出现恶心、呕吐、血压下降，该患者很可能是发生了（　　）

A. 热衰竭

B. 热痉挛

C. 食物中毒

D. 先兆中暑

E. 热射病

56. 患者，男性，35 岁。高温工作 4 h。因出汗较多，口渴，饮水 3 大杯。30 min 后自感乏力、腿痛，不能走路，并有腹痛。该患者最可能出现的情况是（　　）

A. 中暑先兆

B. 热射病

C. 高热衰竭

D. 热痉挛

E. 中暑衰竭

57. 患儿，3 岁。不慎溺水，检查发现面部发绀，意识丧失，自主呼吸停止，颈动脉搏动消失。护士实施抢救时，应首先采取的措施是（　　）

A. 清除口鼻分泌物和异物

B. 准备开口器撑开口腔

C. 高流量吸氧

D. 放清洁纱布于男童口部

E. 口对口人工呼吸

58. 患儿，9 岁。高热、惊厥，有里急后重感 2 天。护士询问患者得知其有不洁饮食史。该患者最可能的疾病是（　　）

A. 败血症

B. 急性肺炎

C. 急性细菌性痢疾

D. 急性上呼吸道感染

E. 急性泌尿道感染

59. 患儿，4 岁。食果冻误入气管，出现"三凹征"。判断该患儿呼吸困难的类型是（　　）

A. 吸气性呼吸困难

B. 呼气性呼吸困难

C. 混合性呼吸困难

D. 中毒性呼吸困难

E. 心源性呼吸困难

60. 患者，女性，35 岁。赤脚在田间劳动时踩到了生锈的铁钉，当时没有在意未及时彻底清创并注射破伤风抗毒素，6天后出现张口困难，面肌痉挛，入院后采取的护理措施不正确的是（ ）

A. 室内备好急救物品和药品

B. 保持病室安静，限制探视，避免声光刺激

C. 将患者安置到隔离室

D. 病情严重时少食多餐

E. 治疗、护理措施尽可能集中进行，尽量减少对患者的刺激

A$_3$/A$_4$型题

（61～62题共用题干）

患者，男性，33岁。一氧化碳中毒3 h后入院。现患者深昏迷，呼吸规整，血碳氧血红蛋白（COHb）50%。

61. 该患者适宜的体位是（ ）

A. 半卧位

B. 左侧卧位

C. 中凹卧位

D. 头低足高位

E. 平卧位，头偏向一侧

62. 对该患者最重要的治疗措施是（ ）

A. 机械通气

B. 高压氧舱治疗

C. 应用呼吸兴奋剂

D. 持续低流量给氧

E. 应用冬眠药保持体温

（63～64题共用题干）

患者，女性，25岁。5天前不慎被生锈的铁钉刺伤足底，自行包扎处理。12 h前患者出现头痛、烦躁、张口困难、颈项强直。诊断为破伤风。

63. 导致破伤风患者死亡的常见原因是（ ）

A. 尿潴留

B. 窒息

C. 高热

D. 心脏损害

E. 脱水、酸中毒

64. 护士采取的控制痉挛的护理措施，不包括（ ）

A. 保持病室安静

B. 护理措施要集中进行

C. 病室遮光

D. 鼻饲流质饮食

E. 减少探视

第十二章 内分泌、营养及代谢性疾病
患者的护理

 知识串讲

单纯性甲状腺肿	1. 病因 缺碘是地方性甲状腺肿最常见的病因
	2. 临床表现 甲状腺肿大
	3. 检查 血清 T_4、T_3 正常，T_4/T_3 的比值常增高。血清 TSH 水平正常
	4. 治疗原则 补充碘盐是预防缺碘性地方性甲状腺肿最有效的措施
甲状腺功能亢进症	1. 病因 自身免疫缺陷
	2. 临床表现 ①T_3、T_4 过多综合征：a. 多食善饥，体重下降，脉压增大，心律失常，有低血钾症，甲状腺肿大呈弥漫性、对称性、质软、无压痛，有震颤及血管杂音；b. 单纯性突眼与交感神经兴奋性有关。②甲状腺危象：T≥39℃，心率≥140 次/分，恶心，呕吐，腹泻，大汗，休克，烦躁不安，嗜睡（先兆表现）或谵妄，昏迷
	3. 检查 ①BMR% = 脉压 + 脉率 − 111。②血清 FT_3、FT_4 升高
	4. 治疗原则 ①甲硫氧嘧啶：抑制甲状腺激素的合成；副作用为粒细胞减少及药疹。②卢戈碘液：使甲状腺血流减少，缩小变硬。③甲状腺危象：首先应用丙硫氧嘧啶
	5. 饮食 给予高热量、高蛋白、高脂肪、高维生素的食物，限制含纤维素高的食物
甲状腺功能减退症	1. 临床表现 ①一般表现：畏寒、少汗。典型黏液水肿患者的表情淡漠，眼睑水肿。②各系统表现：记忆力减退，智力低下，窦性心动过缓，贫血。③黏液性水肿昏迷：T≥39℃，心率≥140 次/分；恶心、呕吐、腹泻、大汗、休克；烦躁不安、嗜睡（先兆表现）或谵妄、昏迷
	2. 治疗 禁用阿司匹林
甲状腺癌	1. 临床表现 声音嘶哑、呼吸困难或吞咽困难
	2. 检查 细针穿刺细胞学检查
	3. 并发症 ①呼吸困难和窒息。②喉返神经损伤。③喉上神经性损伤（喉上神经外支损伤会导致环甲肌瘫痪，引起声带松弛、音调降低。喉上神经内支损伤会引起咽喉黏膜感觉丧失，患者进食特别是进水时，丧失喉部的反射性咳嗽，易引起误咽和呛咳）
库欣综合征	1. 病因 分泌过量的皮质醇
	2. 临床表现 向心性肥胖（满月脸、水牛背、球形腹、四肢瘦小）
	3. 治疗原则 肾上腺皮质激素合成阻滞药（如米托坦、美替拉酮等）

续表

糖尿病	1. 临床表现 "三多一少"，即多尿、多饮、多食和体重减轻 2. 并发症 酮症酸中毒（呼吸深大，有烂苹果味） 3. 药物治疗 ①磺脲类：直接刺激β细胞释放胰岛素——轻、中度2型糖尿病——睡前半小时服用——低血糖（不良反应）。②双胍类：增加外周组织对葡萄糖的摄取和利用——最适合超重的2型糖尿病——进餐时或餐后服——乳酸酸中毒（不良反应）。③葡萄糖苷酶抑制剂：抑制小肠α葡萄糖肝酶活性——适合空腹血糖正常而餐后血糖高的患者——应与第一口饭同时嚼服——胃肠道（不良反应）
痛风	1. 临床表现 ①首发：急性关节炎。②特征性表现：痛风石，好发于耳轮、跖趾、指尖和掌指关节，多见于关节远端 2. 治疗 ①绝对卧床，抬高患肢，避免负重。②应用秋水仙碱。③禁止同时服用两种或多种非甾体抗炎药。活动性消化性溃疡、消化道出血为禁忌证 3. 护理 ①制动，冰敷24 h后热敷。②蛋白质摄入量控制在1 g／（kg·d），避免进食高嘌呤食物（动物内脏、鱼虾、河蟹、浓茶、菠菜、蘑菇、黄豆等）
血脂异常和脂蛋白异常血症	1. 概念 血脂异常指血浆中脂质的量和质的异常，通常指血浆中胆固醇和（或）甘油三酯（TG）升高，也包括高密度脂蛋白降低 2. 临床表现 ①黄色瘤、早发性角膜环和脂血症眼底改变（最常见的是眼睑周围扁平黄色瘤）。②动脉粥样硬化 3. 治疗原则 ①生活方式干预（首要的基本治疗措施）。②药物治疗：他汀类（洛伐他汀、辛伐他汀、普伐他汀）、贝特类（非诺贝特、苯扎贝特）、树脂类（考来烯胺、考来替哌） 4. 护理措施 ①饮食（避免进食高脂、高胆固醇食物，摄入高纤维素饮食，并提高食物纤维与胆汁酸结合，增加胆盐在粪便中排泄，降低血清胆固醇浓度。戒烟限酒，禁用烈性酒，以减少引起动脉粥样硬化的危险因素）。②运动（提倡中、低强度的有氧运动方式） 5. 用药注意事项 ①他汀类药物：他汀与其他调节血脂药（如贝特类、烟酸等）合用时可增加药物不良反应，联合用药应慎重。②贝特类药物：主要不良反应为胃肠道反应。③树脂类药物：不良反应为恶心、呕吐、腹胀、腹痛、便秘

A₁型题

1. 下列疾病中，不属于内分泌代谢性疾病的是（　　）
   A. 痛风
   B. 垂体瘤
   C. 肢端肥大症
   D. 类风湿性关节炎
   E. 腺垂体功能减退症

2. 单纯性甲状腺肿的主要病因是（　　）
   A. 食用海产品过多
   B. 缺碘
   C. 甲状腺素合成障碍

D. 甲状腺素释放障碍

E. 垂体功能亢进

3. 计算基础代谢率（BMR）的公式是（　　）

A. BMR = 脉率 + 收缩压 − 105

B. BMR = 脉率 + 舒张压 − 111

C. BMR = 脉率 + 脉压

D. BMR = 脉率 + 脉压 − 111

E. BMR = 脉率 + 收缩压 − 110

4. 治疗甲状腺功能亢进的常用药是硫脲类抗甲状腺药物，其主要作用是（　　）

A. 阻止 T_4 转变为 T_3

B. 抑制碘的吸收

C. 抑制甲状腺激素的释放

D. 抑制甲状腺激素的合成

E. 抑制促甲状腺激素的合成

5. 甲状腺功能亢进患者术前服用饱和碘化钾溶液，护士向其说明该药物的作用是（　　）

A. 减慢突眼征的进展

B. 减少甲状腺血管的血流量

C. 抑制甲状腺激素的合成

D. 增加甲状腺素的释放能力

E. 抑制甲状腺内过氧化酶系的活性

6. 硫脲类、咪唑类抗甲状腺药物的主要不良反应是（　　）

A. 粒细胞减少

B. 全血细胞减少

C. 血红蛋白降低

D. 肾功能受损

E. 药疹

7. 甲状腺功能亢进手术的禁忌证为（　　）

A. 高功能腺瘤

B. 早期妊娠

C. 胸骨后甲状腺肿

D. 内科治疗无效或复发者

E. 青少年患者

8. 导致甲状腺功能亢进患者脉压增大的原因是（　　）

A. 应激

B. 收缩压升高

C. 舒张压降低

D. 心率增快

E. 周围血管阻力降低

9. 甲状腺功能亢进性心脏病患者最常出现的心律失常是（　　）

A. 期前收缩

B. 室性期前收缩

C. 室上性心动过速

D. 心房颤动

E. 心室颤动

10. 甲状腺功能亢进患者非浸润性突眼的特点是（　　）

A. 怕光流泪

B. 易并发角膜炎

C. 视物模糊

D. 眼部刺痛

E. 睑裂增宽

11. 以下对甲亢面容的描述，不正确的是（　　）

A. 结膜充血水肿

B. 表情亢奋

C. 上眼睑挛缩，睑裂增宽

D. 口唇发绀

E. 眼球突出

12. 下列选项中说明对甲状腺功能亢进患者采取的术前准备有效的是（　　）

A. 情绪稳定，体重减轻，脉率 < 85 次/分

B. 情绪稳定，体重增加，脉率 < 90 次/分

C. 情绪稳定，体重增加，BMR < +25%

D. 情绪稳定，体重增加，BMR <

+30%

E. 脉率降低

13. 患者行甲状腺大部切除术后，出现了手足抽搐，考虑最可能损伤了（　　）

A. 甲状旁腺

B. 双侧喉返神经

C. 交感神经

D. 迷走神经

E. 喉上神经内侧支

14. 甲状腺功能亢进患者不宜食用的食物是（　　）

A. 高糖的食物

B. 高碘的食物

C. 高钾的食物

D. 高钙的食物

E. 高蛋白质的食物

15. 行甲状腺大部切除术时，宜采取的手术体位是（　　）

A. 仰卧位

B. 侧卧位

C. 俯卧位

D. 颈仰卧位

E. 膀胱截石位

16. 以下不是甲状腺危象诱因的是（　　）

A. 严重精神刺激

B. 口服过量的 TH 制剂

C. ^{131}I 治疗反应

D. 手术中过度挤压甲状腺

E. 应用普萘洛尔治疗

17. 检查先天性甲状腺功能减低症患者的骨龄时，拍摄 X 线片的部位是（　　）

A. 腕和膝

B. 膝和踝

C. 髋和肘

D. 手和腕

E. 肘和踝

18. 下列关于应用甲状腺制剂治疗甲状腺功能减退症的指导，正确的是（　　）

A. 长期服用

B. 无不良反应

C. 初始量要足

D. 黏液性水肿患者禁用

E. 不必监测血清 T_3、T_4 变化

19. 由各种原因所致的肾上腺皮质醇分泌量增多引起的临床综合征称为（　　）

A. 肾上腺皮质肿瘤

B. 马方综合征

C. 库欣综合征

D. 肾病综合征

E. 医源性皮质醇增多症

20. Cushing 综合征的首选治疗方法是（　　）

A. 双侧肾上腺切除术

B. 服用皮质醇合成抑制药

C. 口服双氯苯三氯乙烷

D. 垂体放疗 + 化疗

E. 切除垂体腺瘤

21. 对糖尿病患者常应用磺脲类药物进行治疗，该药物的主要作用是（　　）

A. 直接刺激胰岛 B 细胞释放胰岛素

B. 增加外周组织对葡萄糖的利用量

C. 抑制葡萄糖的异生

D. 抑制小肠 α – 葡萄糖苷酶的活性

E. 增强胰岛素的功能

22. 导致 1 型糖尿病发病的主要因素是（　　）

A. 老年人肾小球对糖的重吸收量增多

B. 感染

C. 胰岛素分泌绝对不足

D. 肝糖原快速分解释放大量糖入血

E. 老年人肾小管对糖的重吸收量

增多

23. 患者注射长效胰岛素，应警惕最易发生低血糖反应的时间是在（　　）
    A. 清晨注射后半小时
    B. 午饭后
    C. 下午
    D. 早餐前
    E. 夜间

24. 糖尿病患者合并眼盲及肾衰竭的原因是（　　）
    A. 小动脉病变
    B. 大动脉病变
    C. 微血管病变
    D. 毛细血管病变
    E. 末梢血管病变

25. 护士为病区的糖尿病患者进行健康指导，应请患者牢记的治疗糖尿病最基本的措施是（　　）
    A. 口服降糖药
    B. 注射胰岛素
    C. 控制饮食
    D. 加强运动
    E. 胰腺移植

26. 对任何类型的糖尿病均适用的护理措施是（　　）
    A. 运动疗法
    B. 心理护理
    C. 控制饮食
    D. 口服降糖药
    E. 胰岛素治疗

27. 以下关于胰岛素使用注意事项的叙述，不正确的是（　　）
    A. 注射胰岛素易引起低血糖
    B. 胰岛素应置于 0～4℃冰箱中保存，禁止冷冻
    C. 根据血糖监测结果，及时调整胰岛素的剂量

D. 胰岛素宜在餐前注射
E. 在抽取时先抽中、长胰岛素，再抽普通胰岛素

28. 单独使用不会导致低血糖反应的药物是（　　）
    A. 格列吡嗪
    B. 优降糖
    C. 格列美脲
    D. 胰岛素
    E. 二甲双胍

29. 糖尿病酮症酸中毒的诱因不包括（　　）
    A. 严重感染
    B. 外伤
    C. 大手术
    D. 不规律的胰岛素治疗
    E. 定时、定量进食

30. 磺脲类降糖药物中最易并发严重低血糖的是（　　）
    A. 二甲双胍
    B. 格列本脲
    C. 阿卡波糖
    D. 罗格列酮
    E. 拜糖平

31. 痛风患者可以选择的食物是（　　）
    A. 鸡肾
    B. 绵羊肉
    C. 贝类
    D. 牛奶
    E. 牛肉汤

32. 在甲状腺癌中，发病率最高的类型是（　　）
    A. 乳头状癌
    B. 滤泡状腺癌
    C. 未分化癌
    D. 髓样癌
    E. 黏液腺癌

33. 在甲状腺癌中，恶性程度最高的类型
是( )
   A. 乳头状癌
   B. 滤泡状腺癌
   C. 未分化癌
   D. 髓样癌
   E. 黏液腺癌

34. 可明确甲状腺结节性质的有效方法是
( )
   A. 监测血浆甲状腺素水平
   B. 甲状腺 B 超检查
   C. 颈部 X 线摄片
   D. 细针穿刺细胞学检查
   E. 放射性^{99m}Tc 甲状腺局部扫描

35. 治疗甲状腺癌的基本方法是( )
   A. 手术切除
   B. 内分泌疗法
   C. 放射性核素治疗
   D. 放射外照射治疗
   E. 药物化疗

36. 甲状腺癌术后的患者服用甲状腺素片
的主要目的是( )
   A. 预防甲状腺功能减退
   B. 抑制促甲状腺激素的分泌
   C. 直接抑制甲状腺癌细胞
   D. 促进甲状腺细胞分泌功能的代偿
   E. 预防甲状腺功能减退，抑制促甲
状腺激素

37. 甲状腺癌手术切除时，宜采用的体位
是( )
   A. 仰卧屈膝位
   B. 头高足低位
   C. 仰卧，颈过伸位
   D. 半坐位
   E. 双凹卧位

38. 患者行甲状腺癌手术后，护士重点观
察的内容可除外( )

   A. 颈部肿胀情况及引流液的性质
和量
   B. 声音嘶哑
   C. 呛咳
   D. 手足抽搐
   E. 24 h 尿量

A₂型题

39. 患者，女性，21 岁。双侧甲状腺肿大，
清晨起床前测得血压为 140/70 mmHg，
脉搏为 100 次/分，该患者的甲状腺
功能应属于( )
   A. 先天性功能低下
   B. 功能正常
   C. 轻度甲状腺功能亢进
   D. 中度甲状腺功能亢进
   E. 重度甲状腺功能亢进

40. 患者，女性，35 岁。行甲状腺次全
切除术后 8 h，患者自诉颈部伤口肿
胀，呼吸困难，越来越严重。应立即
对该患者采取的措施是( )
   A. 给予呼吸兴奋药
   B. 给患者取端坐位
   C. 气管切开
   D. 拆除缝线清除积血
   E. 用吸引器吸出呼吸道中的分泌物

41. 患者，女性，37 岁。近 2 年来急躁
易激动，失眠多汗，多食但消瘦，
脉率 >100 次/分，甲状腺肿大，入
院准备进行甲状腺大部分切除手术。
护士为该患者行术前药物准备，该患
者不能使用的药物是( )
   A. 地西泮
   B. 阿托品
   C. 哌替啶
   D. 吗啡
   E. 苯巴比妥钠

42. 患者，女性，30岁。因甲状腺功能亢进症入院，医嘱予基础代谢率检查，护士指导患者应达到的检查要求的静卧空腹标准是(　　)
    A. 禁食10 h，睡眠8 h以上
    B. 禁食10 h，睡眠6 h以上
    C. 禁食12 h，睡眠6 h以上
    D. 禁食12 h，睡眠10 h以上
    E. 禁食12 h，睡眠8 h以上

43. 患者，男性，32岁。因甲状腺功能亢进接受^{131}I治疗。治疗后护士应嘱患者定期复查，以便及早发现(　　)
    A. 甲状腺癌变
    B. 永久性甲状腺功能减退症
    C. 红细胞减少
    D. 突眼恶化
    E. 声音嘶哑

44. 患者，女性，23岁。甲状腺功能亢进症。行^{131}I治疗中出现恶心、呕吐、大汗淋漓、神志恍惚。查体：体温39℃，心率160次/分。判断该患者可能发生的情况是(　　)
    A. ^{131}I治疗正常反应
    B. 甲状腺危象
    C. 低血糖
    D. 低血容量休克
    E. ^{131}I过敏反应

45. 患者，女性，16岁。1型糖尿病，胰岛素用量每餐12 U。今晚餐前注射胰岛素后半小时患者诉心悸、出汗、头晕，有软弱无力感。护士应首先考虑的情况是(　　)
    A. 药物过敏反应
    B. 心肌缺血
    C. 自主神经紊乱
    D. 低血糖
    E. 周围神经炎

46. 患者，女性，65岁。因糖尿病住院，经过治疗血糖得以控制。护士对该患者进行饮食指导时，应告诉其每日总热量在三餐中的比例为(　　)
    A. 早餐1/3，中餐2/3，晚餐不进食
    B. 早餐1/5，中餐、晚餐各2/5
    C. 早餐、中餐各1/4，晚餐1/2
    D. 早餐1/4，中餐1/2，晚餐为1/4
    E. 早餐1/2，剩下的部分中餐、晚餐各半

47. 患者，男性，58岁。因严重腹泻、脱水出现意识障碍入急诊，急查血糖34.1 mmol/L，尿酮体（±），考虑该患者出现的意识障碍可能属于(　　)
    A. 高血压合并糖尿病
    B. 低血糖昏迷
    C. 休克并发意识障碍
    D. 糖尿病酮症酸中毒昏迷
    E. 高渗性非酮症糖尿病昏迷

48. 患者，女性，62岁。糖尿病病史二十余年，一直未规律监测血糖，血糖控制不佳。近1个月出现眼睑及下肢水肿来诊。尿常规检查：尿糖（+++），尿蛋白（++）。考虑患者发生了(　　)
    A. 高血压肾病
    B. 慢性肾小球肾炎
    C. 慢性间质性肾炎
    D. 糖尿病肾病
    E. 肾病综合征

49. 患者，男性，45岁。患糖尿病5年，近日出现糖尿病酮症酸中毒，其呼吸特点为(　　)
    A. 呼吸频率异常
    B. 吸气时间长于呼气时间
    C. 呼吸困难

D. 深度呼吸

E. 呼吸浅促

50. 患者，女性，41 岁。关节红、肿、痛及尿路结石 5 年，食用肉类时症状加重。与患者疾病有关的代谢紊乱是（　　）

 A. 糖代谢紊乱

 B. 脂代谢紊乱

 C. 嘌呤核苷酸代谢紊乱

 D. 嘧啶核苷酸代谢紊乱

 E. 蛋白质代谢紊乱

A_3/A_4 型题

（51~53 题共用题干）

患者，女性，42 岁。甲状腺肿大、突眼、心慌、失眠，心率 100 次/分，血压 130/80 mmHg，诊断为甲状腺功能亢进症。

51. 术前给予患者复方碘化钾（卢戈液）口服，其目的是（　　）

 A. 减少甲状腺血流，使其变小、变硬

 B. 抑制甲状腺素的作用

 C. 抑制甲状腺素合成

 D. 使甲状腺腺体增生

 E. 减轻心脏损害

52. 术中为避免甲状旁腺损伤，应熟悉甲状旁腺的位置，其位于（　　）

 A. 甲状腺峡部腹侧

 B. 甲状腺两叶背侧

 C. 甲状腺两叶中部

 D. 甲状腺中央区

 E. 甲状腺下端

53. 该患者的基础代谢率是（　　）

 A. 20%

 B. 25%

 C. 35%

D. 39%

E. 55%

（54~55 题共用题干）

患者，男性，17 岁。患 1 型糖尿病 3 年，长期皮下注射胰岛素，近 2 天因腹泻停用。查体：意识不清，血压 75/50 mmHg，心率 125 次/分，皮肤中度失水征，呼吸深大，有烂苹果味。

54. 与该患者的诊断无关的检查是（　　）

 A. 血气分析

 B. 血脂、胆固醇测定

 C. 血糖测定

 D. 尿糖、尿酮测定

 E. 血培养

55. 该患者最可能发生了（　　）

 A. 高渗性非酮症性糖尿病昏迷

 B. 糖尿病酮症酸中毒

 C. 糖尿病乳酸性酸中毒

 D. 低血糖昏迷

 E. 低血容量性休克

（56~57 题共用题干）

患者，女性，58 岁。患 2 型糖尿病 3 年，肥胖体态，目前空腹血糖 11.6 mmol/L，控制饮食和口服降糖药后，效果仍不理想。

56. 可给予该患者的建议是（　　）

 A. 控制饮食

 B. 开展运动疗法

 C. 更换降糖药

 D. 皮下注射胰岛素

 E. 行血酮体和尿酮体监测

57. 护士对患者进行关于自我保健措施的宣教中，其宣教的内容应排除（　　）

 A. 加强体育运动

 B. 低脂饮食，以饱和脂肪为主

 C. 低糖饮食

 D. 定时测血糖

E. 每天用温水洗脚

（58～59 题共用题干）

患者，男性，42 岁。高血压 4 年，高血脂 1 年，反复性关节炎史 3 年。近 3 天出现右足踝关节伴第一跖趾关节异常疼痛，伴红肿，不能行走，血尿酸 526 μmol/L。

58. 对该患者，最佳的治疗方法是应用
（　　）

A. 丙磺舒

B. 秋水仙碱

C. 溴水马隆

D. 别嘌醇

E. 吲哚美辛

59. 护士对患者做饮食指导时，告诫患者不应多吃的食物为（　　）

A. 鸡蛋

B. 牛奶

C. 西蓝花

D. 香蕉

E. 扁豆

第十三章 血液、造血器官及免疫疾病患者的护理

 知识串讲

血液及造血系统的解剖生理	1. 红细胞计数（RBC）　男（4.0~5.5）×10^{12}/L；女（3.5~5.5）×10^{12}/L 2. 血红蛋白（Hb）　男120~160 g/L；女110~150 g/L 3. 白细胞（WBC）　（4~10）×10^9/L 4. 血小板（PLT）　（100~300）×10^9/L 5. 小儿白细胞中的中性粒细胞数和淋巴细胞数有两次交叉，一次是出生后4~6天，一次是4~6岁
缺铁性贫血	1. 小儿贫血（Hb）　新生儿：轻度120~144 g/L，中度90~120 g/L，重度60~90 g/L，极重度<60 g/L。儿童：轻度90~120 g/L，中度60~90 g/L，重度30~60 g/L，极重度<30 g/L 2. 缺铁性贫血　①十二指肠及空肠上段是机体吸收铁的场所。②临床表现：皮肤黏膜苍白，肝、脾、淋巴结肿大，异食癖、指甲变薄、反甲、匙状甲。③治疗（口服铁剂，在Hb恢复正常后，继续服铁剂3~6个月）。④服用铁剂的注意事项：在餐后服用；与维生素C同服；小剂量开始；不可与牛奶、茶、蛋同服；防止过量中毒；吸管或服后漱口；深部肌肉注射
营养性巨幼红细胞性贫血	1. 缺乏维生素B$_{12}$和叶酸的一种大细胞性贫血 2. 该病患者以6个月~2岁者多见 3. 辅助检查　维生素B$_{12}$<100 ng/L（正常值200~800 ng/L），叶酸<3 μg/L（正常值5~6 μg/L）
再生障碍性贫血	1. 氯霉素是最常见的致病药物 2. 临床表现　进行性贫血、出血、反复感染而肝、脾、淋巴结多无肿大，分为ASS（早期表现为出血与感染，死亡原因为脑出血和严重感染）和NASS（首发和主要表现为贫血） 3. 骨髓象——确诊的主要依据 4. 雄激素是治疗本病的首选药物，常用丙酸睾酮衍生物司坦唑；重型再生障碍性贫血的治疗首选免疫抑制剂

续表

白血病	1. 急性白血病　①临床表现（贫血是首发症状；发热主要由感染导致，感染由于成熟粒细胞缺乏导致，口腔炎多见；出血由于正常血小板减少导致；肝、脾、淋巴结肿大；白血病细胞浸润骨骼关节引起胸骨下端局部压痛；中枢神经系统白血病）。②辅助检查——骨髓检查为确诊依据。③治疗（防治感染——严重感染是致死的主要原因；预防尿酸肾病——多饮水，给予别嘌呤抑制尿酸合成；化疗——急性淋巴细胞白血病首选 VP 方案，非急性淋巴细胞白血病常用 DA 方案；防治中枢神经系统白血病首选甲氨蝶呤）。④护理（给予高蛋白、高维生素、高热量饮食；用药注意：长春新碱——末梢神经炎；柔红霉素、高三尖杉酯碱——心脏及心脏传导损害；甲氨蝶呤——口腔黏膜溃疡；环磷酰胺——脱发、血尿） 2. 慢性粒细胞白血病　①临床表现：乏力、消瘦、低热、多汗、巨脾、胸骨中下段压痛；②治疗：药物首选羟基脲
血友病	1. 血友病是常见的，由遗传因子缺乏导致的出血性疾病 2. 治疗　替代治疗、预防性治疗 3. 护理　出血护理：防止外伤，预防出血；尽量口服给药
特发性血小板减少性紫癜	1. 是小儿出血性疾病，主要表现为皮肤、黏膜、内脏出血 2. 肾上腺糖皮质激素是首选药物 3. 护理　适当活动：血小板计数 >（30～40）×10^9/L；卧床休息：血小板计数 <（30～40）×10^9/L
过敏性紫癜	最常见的症状是皮肤紫癜，分为 5 型，其中紫癜型（单纯型）是最常见的临床类型，多位于下肢及臀部，对称分布；肾型是最严重且预后相对较差的临床类型
弥散性血管内凝血（DIC）	①微血栓是 DIC 的基本和特异性病理变化。②感染性疾病 DIC 发病的常见原因。③按病程分期：高凝血期、消耗性凝血期、继发性纤溶亢进期。④出血倾向是 DIC 最常见的症状

A₁ 型题

1. 导致儿童营养性缺铁性贫血最常见的原因是（　）
   A. 铁摄入量不足
   B. 体内储铁量不足
   C. 铁丢失量过多
   D. 疾病影响
   E. 生长发育过快

2. 治疗特发性血小板减少紫癜首选（　）

A. 激素治疗
B. 抗生素治疗
C. 免疫抑制剂治疗
D. 输血激素治疗
E. 脾切除

3. 治疗营养性缺铁性贫血，口服铁剂的时间是（　）
   A. 餐前
   B. 餐后
   C. 晚间

D. 空腹

E. 睡前

4. 为缺铁性贫血患者制订的最恰当的食物组合是（　　）

　　A. 大虾、豆浆

　　B. 猪排、雪碧

　　C. 鸡丁、酸奶

　　D. 羊肝、橙汁

　　E. 豆腐、绿茶

5. 治疗缺铁性贫血患者，最重要的措施是（　　）

　　A. 补充铁剂

　　B. 中药治疗

　　C. 输血治疗

　　D. 应用促红细胞生长素

　　E. 病因治疗

6. 缺铁性贫血与再生障碍性贫血共有的表现除外（　　）

　　A. 头晕、乏力

　　B. 活动后心悸、气短

　　C. 耳鸣、眼花

　　D. 吞咽困难

　　E. 眼结膜苍白

7. 特发性血小板减少性紫癜贫血及出血的特点是（　　）

　　A. 贫血重而出血轻

　　B. 贫血轻而出血重

　　C. 有贫血而无出血

　　D. 可无贫血，但有皮下出血

　　E. 贫血与出血一致

8. 由维生素 B_{12}、叶酸缺乏引起的贫血是（　　）

　　A. 小细胞低色素性贫血

　　B. 大细胞性贫血

　　C. 正常细胞性贫血

　　D. 小细胞高色素性贫血

　　E. 再生障碍性贫血

9. 营养性缺铁性贫血患者，口服铁剂的停药时间是（　　）

　　A. 血红蛋白转为正常后 3 个月

　　B. 血红蛋白转为正常后 1 个月

　　C. 红细胞数转为正常后 2 个月

　　D. 红细胞数转为正常后 1 个月

　　E. 贫血症状消失

10. 肝素用于 DIC 早期的抗凝治疗，在注射前后需测定（　　）

　　A. 凝血时间

　　B. 出血时间

　　C. 血小板计数

　　D. 红细胞计数

　　E. 纤维蛋白原含量

11. 导致急性白血病患者出血的主要原因是（　　）

　　A. 血管变脆

　　B. 弥散性血管内凝血

　　C. 血小板质和量的异常

　　D. 造血功能障碍

　　E. 凝血酶原的缺乏

12. 再生障碍性贫血属于（　　）

　　A. 小细胞低色素性贫血

　　B. 大细胞性贫血

　　C. 正常细胞性贫血

　　D. 小细胞高色素性贫血

　　E. 巨幼细胞性贫血

13. 急性白血病患者最常见的炎症部位是（　　）

　　A. 肺部感染

　　B. 肛周炎

　　C. 口腔炎

　　D. 败血症

　　E. 尿路感染

14. DIC 在消耗性低凝期的病理变化不包括（　　）

　　A. 凝血酶原时间延长

B. 出凝血时间延长

C. 血中凝血酶增加

D. 血小板减少

E. 纤维蛋白原减少

15. DIC 早期最常用的抗凝药物是（　　）

A. 双香豆素

B. 华法林

C. 肝素

D. 低分子肝素钙（速碧凝）

E. 枸橼酸钠

16. 对于过敏性紫癜的治疗，首先考虑（　　）

A. 查找过敏原，并避免再次接触

B. 应用抗组胺药物

C. 应用环磷酰胺

D. 应用大剂量糖皮质激素

E. 应用大剂量维生素 C

A₂型题

17. 贫血患儿，2 岁。活动量稍大时出现气促、心悸，血红蛋白 40 g/L，该患儿的贫血程度为（　　）

A. 轻度

B. 中度

C. 重度

D. 极重度

E. 特重度

18. 患儿，男性，9 个月。单纯羊乳喂养。为预防营养性巨幼细胞性贫血，护士可向家长推荐的富含叶酸的食品有（　　）

A. 甜食

B. 腌制品

C. 海产品

D. 干果类

E. 新鲜的绿叶蔬菜

19. 患者，男性，26 岁。患血友病16 年，胃大部切除术后 2 h 出现烦躁不安，伤口敷料渗血，值班护士首先应采取的措施是（　　）

A. 监测血糖变化

B. 监测生命体征

C. 观察皮肤受压情况

D. 查看患者病历

E. 查看患者四肢活动情况

20. 患者，女性，30 岁。每次月经量过多，持续时间长，头晕耳鸣、心悸、气短、贫血、面色苍白、疲乏无力。血常规提示：小细胞低色素性贫血。护士判断其贫血为（　　）

A. 再生障碍性贫血

B. 出血性贫血

C. 缺铁性贫血

D. 溶血性贫血

E. 维生素 B₁₂缺乏

21. 某再生障碍性贫血患者，护士观象到患者活动后突然出现头痛、呕吐、视物模糊、意识障碍，该护士可采取的护理措施不包括（　　）

A. 平卧位

B. 按医嘱给予脱水药

C. 观察患者意识状态、瞳孔大小

D. 迅速建立静脉通路

E. 头部略低，保证脑部的供氧

22. 患者，女性，57 岁。患白血病 2 年。患者突然出现头痛、头晕、视物模糊，呼吸急促，来院急诊。判断该患者可能发生的并发症是（　　）

A. 蛛网膜下腔出血

B. 脑膜炎

C. 颅内出血

D. 脑梗死

E. 高血压脑病

23. 患者，女性，25 岁。重型再生障碍性贫血。护士巡视病房时发现患者头痛、呕吐、烦躁不安。以下护士采取的护理措施中，不正确的是(　　)
    A. 立即通知值班医师
    B. 患者平卧位，头偏向一侧
    C. 给予脱水药
    D. 输注浓缩红细胞
    E. 密切观察患者的病情变化

24. 患儿，女性，11 个月。单纯母乳喂养。因表情呆滞，活动减少 3 周就诊。查体：患儿面色苍白，四肢震颤，肝肋下 2 cm。血常规示红细胞 2.4×10^{12}/L，血红蛋白 75 g/L，白细胞 9.8×10^9/L，网织红细胞 0.005。预防本病的关键是(　　)
    A. 按时添加含铁丰富的辅食
    B. 及时添加谷类食物
    C. 坚持母乳喂养
    D. 及时添加菜汁、果汁、肉末等食物
    E. 不可随便用药

25. 患者，女性，17 岁。因月经经量增多就诊。自幼轻微碰伤即会出现皮肤紫斑。实验室检查示缺乏凝血因子Ⅷ，诊断为血友病。以下护士为患者实施的健康教育中，错误的是(　　)
    A. 尽量避免受伤
    B. 限制剧烈活动
    C. 注意观察出血情况
    D. 可用阿司匹林治疗
    E. 结婚前应去医院咨询

26. 患者，女性，28 岁。因皮肤发红，有淤斑，伴牙龈出血就诊。2 周前曾有上呼吸道病毒感染。实验室检查示出血时间延长，血小板计数低，皮肤束臂试验阳性，骨髓象示幼稚型巨核

细胞增多。首选的药物治疗方案应为(　　)
    A. 肾上腺糖皮质激素
    B. 输血及血小板悬液
    C. 静脉滴注大剂量丙种球蛋白
    D. 免疫抑制药
    E. 达那唑

27. 患者严重贫血，近日突发高热、皮肤广泛淤斑。若诊断为急性白血病，最有价值的检查是(　　)
    A. 血常规检查
    B. 尿液常规检验
    C. 血培养检查
    D. CT 检查
    E. 骨髓象检查

28. 患儿，男性，8 岁。1 周前被确诊为上呼吸道感染，2 天前突然发现双下肢、胸腹部出现大量出血性皮疹，高出皮面，压之不褪色，发痒，伴双膝关节痛。该患儿所患疾病可能为(　　)
    A. 川崎病
    B. 猩红热
    C. 血友病
    D. 过敏性紫癜
    E. 急性肾炎

A_3/A_4 型题

(29 ~ 31 题共用题干)

患儿，7 岁。因发热 2 天，鼻腔、牙龈出血 1 天入院。查体：体温 39.0℃，全身皮肤淤斑、腋下淋巴结增大，胸骨下压痛，肝、脾大。骨髓象：有核细胞增生活跃，正常幼红细胞和巨核细胞减少。

29. 遵医嘱给予患者别嘌醇治疗，护士向患者解释该药的作用是(　　)
    A. 减少血细胞的破坏

B. 降低白细胞

C. 预防原症状复发

D. 预防尿酸性肾病

E. 预防免疫疾病

30. 经治疗患者的症状缓解，今日突然出现头痛、头晕、昏迷，急查脑脊液压力增高，白细胞计数增加，葡萄糖定量减少。血常规：血小板 65×10^9/L。该患者最有可能发生了(　　)

A. 脑梗死

B. 颅内出血

C. 继发中枢神经系统感染

D. 中枢神经系统白血病

E. 弥散性血管内凝血

31. 该患者最有可能发生的问题是(　　)

A. 急性非淋巴细胞白血病

B. 慢性粒细胞白血病

C. 急性淋巴细胞白血病

D. ITP 急性发作

E. 脾功能亢进

(32~33 题共用题干)

患者，女性，25 岁。2 周前因受凉出现上呼吸道感染，自服"感冒冲剂"后出现腹痛、腹泻及便血，次日双下肢膝关节以下出现散在性紫癜。血红蛋白 120 g/L，白细胞 12×10^9/L，中性粒细胞 0.8，血小板 160×10^9/L，尿蛋白（＋），红细胞 10~20 个/HP，白细胞 5~10 个/HP，颗粒管型 1~2 个/HP。

32. 该病预后较差的临床表现类型是(　　)

A. 紫癜型

B. 肾型

C. 腹型

D. 关节型

E. 腹型与关节型并存

33. 该疾病的临床表现不包括(　　)

A. 水肿

B. 紫癜

C. 腹痛伴恶心、呕吐或便血

D. 关节肿痛，呈游走性

E. 血尿、蛋白尿及管型

第十四章 传染病患者的护理

 知识串讲

麻疹	1. 麻疹是由麻疹病毒引起，经呼吸道飞沫传播的疾病。麻疹患者是麻疹唯一的传染源，出疹前 5 天至出疹后 5 天均具有传染性，有并发症者传染性可延至出疹后 10 天 2. 临床表现　前驱期的主要特征是麻疹黏膜斑，出疹期的表现为发热 3～4 天出现皮疹，始见于耳后发际，为淡红色出血性斑丘疹，恢复期的表现为疹退后留有麦麸样脱屑及浅褐色色素沉着 3. 护理　麻疹患儿高热时禁用乙醇擦浴、冷敷，患者进行呼吸道隔离至出疹后 5 天，有并发症者延至出疹后 10 天。接触者隔离观察 21 天，并在接触麻疹 5 天内注射免疫球蛋白，对 8 个月以上的小儿接种麻疹疫苗
水痘	1. 水痘是由水痘-带状疱疹病毒引起的，通过直接接触、空气飞沫传播的疾病，水痘患者是唯一的传染源，出疹前 1～2 天至疱疹全部结痂之前均具有传染性 2. 临床表现　红色斑疹或斑丘疹，形成水泡，不同性状皮疹同时存在，躯干多，四肢少，呈自限性 3. 治疗　首选阿昔洛韦，高热时禁用阿司匹林，出疹期禁用糖皮质激素，皮肤瘙痒难耐时局部涂炉甘石洗剂。水痘患者应隔离至疱疹全部结痂或出疹后 7 天，易感儿接触后应隔离观察 3 周
流行性腮腺炎	1. 通过飞沫、直接接触传播，感染后可获得持久免疫力。患者和隐性感染者为本病的传染源，自腮腺肿大前 1 天至消肿后 3 天均具传染性 2. 临床表现　一侧腮腺肿大，以耳垂为中心，脑膜脑炎为其常见并发症 3. 护理　局部冷敷，忌酸辣、硬而干燥的食物，睾丸炎用丁字带托起阴囊消肿。患儿应呼吸道隔离至腮腺肿大完全消退，接触者观察 3 周，易感儿可接种腮腺炎减毒活疫苗
流行性乙型脑膜炎	1. 猪是流行性乙型脑膜炎的主要传染源及中间宿主，蚊虫是主要传播媒介 2. 高热、惊厥及呼吸衰竭是流行性乙型脑膜炎极期的严重症状，呼吸衰竭常为主要致死原因 3. 特异性 IgM 抗体测定，可作为早期诊断的依据。处理好高热、抽搐和呼吸衰竭是抢救的关键

流行性感冒	1. 流行性感冒的主要表现为急起高热、全身疼痛、显著乏力和轻微呼吸道症状。经呼吸道空气飞沫传播，患者及隐性感染者是本病的主要传染源，传染期为 1 周，以发病 3 天内传染性最强 2. 治疗 隔离患者 1 周或至主要症状消失，隔离期避免外出，如外出需戴口罩
艾滋病	传播途径 ①性接触传播（最主要）。②共用针头注射及血源途径。③母婴传播。④其他途径，如应用 HIV 感染者的器官移植或人工授精，被污染的针头刺伤或破损皮肤意外受感染。高危人群为男性同性恋者、多个性伴侣者、静脉药物依赖者和血制品使用者
猩红热	1. 猩红热的主要致病菌为 A 组乙型溶血性链球菌，猩红热患者及带菌者为主要传染源，通过呼吸道飞沫传播，自发病前 24 h 至疾病高峰传染性最强 2. 临床表现 ①发热。②皮疹：始于耳后，为针尖大小的充血性皮疹，帕氏线，口周苍白圈，杨梅舌，糠皮样脱屑。③咽峡炎 3. 治疗 首选青霉素。发热时禁用冷水或乙醇擦浴。隔离患者至症状消失后 1 周，连续咽拭子培养 3 次阴性。密切接触者需观察 7 天
结核	1. 痰中带菌的结核患者是重要传染源，主要通过呼吸道传播 2. 临床表现 午后低热、乏力、食欲缺乏、消瘦、盗汗，女性出现月经失调或闭经 3. 辅助检查 ①痰结核杆菌检查是确诊肺结核的重要方法。②结核菌素试验：常用 PPD，在左前臂屈侧中部皮内注射 0.1 mL，48～72 h 测量皮肤硬结直径，<5 mm 为阴性，5～9 mm 为弱阳性，10～19 mm 为阳性，20 mm 以上或有水疱坏死为强阳性。结核菌素试验阳性表示曾有结核感染，但不一定患病。若呈强阳性则提示活动性结核。3 岁以下强阳性者，提示为新进感染的活动性结核 4. 治疗 ①化疗药物使用应遵循早期、联合、适量、规律和全程治疗的原则。常用药物及不良反应有：利福平可导致黄疸、转氨酶一过性升高及变态反应；链霉素可导致耳聋和肾功能损害；对氨基水杨酸钠可有胃肠道刺激、变态反应；异烟肼可有周围神经炎、中毒反应；乙胺丁醇可出现球后视神经炎。②咯血的治疗原则为镇静、止血、患侧卧位，咯血窒息是咯血致死的原因之一，大咯血时取患侧半卧位，轻轻将气管内积血咯出，给予垂体后叶素加葡萄糖溶液缓慢静注。③给予高热量、高维生素、高蛋白饮食
病毒性肝炎	1. 经粪－口途径传播的肝炎有甲肝和戊肝，经血液传播的有乙肝、丙肝和丁肝 2. 临床表现 ①急性黄疸型肝炎：黄疸前期的表现为食欲减退、厌油恶心，黄疸期尿色加深如浓茶样，巩膜和皮肤黄染。②急性无黄疸型肝炎主要表现为消化道症状。③重型肝炎表现为黄疸迅速加深，肝脏进行性缩小，出现肝臭，精神神经系统症状

续表

病毒性肝炎	3. 辅助检查 ①丙氨酸氨基转移酶是判定肝细胞损害的重要指标。②肝炎病毒病原学检测：血清抗 HAV – IgM 是甲肝病毒近期感染的指标，是确诊甲肝最主要的标志物；HBsAg 阳性见于乙肝病毒感染；抗 – HBs 阳性见于预防接种乙肝疫苗后或过去感染 HBV 并产生免疫力的恢复者；HBeAg 阳性提示 HBV 复制活跃，传染性较强 4. 治疗 为阻断母婴传播应对新生儿应用乙肝疫苗＋高效价乙肝免疫球蛋白注射，肝炎急性期患者宜进食清淡易消化，富含维生素的流质饮食
中毒性细菌性痢疾	1. 患者和带菌者是主要传染源，通过消化道传播，呼吸衰竭是导致患者死亡的主要原因 2. 中毒性细菌性痢疾表现为高热、黏液脓血便，对患儿采取肠道隔离至临床症状消失后 1 周或 3 次便培养阴性止
流行性脑脊髓膜炎	1. 患者和带菌者为主要传染源，经呼吸道传播，从潜伏期末开始至发病 10 天内具有传染性 2. 临床表现 流行性脑、髓膜炎分为前驱期、败血症期、脑膜炎期、恢复期。皮肤淤点、淤斑为败血症期的特征性表现 3. 治疗 首选青霉素。患者进行呼吸道隔离至症状消失后 3 天，但不少于发病后 7 天，接触者医学观察 7 天

A_1 型题

1. 麻疹的传播途径是（　　）
   A. 飞沫呼吸道传播
   B. 虫媒传播
   C. 消化道传播
   D. 血液传播
   E. 皮肤接触传播

2. 针对麻疹患儿的护理措施，不包括（　　）
   A. 高热时用乙醇拭浴或用药物迅速降温
   B. 剪短指甲，防止抓伤皮肤，继发感染
   C. 做好口腔、眼部的护理
   D. 及时做好隔离措施
   E. 观察有无合并症出现

3. 对于麻疹患者应采取的隔离期是（　　）

   A. 发热后 5 天
   B. 热退后 1 周
   C. 疹退后 10 天
   D. 疹退后 5 天
   E. 出疹后 5 天

4. 降低麻疹发病率的关键措施是（　　）
   A. 早发现，早诊断，早治疗
   B. 一旦发现麻疹患者立即隔离
   C. 医学检疫 21 天
   D. 易感儿按时注射麻疹疫苗
   E. 注意公共场所卫生

5. 麻疹最常见的并发症是（　　）
   A. 肺炎
   B. 麻疹脑炎
   C. 喉炎
   D. 心肌炎
   E. 急性胰腺炎

6. 麻疹出疹的顺序是（　　）

A. 头面→耳后→躯干→四肢末端→全身

B. 耳后发际→面部→躯干→四肢→手掌足底

C. 四肢末端→头面→躯干→背部→胸部

D. 四肢末端→躯干→头面→耳后发际

E. 四肢末端→头面→耳后发际→前胸→后背

7. 流行性腮腺炎的隔离期应到( )

A. 腮腺肿大完全消退

B. 腮腺肿大完全消退后 3 天

C. 腮腺肿大完全消退，再观察 7 天

D. 腮腺肿大完全消退，再观察 10 天

E. 并发症消退后

8. 流行性腮腺炎的平均潜伏期为( )

A. 7 天

B. 10 天

C. 12 天

D. 14 天

E. 18 天

9. 甲型病毒型肝炎的传播途径是( )

A. 血液传播

B. 性交传播

C. 虫媒传播

D. 粪 – 口传播

E. 呼吸道传播

10. 以下关于病毒性肝炎的描述，错误的是( )

A. 传染源为患者和（或）带病毒者

B. 乙型病毒性肝炎主要通过血液途径传播

C. 病后可获得免疫力，但彼此无交叉免疫保护力

D. 甲肝儿童多见，病程呈自限性

E. 各种病毒性肝炎均应进行抗病毒治疗

11. 护士对艾滋病患者进行健康史评估时，下列内容重要性最低的是( )

A. 有无输血史

B. 有无静脉吸毒史

C. 有无器官移植史

D. 有无同性性行为

E. 有无吸食大麻史

12. 能反应艾滋病预后和疗效的项目是( )

A. CD_4^+/CD_8^+ 值

B. 血清 P24 抗原水平

C. 血清 HIV 抗体检测

D. 淋巴细胞总值

E. 淋巴结活检

13. 下列以昆虫为媒介传播的疾病是( )

A. 肺结核

B. 流行性腮腺炎

C. 猩红热

D. 流行性乙型脑膜炎

E. 禽流感

14. 以下为护士对脱屑期猩红热患儿采取的皮肤护理措施，其中错误的是( )

A. 大片脱皮时用消毒剪刀剪掉

B. 观察皮疹消退及脱皮情况

C. 用温水清洗皮肤，禁用肥皂清洗

D. 脱皮时涂凡士林或液状石蜡

E. 脱落的皮屑面积大时可用手轻轻撕掉

15. 猩红热的出疹时间是在发热后( )

A. 12 h

B. 24 h

C. 2 ~ 3 天

D. 3 ~ 5 天

E. 6 ~ 7 天

16. 引起咯血最常见的疾病是( )

A. 肺癌

B. 肺炎

C. 支气管扩张

D. 肺脓肿

E. 肺结核

17. 对于未接种过卡介苗的患儿行结核菌素试验，其结果如果呈强阳性反应，常提示（　　）

A. 机体反应正常

B. 需要接种卡介苗

C. 有活动性肺结核

D. 曾有结核分枝杆菌感染

E. 营养状况良好

18. 利福平的主要不良反应是（　　）

A. 末梢神经损害

B. 听神经损害

C. 视神经损害

D. 胃肠功能障碍

E. 肝功能损害

19. 肺结核患者使用链霉素抗结核治疗，护士指导患者观察药物不良反应，应重点监测的是（　　）

A. 循环系统反应

B. 消化系统的毒性反应

C. 神经系统反应

D. 肾毒性

E. 造血系统反应

20. 肺结核大咯血窒息患者，护士采取的最关键的抢救措施是（　　）

A. 立即给予心电监护

B. 立即吸氧

C. 立即输液

D. 立即清理患者呼吸道内的血液

E. 立即输血

21. 以下各项中，是切断肺结核传播途径最有效措施的是（　　）

A. 积极开展爱国卫生运动，进行广

泛性的环境消毒

B. 异烟肼预防性服药

C. 对于易感人群加强保护

D. 隔离并治疗痰液培养为阳性的患者

E. 全民接种卡介苗

22. 静脉注射垂体后叶素治疗肺结核合并大咯血，可能出现的不良反应不包括（　　）

A. 头痛

B. 心悸

C. 便意

D. 恶心

E. 面色潮红

23. 小儿时期结核病病死率最高的是（　　）

A. 浸润性肺结核

B. 原发型肺结核

C. 结核性脑膜炎

D. 急性粟粒型肺结核

E. 纤维空洞型肺结核

24. 结核菌素试验结果的判断时间应在注射后（　　）

A. 30 min

B. 1 h

C. 12 h

D. 24 h

E. 72 h

25. 流行性感冒的病原体是（　　）

A. 肺炎链球菌

B. 金黄色葡萄球菌

C. 肺炎支原体

D. 流感病毒

E. 流感杆菌

26. 流行性感冒的主要传染源是（　　）

A. 受染的野猪

B. 受染的家畜——猪

C. 受染的家禽——鸡

D. 受染的宠物——狗

E. 流行性感冒患者和隐性感染者

27. 流行性感冒的主要传播途径是(　　)

A. 经排泄物传播

B. 经飞沫传播

C. 经接触传播

D. 经血液传播

E. 经尘埃传播

28. 以下与流行性感冒的临床表现不符合的是(　　)

A. 全身中毒症状重

B. 上呼吸道卡他症状较轻或不明显

C. 轻型患者，症状与普通感冒相似

D. 年老体弱者感染流行性感冒，病情可持续发展

E. 常出现肺外并发症

29. 典型流行性感冒患者，其退热时间一般在(　　)

A. 发热 1～2 天后

B. 发热 3～4 天后

C. 发热 6～7 天后

D. 发热 8～10 天后

E. 发热 12～14 天后

30. 以下关于流行性感冒预防措施的叙述，不正确的是(　　)

A. 定时开窗，保持室内空气流通

B. 加强体育锻炼，提高自身免疫力

C. 流行性感冒高发期，尽量少去人群聚集的公共场所

D. 注意个人卫生，养成勤洗手的习惯

E. 流行性感冒暴发前，积极服用抗病毒药物

31. 流感疫苗的接种对象不包括(　　)

A. 6～35 个月的婴幼儿

B. 60 岁以上的老年人

C. 慢性病患者及体弱多病者

D. 妊娠 3 个月以内的孕妇

E. 在医疗机构一线工作的人员

32. 影响人禽流感预后的主要因素是(　　)

A. 抗生素开始使用的时间

B. 是否出现异常淋巴细胞

C. 禽流感病毒株的亚型

D. 血白细胞数量的增高程度

E. 临床出现阳性反应的时间

33. 对人禽流感高危人群和患者的早期防治，WHO 推荐的抗病毒药物是(　　)

A. 金刚烷胺

B. 奥司他韦（达菲）

C. 病毒唑

D. 阿昔洛韦

E. 齐多夫定

34. 流行性脑脊髓膜炎的传播途径是(　　)

A. 生活密切接触

B. 蚊虫叮咬

C. 经呼吸道

D. 经输血血制品

E. 经消化道

35. 普通型流行性脑脊髓膜炎败血症期最重要的体征是(　　)

A. 高热

B. 休克

C. 皮肤黏膜淤斑

D. 颅内高压征

E. 脑膜刺激征

36. 普通型流行性脑脊髓膜炎病原治疗首选(　　)

A. 氯霉素

B. 青霉素

C. 磺胺药

D. 氨苄青霉素

E. 头孢霉素

A₂型题

37. 患儿，女性，2岁。高烧4~5天，1天来全身出皮疹，为红色粟粒大小斑丘疹，疹间皮肤不充血，精神、食欲差，伴有流涕、畏光，咳嗽严重。该患儿最可能发生的疾病是（　　）

A. 麻疹

B. 风疹

C. 幼儿急疹

D. 猩红热

E. 水痘

38. 患儿，女性，4岁。体温38.7℃，咽痛，躯干可见少量斑疹、丘疹、疱疹，诊断为"水痘"。对该患儿应避免使用的药物是（　　）

A. 维生素C

B. 阿司匹林

C. 局部涂炉甘石洗剂

D. 阿昔洛韦

E. 维生素B₁₂

39. 患者，女性，30岁。2年前确诊为艾滋病，现合并肺结核出现发热、盗汗、淋巴结肿大、咳嗽、咳痰、咯血、呼吸困难而入院治疗。护士为患者吸痰，以下操作正确的是（　　）

A. 吸痰操作前可不洗手

B. 吸痰时可不戴手套，操作后洗手即可

C. 吸痰时将痰液溅到地面，先用漂白粉消毒后再做清洁处理

D. 吸痰管用毕丢入污物桶后再集中处理

E. 吸痰管用毕放入结实的一次性袋内直接焚烧处理

40. 患儿，男性，8岁。发热、咽部肿痛、颈部淋巴结肿大、全身弥漫充血性针尖大小的丘疹，压之褪色，诊断为"猩红热"，患者感染的病原体是（　　）

A. 金黄色葡萄球菌

B. 肺炎克雷伯菌

C. 铜绿假单胞菌（绿脓杆菌）

D. A组β溶血性链球菌

E. 溶血性链球菌

41. 患儿，6岁。因猩红热入院。对她的玩伴或与其密切接触的孩子需行医学观察的时间是（　　）

A. 2天

B. 7天

C. 10天

D. 21天

E. 28天

42. 患者患急性细菌性痢疾，每天排脓血便7~8次，下列护理措施中错误的是（　　）

A. 需执行接触隔离

B. 排便后用软纸擦拭肛门

C. 温水局部坐浴后肛门涂凡士林

D. 鼓励患者多饮水，卧床休息

E. 补充电解质

43. 患儿，9岁。高热、惊厥，有里急后重感2天。询问有不洁饮食史。该患儿最可能发生的情况是（　　）

A. 败血症

B. 急性肺炎

C. 急性细菌性痢疾

D. 急性上呼吸道感染

E. 急性泌尿系统感染

44. 患者，6岁。高热5h，反复抽搐，意识不清，急查白细胞14×10⁹/L，肛拭子取粪便见脓细胞8个/HP，红

细胞 12 个/HP。该患者最可能发生的情况是( )

A. 脑脓肿

B. 高热惊厥

C. 重症肺炎

D. 中毒型细菌性痢疾

E. 电解质平衡紊乱

45. 患儿,女性,1 岁半。近来每日午后发热、咳嗽、盗汗、啼哭。X 线检查示右侧肺门阴影。现结核菌素试验呈强阳性反应,提示患儿( )

A. 新近感染活动性肺结核

B. 曾有过结核感染

C. 营养不良

D. 皮肤过敏反应

E. 应用糖皮质激素

46. 患者,男性,34 岁。午后低热、乏力、食欲缺乏、消瘦、盗汗、咳嗽、咳痰 2 个月。查体:锁骨上、下区可闻湿啰音。最能帮助明确诊断的检查是( )

A. 血常规

B. 血培养

C. 痰培养

D. 胸部 X 线检查

E. 痰结核菌检查

47. 患儿,2 岁。结核菌素试验结果硬结直径 8 mm,2 天后消失,正确的判断是( )

A. 未接触过结核杆菌

B. 曾受过自然感染

C. 接种过卡介苗

D. 潜伏性感染

E. 活动性结核

48. 患者,男性,45 岁。诊断为肺结核,使用乙胺丁醇抗结核化疗。该药的不良反应为( )

A. 肝损伤

B. 心功能下降

C. 视神经炎

D. 听力下降

E. 肾脏毒性作用

49. 患者,女性,37 岁。有 9 年肺结核病史,未治愈。今日咳嗽后突然大咯血 600 mL,并咯血不止,病区护士应首选的紧急处理措施是( )

A. 吸氧

B. 给予镇静药

C. 手术治疗

D. 垂体后叶素 5 U + 葡萄糖静脉注射

E. 纤维支气管镜 + 1% 肾上腺素

50. 患者,女性,28 岁。因浸润性肺结核入院治疗。护士进行饮食指导告知患者正确的饮食方案是( )

A. 高热量、高脂肪、高纤维素饮食

B. 高热量、高纤维素、高糖饮食

C. 低热量、低蛋白、低维生素饮食

D. 高热量、高蛋白、高维生素饮食

E. 低热量、高蛋白、高维生素饮食

51. 患者,男性,28 岁。自感低热、乏力、食欲不振,有盗汗、体重下降、呼吸困难、胸痛等表现,诊断为浸润型肺结核,痰结核菌检查阳性。收入院行抗结核治疗。为了预防肺结核,对于与该患者密切接触的家庭成员可服用( )

A. 利福平

B. 异烟肼

C. 吡嗪酰胺

D. 乙胺丁醇

E. 对氨水杨酸

52. 10 岁女孩,急起发热 3 天,体温 39 ~ 40℃,伴有剧烈头痛、呕吐、乏力。查体:脉搏 100 次/分,皮肤散在淤

斑，神志模糊，谵妄，脑膜刺激征阳性，已按流行性脑脊髓膜炎治疗。根据以上资料，应属于该病的哪一型（　　）

A. 普通型

B. 暴发型休克型

C. 暴发脑膜脑炎型

D. 暴发混合型

E. 慢性败血症型

A_3/A_4型题

（53～54题共用题干）

患儿，男性，7岁。发热1天，皮疹半天。查体：体温38.9℃，脉搏99次/分，呼吸25次/分；精神、面色可，头面部及躯干有散在的红色斑丘疹和疱疹，咽部轻度充血，余阴性。拟诊为水痘。

53. 护士为该患儿提供的护理措施应除处（　　）

A. 剪短患儿指甲，避免抓破皮疹

B. 遵医嘱使用药物，观察疗效及不良反应

C. 做好隔离，防止扩散

D. 用乙醇拭浴，及时降温

E. 适宜的温、湿度

54. 向患儿家长解释该小儿的隔离期为（　　）

A. 至出疹后2天

B. 至出疹后3天

C. 至出疹后5天

D. 至出疹后7天

E. 至皮疹全部消退

（55～57题共用题干）

患者，女性，27岁。单位年度体检查出 HBsAg（＋）。

55. 能提示患者 HBV 复制活跃，传染性强的阳性项目是（　　）

A. HBsHg

B. HBsAb

C. HBeAg

D. HBeAb

E. HBcAb

56. 区分该患者是肝炎患者还是病毒携带者的依据是（　　）

A. HBsAg 滴度

B. HBV－DNA 定量

C. 肝功能

D. HBeAb

E. 抗 HBV－IgM

57. 如果有传染性且患者准备结婚，则有效的预防措施是（　　）

A. 婚后不可生育

B. 待 HBsAg 转阴后结婚

C. 待 HBcAb 转阴半年后结婚

D. 未婚夫接种乙肝疫苗

E. 未婚夫注射免疫球蛋白

（58～59题共用题干）

患儿，7岁。因发热、头痛、呕吐、腹泻2天入院。患儿精神萎靡，抽搐2次。查体：嗜睡，颈强直（＋），凯尔尼格征（＋）。血常规：白细胞 14×10^9/L。脑脊液检查：脑脊液无色透明，白细胞数 110×10^6/L，中性粒细胞 0.82。

58. 护士发现患儿出现反复抽搐，意识不清，伴高热不退，呼吸节律不规则。该护士首选的抢救措施是（　　）

A. 应用脱水药

B. 应用呼吸兴奋药

C. 应用糖皮质激素

D. 应用退热药

E. 应用抗生素

59. 该患者最可能的疾病是（　　）

A. 中毒型细菌性痢疾

B. 化脓性脑膜炎

C. 高热惊厥

D. 流行性乙型脑炎

E. 流行性脑脊髓膜炎（脑膜脑炎型）

（60~61 题共用题干）

患者，男性，29 岁。近 2 个月来低热，乏力，盗汗，消瘦，食欲不振，偶有咳痰而就诊。经问诊和查体后，医生考虑患者可能的诊断是"肺结核"，医嘱行 PPD 试验。

60. 针对患者的消瘦，护士采取了针对性的护理措施，不包括（　　）

　　A. 与患者共同制订合理的饮食营养计划

B. 告诉患者消瘦的主要原因

C. 可有适当的活动增进食欲

D. 给予高蛋白、高热量饮食

E. 给予低蛋白、低脂饮食

61. 护士为患者行 PPD 试验后检查皮试部位的情况，如果结果为阳性，判定标准为皮肤硬结直径（　　）

　　A. ≤4 mm

　　B. 5~9 mm

　　C. 10~19 mm

　　D. ≥20 mm

　　E. ≥20 mm 伴水疱

第十五章 皮肤和皮下组织疾病患者的护理

 知识串讲

疖	1. 致病菌　金黄色葡萄球菌 2. 好发部位　毛囊和皮脂腺丰富的部位，如头、面、颈、背部 3. 临床表现　局部为红、肿、痛的小硬结。"危险三角区"的疖挤压易引起颅内化脓性海绵状静脉窦炎 4. 治疗　局部理疗或外敷10%鱼石脂软膏、碘酒或金黄散；局部脓肿时尽早切开引流
痈	1. 致病菌　金黄色葡萄球菌 2. 好发部位　多个疖融合，好发于皮肤较厚的颈部和背部 3. 临床表现　局部稍隆起的硬结，其中有数个脓点，中央区皮肤破溃，窗口呈蜂窝状 4. 治疗　蜂窝状或破溃时手术切开，唇痈一般不采用切开引流
急性蜂窝织炎	1. 致病菌　溶血性链球菌、金黄色葡萄球菌 2. 好发部位　皮下、筋膜下、肌间隙等 3. 临床表现　①局部红、肿、热、痛。②产气性的在破溃后有脓液恶臭，局部有捻发音。③口底、颌下蜂窝织炎，易导致喉头水肿压迫气管，引起呼吸困难 4. 治疗　①局部湿热敷，脓肿切开引流。②厌氧菌感染，3%过氧化氢冲洗。③位于口底、颌下者尽早切开减压
急性淋巴管炎和淋巴结炎	1. 致病菌　溶血性链球菌、金黄色葡萄球菌 2. 好发部位　皮内、皮下淋巴管及周围组织 3. 临床表现　①网状淋巴管炎（丹毒）：局部片状红疹、边界清楚略隆起。②管状淋巴管炎：浅层病灶表面出现一条或多条"红线" 4. 治疗　局部50%硫酸镁湿敷，脓肿切开引流，全身用抗生素，丹毒具有接触传染性，应接触隔离
手部急性化脓性感染	1. 甲沟炎、脓性指头炎的致病菌为金黄色葡萄球菌 2. 临床表现　①甲沟炎：局部红、肿、热、痛，形成半环形脓肿。②脓性指头炎：初起，指尖有针刺样疼痛，疼痛为搏动样跳痛，如不及时治疗，将发生末节指骨缺血坏死和骨髓炎 3. 治疗　①初期局部涂鱼石脂软膏。②甲沟炎已有脓液时，沿甲沟旁做切开引流。③脓性指头炎，应在末节患指侧面做纵行切开减压引流。④缓解疼痛，可使患者制动并抬高

A₁型题

1. 疖与痈的主要区别在于（　　）
   A. 致病菌
   B. 感染范围
   C. 有无区域淋巴结肿大
   D. 好发部位
   E. 发病患者群

2. 急性蜂窝织炎发生于口底、颌下或颈部可并发（　　）
   A. 休克
   B. 脓毒症
   C. 海绵状静脉窦炎
   D. 喉头水肿
   E. 附近淋巴结炎

3. 脓性指头炎的特征性表现是（　　）
   A. 手指头刺痛
   B. 搏动性跳痛
   C. 全身症状明显
   D. 手指关节肿胀
   E. 晚期指头明显发红、肿胀

4. 需要及早切开引流的感染是（　　）
   A. 背部痈
   B. 脓性指头炎
   C. 急性管状淋巴管炎
   D. 丹毒
   E. 疖

A₂型题

5. 患者，男性，30岁。鼻部疖挤压后出现寒战、高热、头痛，眼部周围组织红肿。最可能的致病菌是（　　）
   A. 金黄色葡萄球菌
   B. 白色念珠菌
   C. 铜绿假单胞菌
   D. 变形杆菌

   E. 溶血性链球菌

6. 患者，女性，27岁，上唇疖挤压后出现寒战、高热、头痛、昏迷。护士应首先考虑为（　　）
   A. 感染性休克
   B. 疖病
   C. 脓毒血症
   D. 蜂窝织炎
   E. 海绵状静脉窦炎

7. 患者，女性，37岁。因颈部蜂窝织炎入院，护士为其制订护理计划，其中正确的护理措施不包括（　　）
   A. 及早切开减压
   B. 注意观察呼吸状况
   C. 营养支持
   D. 物理降温
   E. 使用大剂量抗生素

8. 男性，25岁。因"颈部蜂窝织炎"入院。患者颈部肿胀明显，应特别注意观察（　　）
   A. 呼吸
   B. 体温
   C. 神志
   D. 血压
   E. 吞咽情况

9. 患者，男性，24岁。手指刺伤4天。劳动时左手中指末节指腹被刺伤，有少量出血，自行处理。昨日手指肿胀、苍白，搏动性跳痛，夜间为甚，伴全身乏力。考虑该患者手指的情况是（　　）
   A. 甲沟炎
   B. 脓性指头炎
   C. 急性化脓性腱鞘炎
   D. 化脓性滑囊炎
   E. 掌浅间隙感染

第十六章　精神障碍患者的护理

 知识串讲

精神分裂症	1. 精神分裂症可能是多基因遗传性疾病，由若干基因的叠加作用所致 2. 临床表现　精神分裂症最常见的症状是幻听，主要是言语性幻听 3. 治疗　精神分裂症治疗以抗精神病药物的应用为主。强调早期、低剂量开始，逐渐加量，足量、足疗程的"全病程治疗"原则。第一次发作维持治疗1～2年，第二次或多次发作维持治疗时间应更长一些，甚至是终身服药 4. 定期检查患者的床单位，防止患者在精神症状支配下存放危险物品和药品
抑郁症	1. 抑郁症是自杀率最高的精神疾病。临床最突出的症状是持久性的情绪低落 2. 治疗　选择性5-羟色胺回摄取抑制药为临床治疗抑郁症的首选药物
焦虑症	1. 焦虑症表现为广泛性焦虑和惊恐障碍两种形式 2. 治疗　焦虑症的治疗以心理治疗为主，配合药物治疗 3. 苯二氮䓬类药物一般从小剂量开始，逐渐加大到最佳治疗量，维持2～6周后逐渐停药，以防成瘾。停药过程不应短于2周，以防症状反跳
强迫症	1. 强迫症的发病高峰期为青少年期 2. 治疗　氯米帕明为常用抗强迫药物，一般2～3周开始显效。一定要从小剂量开始，4～6周无效者可考虑改用或合用其他药物，治疗时间不宜短于6个月
癔症	1. 容易导致癔症的性格特点为：暗示性、情绪性、自我中心性、表演性、幻想性等 2. 临床表现　癔症的主要临床表现有癔症性精神障碍和癔症性躯体障碍 3. 治疗　暗示治疗是治疗癔症的经典方法
阿尔茨海默病（AD）	1. 阿尔茨海默病（AD）的核心症状、首发症状和早期最突出的症状是记忆障碍 2. 阿尔茨海默病患者应尽量自己刷牙、洗脸、穿衣，以延缓功能退化

A₁型题

1. 关于精神症状的共性，不包括（　　）
   A. 患者无法自我控制精神症状的出现
   B. 患者无法通过自身的努力而使症状消失

C. 症状的内容与外在客观环境不相称
D. 症状出现后不伴有痛苦体验
E. 出现的症状会造成不同程度的社会功能损害

2. 以下关于精神分裂症偏执型的描述，错误的是（　　）

A. 妄想结构比较松散

B. 不常伴幻觉

C. 以妄想为主要表现

D. 病程发展较为缓慢

E. 及时治疗效果好

3. 下列感知觉障碍中对精神分裂症的诊断，最有价值的是(　　)

A. 幻想性错觉

B. 感觉过敏

C. 心因性幻觉

D. 言语性幻听

E. 内感性不适

4. 下列情感障碍中对精神分裂症的诊断，最有价值的是(　　)

A. 强制性哭笑

B. 情感低落

C. 情感高涨

D. 易激惹

E. 情感倒错

5. 以下不是精神分裂症临床特征的是(　　)

A. 意识障碍

B. 情感障碍

C. 感知障碍

D. 思维联想障碍

E. 意志障碍

6. 精神分裂症最可能的遗传方式是(　　)

A. 常染色体显性遗传

B. 常染色体隐性遗传

C. 多基因遗传

D. 单基因遗传

E. 性染色体隐性遗传

7. 下列关于精神分裂症预后不良指征的叙述，正确的是(　　)

A. 病程短暂

B. 有明确的心理因素作为发病诱因

C. 病前无明显人格缺陷

D. 社交与适应能力良好

E. 起病年龄较小

8. 最适宜采用认知疗法进行治疗的疾病是(　　)

A. 恐惧症

B. 焦虑症

C. 抑郁症

D. 躁狂症

E. 强迫症

9. 强迫症高发于(　　)

A. 婴儿期

B. 幼儿期

C. 青少年期

D. 中年期

E. 老年期

10. 下列病症的临床表现，可见阶段性遗忘的是(　　)

A. 强迫症

B. 颅内器质性疾病

C. 精神分裂症

D. 癔症

E. 躁狂症

11. 以下为护士为阿尔茨海默病患者家庭所做的护理要点指导，错误的是(　　)

A. 为防止患者将家中贵重物品扔掉，应将其收好

B. 为防止患者走失，老伴在患者衣服上写名字和家中电话号码

C. 老伴尽量让患者自己刷牙、洗脸、穿衣、吃饭

D. 为防止患者走失，老伴不让其外出，把他整日关在家里

E. 密切观察患者有无发烧和痛苦表情，防止因患者反应迟钝延误病情

12. 阿尔茨海默病患者的核心症状为
（ ）
A. 智力障碍
B. 人格改变
C. 记忆障碍
D. 运动障碍
E. 定向力障碍

13. 影响老年人心理状态的因素不包括
（ ）
A. 生理功能衰退
B. 家庭关系
C. 营养状况
D. 与周围人群交往过多
E. 躯体疾病的影响

14. 导致老年人发生便秘的原因是（ ）
A. 活动减少
B. 胃肠蠕动减慢
C. 饮水量不够
D. 精神、心理因素
E. 各种因素的综合

15. 以下关于保证老人居家安全照顾方法
的叙述，正确的是（ ）
A. 冬季房间要减少通风时间，避免
受凉感冒
B. 沐浴时，浴室温度以 20～22℃
为宜
C. 夜晚入睡点亮地灯，保证夜间如
厕安全
D. 家用通道两侧应多摆放家具，便
于行走扶持
E. 老年人皮肤感觉下降，用于保暖
的热水袋温度应提高

16. 老年期的口腔变化不包括（ ）
A. 牙龈萎缩
B. 牙齿松动
C. 咬肌萎缩
D. 涎腺的分泌量增加

E. 牙齿易磨损

17. 不属于脑动脉硬化高危因素的是
（ ）
A. 高血压
B. 高脂饮食
C. 吸烟
D. 糖尿病
E. 精神因素

18. 有利于保持老年人良好身体状况的方
法是（ ）
A. 充足的睡眠
B. 身体不适即就医
C. 适当的体育活动
D. 常服保健药品
E. 注意卫生

19. 随着年龄的增长，老年人感官系统明
显的改变是（ ）
A. 听力提高
B. 皮肤弹性增加
C. 晶状体调节能力提高
D. 皮肤防御功能下降
E. 皮肤感觉敏感性升高

20. 老年人每天总的运动时间不超过
（ ）
A. 0.5 h
B. 2 h
C. 3 h
D. 4 h
E. 6 h

21. 符合老年人用药原则的用药方式是
（ ）
A. 从小剂量开始用药，尽量减少用
药种类
B. 合理选药，足量给药
C. 首次剂量加倍，进行血药浓度
监测
D. 联合用药，进行血药浓度监测

E. 足量给药，尽量减少用药种类

22. 老年人早、中、晚餐的热能比例分别
　　是(　　)
　　A. 30%，30%，40%
　　B. 40%，30%，30%
　　C. 10%，70%，20%
　　D. 40%，40%，20%
　　E. 30%，40%，30%

A₂型题

23. 患者，男性，42岁。1年前妻子突然
　　因车祸去世，近半年出现情绪低落，
　　对任何事都没有兴趣，经常思念死去
　　的妻子，不做家务，个人卫生也不顾，
　　常常入睡困难及早醒。多次试图自杀
　　未遂。本次因再次服用农药自杀而被
　　送入医院。该患者最可能是(　　)
　　A. 意识障碍
　　B. 抑郁症
　　C. 抑郁性神经症
　　D. 精神分裂症抑郁型
　　E. 强迫症

24. 患者，男性，60岁。退休前是单位
　　的高管，退休后不适应退休生活，患
　　抑郁症。护士对其进行健康教育时，
　　患者表示没有兴趣，此时护士最佳的
　　反应是(　　)
　　A. "如果你不想听，我陪您坐一会
　　　儿吧。"
　　B. "你现在需要多和人交流，否则病
　　　情无法减轻。"
　　C. "认真听我说的话，听完病就会
　　　减轻。"
　　D. "你必须听，配合我完成自己的
　　　工作。"
　　E. "不想听也行，我把宣传材料放在
　　　这里，您一会自己看吧。"

25. 患者，女性，53岁。患焦虑症3年，
　　此次因心绞痛发作入院治疗，某日早
　　餐吃烧饼时突然出现噎食，护士应紧
　　急采取的措施是(　　)
　　A. 抠除患者嘴里的食物
　　B. 让患者俯卧在椅子上，猛拍其腰
　　　背部
　　C. 口对口人工呼吸
　　D. 环甲膜穿刺
　　E. 让患者大量喝水，将烧饼咽下

26. 患者，男性，21岁。因在工地工作
　　被钉子扎破手指，向医生谈及被扎破
　　的经过，并反复强调怕得破伤风，知
　　道注射疫苗可以防止破伤风后，却总
　　是不由自主地担心万一疫苗没有用怎
　　么办呢？为此到处求医。该患者最可
　　能的诊断是(　　)
　　A. 疑病症
　　B. 抑郁症
　　C. 焦虑症
　　D. 意识障碍
　　E. 妄想障碍

27. 患者，男性，35岁。在无任何客观原
　　因刺激的情况下容易出现精神紧张、
　　坐立不安。在排除器质性疾病之后，
　　对该患者最可能的诊断是(　　)
　　A. 情感幼稚
　　B. 易激惹
　　C. 焦虑
　　D. 强制性哭笑
　　E. 情绪高涨

28. 患者，女性，28岁。每次过马路遇
　　到红灯时总有朝疾驰的车跑去的冲
　　动，虽然没有这么做过，但这种冲动
　　不断出现，患者非常不安。护士评估
　　时考虑该患者发生了(　　)
　　A. 强迫意向

B. 强迫性穷思竭虑

C. 强迫回忆

D. 强迫思想

E. 强迫怀疑

29. 患者，女性，22岁。因意识障碍被送急诊。查体：意识存在，但对事情发生的时间、地点、过程表述混乱。对关于事情的具体问题不能准确回答；对事情以后的情况不能回忆等。行麻醉分析时，患者称自己和朋友在8月5日开车旅行遇到抢匪，抢匪打死了朋友，而自己逃脱了。该患者最可能的情况是(　　)

A. 谵妄状态

B. 意识障碍

C. 分离性遗忘

D. 认知障碍

E. 思维障碍

30. 患者，女性，37岁。急诊入院，主诉半小时前突然感到头晕目眩，呼吸困难，心前区疼痛，出汗，认为命在旦夕，请求紧急处理。近来，这种情况发生过2次，每次持续约半小时，发病间期无异常，发病与饮食、睡眠无明显关系，无外伤史。对该患者最适宜的急诊处理是(　　)

A. 输入肾上腺素

B. 输入甘露醇

C. 暗示治疗

D. 应用抗癫痫类药物

E. 手术治疗

31. 患者，女性，20岁。白天总是竭力维持醒觉状态，但无能为力，在进餐、走路时也能入睡，该患者的症状是(　　)

A. 猝倒症

B. 嗜睡症

C. 睡眠瘫痪

D. 发作性睡病

E. 睡梦中呼吸停止

32. 患者，女性，72岁。因记忆力进行性下降，失语，经常外出后迷路不归，诊断为老年痴呆症，治疗该疾病目前最常用的药物是(　　)

A. 氯米帕明

B. 阿米替林

C. 氟西汀

D. 多奈哌齐

E. 丁螺环酮

33. 患者，女性，73岁。丧偶2年。自丈夫病故起，情绪低落，记忆力明显减退，经常忘记进食或物品的放置处，外出找不到回家的路。考虑患者最可能发生的情况是(　　)

A. 老年精神病

B. 抑郁症

C. 大脑慢性缺血改变

D. 早期阿尔茨海默病

E. 脑肿瘤

34. 患者，男性，60岁。近期发现对看电视不感兴趣，对其他事情也没有兴趣。常忘记和客户约会的时间，已熟悉的工作流程，近日也常忘记，他常自编说法，以弥补忘记的事情。情绪易怒、易激动，与病前判若两人。诊断为阿尔茨海默病，此病最先出现的症状是(　　)

A. 记忆障碍

B. 老年健忘

C. 人格障碍

D. 语言障碍

E. 定向力障碍

35. 患者，男性，65岁。身体素质良好。运动后，其最适宜的心率应是(　　)

A. 100 次/分

B. 105 次/分

C. 110 次/分

D. 120 次/分

E. 125 次/分

36. 患者，男性，72 岁。最近常忘记刚说过的话、做过的事和存放的东西。性格也发生了改变，以自我为中心、固执、多疑，甚至与年幼的孙子抢东西。应警惕该老人患有（　　）

A. 老年痴呆

B. 老年期抑郁症

C. 老年期谵妄

D. 老化正常表现

E. 空巢综合征

37. 患者，女性，65 岁，丧偶，现独居。每日早餐吃 1 根油条，午餐、晚餐无规律，感觉饥饿时吃馒头和咸菜，不觉口渴不主动饮水，2 个月前退休后极少与他人来往，基本不参加活动。以下不属于社区护士帮助其保持心理平衡采取的措施是（　　）

A. 指导增加睡眠

B. 生活有规律，增加营养

C. 保持稳定、乐观的情绪

D. 维持与社会、亲友的联系

E. 多参加各种群体活动

A₃/A₄ 型题

（38～39 题共用题干）

患者，女性，21 岁，公司白领。近日工作紧张，情绪低落，对周围事情淡漠。今日发现其动作迟缓，表情呆板，卧床不起，拒绝生活料理，呼之、推之无反应。

38. 护理该患者最应注意的问题是（　　）

A. 保证患者的饮食需要

B. 保证患者安全

C. 提供精神安慰

D. 满足患者对自尊的需要

E. 给予正性鼓励

39. 该患者出现的情况最可能是（　　）

A. 延迟性应激反应

B. 缄默状态

C. 木僵状态

D. 癔症

E. 偏执状态

（40～41 题共用题干）

患者，男性，38 岁。焦虑症。患者惶恐不安，出现头晕、胸闷、心悸、失眠、梦魇，有自杀企图，服用地西泮治疗。

40. 该患者的主要护理问题是（　　）

A. 焦虑

B. 恐惧

C. 预感性悲哀

D. 社交障碍

E. 思维异常

41. 指导患者用药时应提示患者（　　）

A. 长期坚持服用

B. 小剂量服用

C. 易出现成瘾

D. 症状控制后可立即停药

E. 症状控制后，继续服药 6～8 周

（42～43 题共用题干）

患者，男性，26 岁。近半年多来经常担心记不住存折密码，脑内反复重复密码，不停地核对，反反复复，明知这样做不对，但又无法控制。

42. 该患者最可能的诊断是（　　）

A. 抑郁症

B. 焦虑症

C. 躁狂症

D. 强迫症

E. 恐怖症

43. 该类疾病的核心症状是（ ）

A. 强迫行为

B. 思维广播

C. 过分担心

D. 不合理恐惧

E. 强迫观念

(44~45 题共用题干)

患者，男性，37 岁。在工地被钉子扎伤。遵医嘱给予破伤风抗毒素注射。伤后数天，患者因害怕感染破伤风，总是感到忐忑不安。

44. 若患者告诉医师被钉子扎伤是有人设计陷害他，那颗钉子上一定有破伤风梭菌，而自己一定会感染破伤风。自己受到了迫害，心情低沉，想自杀。

对该患者的最佳治疗药物是（ ）

A. 奋乃静

B. 碳酸锂

C. 利培酮

D. 帕罗西汀

E. 氯丙嗪

45. 若患者主动与医师谈及扎伤的过程，反复强调担心感染破伤风，虽然自己也知道可能性较小，但难以控制担心，为此求医。该患者最可能患（ ）

A. 疑病症

B. 强迫症

C. 焦虑症

D. 躁狂症

E. 精神分裂症

第十七章　中医基础知识

 知识串讲

中医基本概念	中医的基本特点　整体观念，辨证论治		
中医基础理论	1. 基本理论　阴阳五行、藏象、气血津液、经络、病因于发病、病机、防治原则等七个部分。 2. 五行　金、木、水、火、土 3. 五脏　心、肝、脾、肺、肾 4. 六腑　胆、胃、大肠、小肠、膀胱、三焦 5. 气　元气、宗气、营气、卫气 6. 六淫　指自然界的六种正常气候，包括：风、寒、暑、湿、燥、火 7. 七情　喜、怒、忧、思、悲、恐、惊		
中医四诊	望、闻、问、切		
中医辨证方法	1. 八纲辩证　八纲指表、里、寒、热、虚、实、阴、阳 2. 寒热辩证　寒证与热证 3. 虚实辩证　虚证与实证		
中医治病八法	汗法、吐法、和法、温法、清法、补法、消法、下法		
中药	1. 四气　寒、热、温、凉四种不同的药性 2. 五味　辛、甘、酸、苦、甜 3. 煎药用具　最常用的是砂锅，不锈钢锅、搪瓷、玻璃烧杯也可采用，忌用铁锅 4. 煎药用火　遵循"先武后文"的原则		

A_1型题

1. 中医学的基本特点是（　　）
   A. 五脏为中心的整体观
   B. 阴阳五行和脏腑经络
   C. 整体观念和辨证论治
   D. 望、闻、问、切和辨证论治
   E. 辨证求因和审因论治

2. 中医学认为，疾病发生的重要条件除

了正气不足，还应包括（　　）
   A. 邪气亢盛
   B. 四季变换
   C. 饮食失调
   D. 脏腑失调
   E. 缺乏锻炼

3. 具有"泌别清浊"功能的脏腑是
   （　　）
   A. 胃

B. 大肠

C. 小肠

D. 肺

E. 胆

4. 中医四诊包括(　　)

  A. 望、闻、问、切

  B. 望、听、问、切

  C. 望、嗅、问、切

  D. 望、闻、问、触

  E. 望、嗅、问、触

5. 火邪、燥邪、暑邪三者共同的致病特点是(　　)

  A. 上炎

  B. 伤津

  C. 失血

  D. 生风

  E. 气虚

6. "水谷之海"指的是(　　)

  A. 胃

  B. 脾

  C. 肾

  D. 肝

  E. 胆

7. 以下是津液输布运行主要通道的是(　　)

  A. 淋巴

  B. 经络

  C. 三焦

  D. 神经

  E. 脏腑

8. 中医"五行"学说的基本概念是指(　　)

  A. 风、寒、暑、湿、燥

  B. 脑、髓、骨、脉、胆

C. 金、木、水、火、土

D. 心、肝、脾、肺、肾

E. 阴、阳、精、气、血

9. 中医中的"六气"指的是(　　)

  A. 风、寒、表、里、水、土

  B. 寒、热、虚、实、表、里

  C. 寒、热、温、凉、燥、湿

  D. 风、寒、暑、湿、燥、火

  E. 辛、甘、暑、湿、凉、热

10. 心开窍于(　　)

  A. 唇

  B. 肺

  C. 鼻

  D. 脾

  E. 舌

11. 为防止中草药变性，影响疗效，煎药用具不宜选(　　)

  A. 砂锅

  B. 瓦罐

  C. 搪瓷罐

  D. 铁锅

  E. 不锈钢锅

12. "五味"指的是(　　)

  A. 酸、苦、甘、辛、咸

  B. 酸、苦、甘、甜、涩

  C. 酸、苦、麻、辣、涩

  D. 甜、辣、苦、涩、咸

  E. 甜、辣、苦、酸、辛

13. 中药的"四气"为(　　)

  A. 中药的四种特殊气味

  B. 寒凉药具有散寒、助阳的作用

  C. 中药的寒、热、温、凉四种药性

  D. 中药的辛、咸、甘、苦四种味道

  E. 温热药具有清热、解毒的作用

第十八章 人文知识

 知识串讲

护士执业中的伦理和行为准则	自主原则、不伤害原则、公正原则、行善原则
护士的权利与义务	六项权利、五项义务
患者的权利与义务	九项权利、四项义务
医院护理管理的组织原则	十大原则 ①等级和统一指挥的原则。②专业化分工与协作的原则。③管理层次的原则。④有效管理幅度的原则。⑤职责与权限一致的原则。⑥集权分权结合原则。⑦任务和目标一致的原则。⑧稳定适应的原则。⑨精干高效的原则。⑩执行与监督分设原则
临床护理工作的组织机构	1. 护理组织结构（4种形式） 2. 护理工作模式 个案护理、功能制护理、小组护理、责任制护理
医院常用的护理质量标准	1. 护理质量标准体系结构 要素质量、环节质量、终末质量 2. 各种无菌物品合格率为100%
医院护理质量缺陷及管理	认真履行差错事故上报制度（护士长应在24 h内填表上报）
人际沟通	护患关系
与护士注册相关的法律法规	《护士条例》
与护士临床工作相关的法律法规	《中华人民共和国传染病防治法》《中华人民共和国侵权责任法》《中华人民共和国献血法》《医疗事故处理条例》《疫苗流通和预防接种管理条例》《艾滋病防治条例》《人体器官移植条例》

A₁型题

1. 申请护士执业注册的必备条件是（ ）
   A. 持有实习证明
   B. 持有"中华人民共和国护士执业证书"
   C. 健康检查证明
   D. 护士执业考试合格证书
   E. 工作证

2. 护士执业注册的有效期为（ ）
   A. 1年
   B. 2年
   C. 4年
   D. 5年
   E. 10年

3. 因故被吊销护士执业证书后，不得申请执业注册的年限是( )

    A. 1 年

    B. 2 年

    C. 5 年

    D. 7 年

    E. 10 年

4. 以下关于护理立法意义的叙述，错误的是( )

    A. 有利于维护服务对象的正当权利

    B. 促进护理管理法制化

    C. 有利于促进全民健康

    D. 促进护理人员不断学习和接受培训

    E. 促进护理教育及护理学科的发展

5. 护士为患者导尿未用屏风遮挡，导致患者不满而投诉。该护士的行为属于( )

    A. 侵权

    B. 过失犯罪

    C. 玩忽职守

    D. 意外事故

    E. 疏忽大意

6. 护士由于给患者注射错误药物而直接导致患者死亡，该责任属于( )

    A. 完全责任

    B. 次要责任

    C. 同等责任

    D. 主要责任

    E. 轻微责任

7. 以下属于甲类传染病的疾病是( )

    A. 艾滋病

    B. 流行性乙型脑炎

    C. 麻疹

    D. 鼠疫

    E. 狂犬病

8. 以下不属于医疗事故的是( )

    A. 行臀部肌内注射时损伤患者坐骨神经，导致患者腿部残疾

    B. 患者在加压输液时因无人守护，发生空气栓塞而死亡

    C. 护士严格询问过敏史和家族史后进行青霉素皮试，患者在试验后突然死亡

    D. 由于护士没有严格查对输错药物致患者休克，但抢救及时

    E. 护士执行肌内注射时因消毒不严格导致患者注射局部深部脓肿

9. 以下关于医疗卫生法基本原则的叙述，不正确的是( )

    A. 预防为主原则

    B. 保护弱者原则

    C. 公平原则

    D. 卫生保护原则

    E. 保障社会健康原则

10. 根据《中华人民共和国献血法》规定，在我国能够负责组织献血工作的机构是( )

    A. 地方各级人民政府

    B. 市级以上人民政府

    C. 各级卫生防疫部门

    D. 地方各级采供血机构

    E. 综合医院

11. 因医护人员工作失误，造成患者中度残疾、器官组织损伤导致严重功能障碍的是( )

    A. 医疗差错

    B. 一级甲等医疗事故

    C. 二级医疗事故

    D. 三级乙等医疗事故

    E. 因不可抗力造成

12. 以下关于医疗机构临床用血规定的叙述，正确的是( )

A. 对同一献血者两次采集间隔时间不少于三个月

B. 可将临床多余用血出售给血液制品生产单位

C. 必须进行配型检查

D. 献血者每次采集血液量一般为600 mL

E. 主要动员家庭、亲友为患者献血

13. 以下关于艾滋病的说法，错误的是（　　）

A. 艾滋病应以预防为主，防治结合

B. 艾滋病患者及其家属享有的就医合法权益受法律保护

C. 艾滋病患者及其家属享有的婚姻合法权益不受法律保护

D. 艾滋病患者及其家属享有的就业合法权益受法律保护

E. 艾滋病患者及其家属享有的入学合法权益受法律保护

14. 医疗事故等级共有（　　）

A. 2 级

B. 4 级

C. 5 级

D. 6 级

E. 10 级

15. 依照《医疗事故处理条例》的规定，重大医疗事故的报告时限是（　　）

A. 2 天

B. 1 天

C. 12 h

D. 5 h

E. 2 h

16. 在临床护理的质量标准中，对无菌物品合格率的规定是（　　）

A. 100%

B. 95%

C. 90%

D. 85%

E. 80%

17. "乳腺癌的发生率"属于控制中的（　　）

A. 前馈控制

B. 定期控制

C. 全面控制

D. 反馈控制

B. 直接控制

18. PDCA 循环管理中计划阶段的步骤不包括以下哪一项（　　）

A. 调查质量现状，分析并找出问题

B. 按照拟定的质量目标组织实施

C. 拟定针对主要原因的对策和措施

D. 找出影响质量的主要因素

E. 分析并提出产生质量问题的可能原因

19. 功能制护理的特点不包括（　　）

A. 以工作为中心的护理方式

B. 分工不明确，不利于按护士能力分工

C. 有利于提高护士技能及操作熟练程度

D. 易产生疲劳、厌烦情绪，工作满意度降低

E. 护患之间缺乏沟通和理解

20. 负责管理护士考核工作的部门是（　　）

A. 国家卫生部

B. 预防机构

C. 医学专业组织

D. 县级以上人民政府卫生行政部门

E. 县级以上医疗机构评审委员会

21. 某护士能及时发现患者的病情变化并正确处理，说明该护士（　　）

A. 具有诚实的品格

B. 具有扎实的理论基础

C. 具有较强的实践能力

D. 具有敏锐的观察力和分析力

E. 具有较强的责任感

22. 正确的护士工作分配原则不包括（　　）

A. 保证24 h连续性护理

B. 合理安排人员，新老搭配

C. 尽量保持各班工作量基本均衡

D. 做到工作有计划，每班备有机动人员

E. 根据需要经常轮换搭班人员

23. 护理质量管理的自我监控中最关键的层次是（　　）

A. 病区护士长层次

B. 总护士长层次

C. 护理部层次

D. 护士层次

E. 护士组长层次

24. 以下不属于危重患者抢救中护理道德的是（　　）

A. 果断与审慎

B. 理解和任怨

C. 机警与敏捷

D. 热情与关怀

E. 慎独与协作

25. 非技术性关系中最重要的内容是（　　）

A. 道德关系

B. 利益关系

C. 法律关系

D. 价值关系

E. 文化关系

26. 护士在执行口头医嘱时，正确的做法是（　　）

A. 坚决不执行口头医嘱

B. 任何情况均应执行口头医嘱

C. 医生提出口头医嘱应立即执行

D. 一人听到口头医嘱即可

E. 抢救完毕，应让医生及时补上书面医嘱

27. 以下对于在处理及执行医嘱中，护士法律责任的叙述，不正确的是（　　）

A. 护士要慎重对待口头医嘱

B. 护士要慎重对待"必要时"等形式的医嘱

C. 若护士明知医嘱有错，但不质疑，或因疏忽大意而忽视医嘱中的错误，造成的后果由医生和护士共同承担

D. 护士如发现医嘱有错误，应马上修改

E. 若患者病情发生变化，应及时通知医生，与医生协商是否暂停医嘱

28. 护士的以下做法不符合护士执业伦理原则的是（　　）

A. 为了防止患者摔倒，刚擦洗完地板后应放置"小心滑倒"的提示牌

B. 小儿病房有棱角的地方用防撞角和防撞条加以保护

C. 进行肌内注射时选择正确部位，防止坐骨神经损伤

D. 为患者插胃管前，做好解释工作，取得患者的知情同意

E. 治疗时，高干患者比下岗工人享有优先权

29. 以下属于护士权利的是（　　）

A. 遵守法律、法规和操作条例

B. 保护患者隐私

C. 对医疗卫生机构和卫生主管部门的工作提出意见和建议

D. 发现医嘱有错误，应当及时向开具医嘱的医师提出

E. 应当尊重、关心、爱护患者

30. 患者的权利不包括（　　）

A. 医疗费用知晓权

B. 医疗风险知情权

C. 公平权

D. 隐私权

E. 治疗决定干涉权

31. 慢性病患者与护士间适用的关系模式是（　　）

A. 主动－指导型模式

B. 主动－合作型模式

C. 指导－命令型模式

D. 共同参与型模式

E. 被动参与型模式

32. 不适合采用主动－被动型护患关系的患者是（　　）

A. 婴幼儿

B. 精神病患者

C. 休克患者

D. 昏迷患者

E. 反复住院的慢性病患者

33. 患者，男性，56岁。患鼻咽癌，进行放疗。护士询问患者"你对放疗有什么想法？"这一问题属于（　　）

A. 客观问题

B. 间接问题

C. 开放式问题

D. 闭合性问题

E. 非指导性问题

34. 有助于建立良好的护际关系的策略不包括（　　）

A. 管理沟通人性化

B. 不管面对任何情境，坚持己见

C. 实现年龄、学历各因素的互补

D. 形成互帮互助的氛围

E. 构建和谐的工作环境

35. 患者，男性，28岁。因车祸导致颅脑损伤，急诊入院，经医护人员全力抢救无效死亡，其家属情绪激动，对医护人员说："这么年轻的小伙子，进医院还能呼吸，怎么现在就死了！你们怎么治的，我们家就这么一个孩子！"此时影响家属心理状态的主要因素是（　　）

A. 医院急救设施陈旧

B. 护士和家属交流受限

C. 家属对结果无法接受

D. 医护人员技术欠佳

E. 家属缺乏对护士的信任

36. 护患关系发展到工作期的主要任务是（　　）

A. 与患者建立互相信任的关系

B. 为患者日后的健康保健制订计划

C. 采取措施解决患者的健康问题

D. 对整个护患关系进行评价

E. 了解患者对健康状况和护患关系的满意程度

37. 属于语言性沟通的是（　　）

A. 点头示意

B. 面带微笑

C. 愉快表情

D. 宣教资料

E. 肢体运动

38. 护患沟通中正确的倾听技巧是（　　）

A. 患者叙述时，护士要思考问题

B. 避免直视患者的眼睛

C. 用心倾听，表示对所谈话题有兴趣

D. 避免看清对方表情

E. 回应患者声音宜大，避免听不清楚

39. 沟通的基本层次中，最高的层次是（ ）

A. 互动性沟通

B. 分享个人想法、感受

C. 议论

D. 一致性的沟通

E. 陈述事实的沟通

40. 可以给对方提供思考和调适机会的沟通技巧是（ ）

A. 沉默

B. 微笑

C. 抚摸

D. 倾听

E. 眼神交流

A₂型题

41. 某护校毕业生想提出护士执业注册申请，经咨询，她清楚护士执业注册应具备的条件不包括（ ）

A. 具有完全民事行为能力

B. 取得中等护理学校或高等护理学校相应的学历证书

C. 符合国务院卫生主管部门规定的健康标准

D. 通过护士执业资格考试

E. 通过护理学初级职称考试

42. 某护理部因普外科护士严重短缺，聘用一名在本院实习结束但未取得护士执业资格的学生为普外科护士。护理部的做法违反了（ ）

A.《护士条例》

B.《中华人民共和国刑法》

C.《中华人民共和国民法通则》

D.《卫生法》

E.《护士执业注册管理办法》

43. 护士发现医师为青霉素过敏患者开出了肌内注射青霉素的医嘱，但仍然执行错误医嘱，结果造成患者休克死亡，该后果的法律责任承担者是（ ）

A. 开医嘱的医师

B. 执行医嘱的护士

C. 医师和护士共同承担

D. 医院院长

E. 科主任和护士长

44. 护士输液时，因查对不严格，错把青霉素输给了王姓患者，导致其因过敏性休克而死亡，该护士的行为属于（ ）

A. 过失犯罪

B. 渎职罪

C. 四级医疗事故

D. 意外事故

E. 护理差错

45. 患儿，男性，10岁。因右胫骨上端干骺端骨肉瘤入院治疗，手术过程中医生误将左下肢截肢。遵照《医疗事故处理条例》的规定，该情况属于（ ）

A. 四级医疗事故

B. 二级医疗事故

C. 三级医疗事故

D. 一级医疗事故

E. 不属于医疗事故

46. 患者，女性，34岁。因"不孕症"就诊。行各项检查后，发现患者患有梅毒。门诊护士将此信息告知了科室的其他护士和其他来就诊的患者。该护士的行为属于（ ）

A. 侵犯患者的公平权

B. 侵犯患者的隐私权

C. 侵犯患者的同意权

D. 侵犯患者的生命健康权

E. 侵犯患者的风险知情权

47. 护士小秦工作积极，责任心强，专业知识丰富，工作表现突出，护士长为了重点培养她，经常指派她负责一些工作，但小秦工作起来并不顺畅，常缩手缩脚，护士长意识到没有给小秦充分授权，造成了限制，遂任命她为护理组组长，小秦工作的积极性和创造性明显提高。护士长这种做法所体现的组织原则是(　　)

A. 职责与权限一致的原则

B. 集权分权结合原则

C. 任务和目标一致的原则

D. 有效管理幅度的原则

E. 专业化分工与协作的原则

48. 患者，男性，50岁。肝脏移植术后第1天。目前由1名护士专门对该患者进行24 h监护。该种护理工作方式属于(　　)

A. 个案护理

B. 功能制护理

C. 小组护理

D. 责任制护理

E. 临床路径

49. 护士在病房注射时不慎将10床患者的维生素 B_{12} 给11床的患者注射。该护士注射完毕后立即发现了错误，该护士应该直接将此事汇报给(　　)

A. 主管医生

B. 科护士长

C. 病房护士长

D. 护理部主任

E. 医院值班室

50. 护士组长小江今天对新入职的护士行

病区基本管理知识的考试。当问到新护士如何处理医用垃圾时，小江做了如下回答，其中提示组长还需要再次强调垃圾处理方法的一项是(　　)

A. 病区的垃圾可分为医用垃圾和生活垃圾

B. 针头放在利器盒中

C. 医用垃圾放在红色塑料袋中

D. 废弃的血标本放在黄色塑料袋中

E. 综合处理医用垃圾时做好个人防护

51. 新护士小李第一天值班，由于缺乏工作经验而发生了护理差错，她立即向病区护士长做了报告。该护士长上报护理部的时间要求是(　　)

A. 一班内，即8 h 内

B. 1 天内

C. 2 天内

D. 不超过 3 天

E. 1 周内

52. 护士小孙在执行医嘱过程中有权提出异议并拒绝执行医嘱的情形是(　　)

A. 护理程序太复杂

B. 医嘱有错误

C. 需要额外的劳动和付出

D. 抢救过程中的口头医嘱

E. 患者不愿意配合的医嘱

53. 某女性患者开煤气自杀后经抢救后苏醒，清醒后患者拒绝任何治疗，坚持要回家。此时护士应该(　　)

A. 尊重患者自主权，同意她回家

B. 尊重患者自主权，但应尽力劝导患者住院，劝阻无效时办好出院相关手续

C. 尊重患者自主权，但应尽力劝导患者住院，无效时行使干涉权

D. 直接行使医生干涉权,强行把患者留在医院

E. 请医院保卫科协助强行把患者留在医院

54. 某胆绞痛患者,因疼痛剧烈,医嘱予吗啡 5mg,IV。护士发现后,与医生沟通请其修改医嘱,但被拒绝。该护士的做法不恰当的是(　　)

A. 报告科主任

B. 暂缓执行医嘱

C. 按医嘱执行

D. 报告上级医生

E. 报告护士长

55. 患者,男性,20 岁。因肠扭转急诊入院,立即行手术治疗,术后对该患者宜采用的护患关系模式是(　　)

A. 协商型

B. 主动 - 被动型

C. 指导 - 合作型

D. 支配 - 服从型

E. 共同参与型

56. 患者,男性。55 岁。脑出血昏迷。护士应提供的护理方式是(　　)

A. 不补偿

B. 全补偿

C. 部分补偿

D. 指导

E. 辅助支持

57. 患者:"我每天都要喝一点儿酒。"护士:"请问您每天喝多少?"护士使用的沟通技巧是(　　)

A. 叙述

B. 重复

C. 澄清

D. 反应

E. 反馈

58. 患者,女性,50 岁。肺炎康复期。患者清晨告诉护士:"我昨晚做噩梦没有睡好,现在头有点痛,心情糟糕透了,我想……"判断护患双方沟通的层次是(　　)

A. 礼貌性沟通

B. 分享个人想法

C. 陈述事实

D. 分享感觉

E. 一致性的沟通

59. 患者,女性,49 岁。胰腺癌晚期。情绪低落,在与患者进行语言交流时,不妥的做法是(　　)

A. 不中途打断谈话

B. 全神贯注地听

C. 观察患者反应

D. 患者哭泣时,护士应暂时离开,等以后再来交谈

E. 反馈要及时

60. 一护士正在为一位即将出院的术后患者进行出院前的健康指导。此时护患关系处于(　　)

A. 准备期

B. 初始期

C. 工作期

D. 结束期

E. 熟悉期

61. 患者,女性,49 岁。因胆囊炎、胆结石住院治疗,术后第 2 天,得知自己的儿子因患急性阑尾炎住院术后需要照顾时,患者立即放弃自己的治疗去照顾儿子。患者的这种情况属于(　　)

A. 患者角色行为消退

B. 患者角色行为冲突

C. 患者角色行为强化

D. 患者角色行为缺如

E. 患者角色行为适应

A_3/A_4 型题

（62~63 题共用题干）

患者，男性，70 岁。脑梗死致肢体偏瘫入院，病情稳定，医嘱二级护理。第二日凌晨 3 时，患者坠床，造成颅内出血，抢救无效死亡。

62. 导致事件发生最重要的原因是（　　）

A. 患者对环境不熟悉

B. 护士没有升起床栏

C. 护士没有及时巡视

D. 没有安排家属陪护

E. 没有对患者进行约束

63. 该事故属于（　　）

A. 医疗过错

B. 一级医疗事故

C. 二级医疗事故

D. 三级医疗事故

E. 四级医疗事故

参 考 答 案

第一章　基础护理知识和技能

A₁型题

1. 答案：C	27. 答案：D	53. 答案：E	79. 答案：A
2. 答案：A	28. 答案：D	54. 答案：C	80. 答案：E
3. 答案：D	29. 答案：C	55. 答案：C	81. 答案：E
4. 答案：D	30. 答案：E	56. 答案：D	82. 答案：C
5. 答案：E	31. 答案：D	57. 答案：D	83. 答案：D
6. 答案：D	32. 答案：A	58. 答案：B	84. 答案：D
7. 答案：B	33. 答案：B	59. 答案：B	85. 答案：C
8. 答案：B	34. 答案：D	60. 答案：D	86. 答案：C
9. 答案：E	35. 答案：E	61. 答案：E	87. 答案：D
10. 答案：B	36. 答案：A	62. 答案：B	88. 答案：D
11. 答案：A	37. 答案：A	63. 答案：A	89. 答案：B
12. 答案：E	38. 答案：C	64. 答案：D	90. 答案：A
13. 答案：B	39. 答案：E	65. 答案：E	91. 答案：B
14. 答案：E	40. 答案：B	66. 答案：D	92. 答案：D
15. 答案：C	41. 答案：A	67. 答案：C	93. 答案：A
16. 答案：E	42. 答案：A	68. 答案：B	94. 答案：D
17. 答案：C	43. 答案：D	69. 答案：B	95. 答案：E
18. 答案：B	44. 答案：C	70. 答案：D	96. 答案：B
19. 答案：A	45. 答案：E	71. 答案：E	97. 答案：D
20. 答案：A	46. 答案：B	72. 答案：B	98. 答案：B
21. 答案：B	47. 答案：E	73. 答案：A	99. 答案：B
22. 答案：A	48. 答案：B	74. 答案：C	100. 答案：E
23. 答案：A	49. 答案：B	75. 答案：E	101. 答案：E
24. 答案：A	50. 答案：E	76. 答案：C	102. 答案：E
25. 答案：A	51. 答案：B	77. 答案：A	103. 答案：C
26. 答案：D	52. 答案：E	78. 答案：B	104. 答案：B

105. 答案：C   106. 答案：E

A₂型题

107. 答案：B	117. 答案：C	126. 答案：E	135. 答案：B
108. 答案：D	118. 答案：D	127. 答案：B	136. 答案：C
109. 答案：B	119. 答案：B	128. 答案：D	137. 答案：A
110. 答案：E	120. 答案：D	129. 答案：C	138. 答案：B
111. 答案：C	121. 答案：E	130. 答案：C	139. 答案：D
112. 答案：C	122. 答案：B	131. 答案：B	140. 答案：D
113. 答案：E	123. 答案：B	132. 答案：C	141. 答案：B
114. 答案：B	124. 答案：C	133. 答案：E	142. 答案：C
115. 答案：C	125. 答案：D	134. 答案：B	143. 答案：C
116. 答案：E			

A₃/A₄型题

144. 答案：B	148. 答案：D	152. 答案：E	156. 答案：B
145. 答案：B	149. 答案：A	153. 答案：D	157. 答案：B
146. 答案：E	150. 答案：C	154. 答案：A	158. 答案：C
147. 答案：D	151. 答案：D	155. 答案：B	

第二章　循环系统疾病患者的护理

A₁型题

1. 答案：B	10. 答案：D	19. 答案：E	28. 答案：C
2. 答案：D	11. 答案：E	20. 答案：D	29. 答案：A
3. 答案：E	12. 答案：C	21. 答案：B	30. 答案：B
4. 答案：E	13. 答案：E	22. 答案：D	31. 答案：D
5. 答案：E	14. 答案：D	23. 答案：B	32. 答案：C
6. 答案：B	15. 答案：E	24. 答案：B	33. 答案：A
7. 答案：E	16. 答案：E	25. 答案：A	34. 答案：A
8. 答案：D	17. 答案：A	26. 答案：A	35. 答案：D
9. 答案：E	18. 答案：A	27. 答案：C	36. 答案：D

37. 答案：E	46. 答案：C	54. 答案：A	62. 答案：B
38. 答案：A	47. 答案：A	55. 答案：B	63. 答案：E
39. 答案：C	48. 答案：D	56. 答案：E	64. 答案：C
40. 答案：B	49. 答案：B	57. 答案：A	65. 答案：A
41. 答案：C	50. 答案：A	58. 答案：A	66. 答案：C
42. 答案：C	51. 答案：B	59. 答案：C	67. 答案：A
43. 答案：C	52. 答案：C	60. 答案：A	68. 答案：E
44. 答案：C	53. 答案：E	61. 答案：D	69. 答案：B
45. 答案：A			

A_2型题

70. 答案：D	82. 答案：E	93. 答案：D	104. 答案：E
71. 答案：B	83. 答案：D	94. 答案：E	105. 答案：C
72. 答案：A	84. 答案：B	95. 答案：D	106. 答案：E
73. 答案：B	85. 答案：E	96. 答案：C	107. 答案：C
74. 答案：A	86. 答案：C	97. 答案：D	108. 答案：E
75. 答案：B	87. 答案：B	98. 答案：A	109. 答案：B
76. 答案：E	88. 答案：B	99. 答案：D	110. 答案：C
77. 答案：C	89. 答案：A	100. 答案：D	111. 答案：A
78. 答案：D	90. 答案：C	101. 答案：B	112. 答案：E
79. 答案：B	91. 答案：C	102. 答案：B	113. 答案：B
80. 答案：B	92. 答案：E	103. 答案：C	114. 答案：E
81. 答案：C			

A_3/A_4型题

115. 答案：A	119. 答案：B	123. 答案：E	126. 答案：A
116. 答案：A	120. 答案：A	124. 答案：D	127. 答案：A
117. 答案：E	121. 答案：B	125. 答案：D	128. 答案：B
118. 答案：E	122. 答案：C		

第三章 消化系统疾病患者的护理

A₁ 型题

1. 答案：E	19. 答案：A	37. 答案：B	54. 答案：B
2. 答案：D	20. 答案：E	38. 答案：B	55. 答案：E
3. 答案：C	21. 答案：A	39. 答案：D	56. 答案：A
4. 答案：A	22. 答案：E	40. 答案：C	57. 答案：C
5. 答案：E	23. 答案：E	41. 答案：D	58. 答案：A
6. 答案：B	24. 答案：D	42. 答案：A	59. 答案：E
7. 答案：E	25. 答案：A	43. 答案：E	60. 答案：C
8. 答案：D	26. 答案：B	44. 答案：B	61. 答案：A
9. 答案：E	27. 答案：B	45. 答案：D	62. 答案：B
10. 答案：E	28. 答案：A	46. 答案：C	63. 答案：C
11. 答案：A	29. 答案：D	47. 答案：C	64. 答案：A
12. 答案：E	30. 答案：C	48. 答案：D	65. 答案：D
13. 答案：E	31. 答案：A	49. 答案：B	66. 答案：A
14. 答案：A	32. 答案：A	50. 答案：E	67. 答案：C
15. 答案：E	33. 答案：A	51. 答案：C	68. 答案：C
16. 答案：B	34. 答案：E	52. 答案：E	69. 答案：C
17. 答案：C	35. 答案：D	53. 答案：E	70. 答案：B
18. 答案：D	36. 答案：D		

A₂ 型题

71. 答案：E	81. 答案：E	91. 答案：B	101. 答案：A
72. 答案：B	82. 答案：C	92. 答案：A	102. 答案：A
73. 答案：D	83. 答案：D	93. 答案：E	103. 答案：D
74. 答案：B	84. 答案：E	94. 答案：E	104. 答案：E
75. 答案：C	85. 答案：E	95. 答案：E	105. 答案：A
76. 答案：C	86. 答案：E	96. 答案：D	106. 答案：E
77. 答案：B	87. 答案：D	97. 答案：B	107. 答案：C
78. 答案：A	88. 答案：C	98. 答案：C	108. 答案：E
79. 答案：C	89. 答案：D	99. 答案：C	109. 答案：A
80. 答案：E	90. 答案：A	100. 答案：A	110. 答案：B

111. 答案：E	117. 答案：D	123. 答案：E	128. 答案：A
112. 答案：C	118. 答案：A	124. 答案：D	129. 答案：D
113. 答案：D	119. 答案：E	125. 答案：C	130. 答案：A
114. 答案：C	120. 答案：D	126. 答案：A	131. 答案：A
115. 答案：D	121. 答案：E	127. 答案：E	132. 答案：C
116. 答案：D	122. 答案：B		

A_3/A_4型题

133. 答案：B	138. 答案：D	143. 答案：D	147. 答案：D
134. 答案：E	139. 答案：D	144. 答案：A	148. 答案：B
135. 答案：B	140. 答案：A	145. 答案：E	149. 答案：D
136. 答案：E	141. 答案：C	146. 答案：D	150. 答案：C
137. 答案：D	142. 答案：B		

第四章　呼吸系统疾病患者的护理

A_1型题

1. 答案：C	13. 答案：D	25. 答案：C	37. 答案：E
2. 答案：E	14. 答案：B	26. 答案：B	38. 答案：B
3. 答案：B	15. 答案：C	27. 答案：C	39. 答案：D
4. 答案：B	16. 答案：E	28. 答案：E	40. 答案：E
5. 答案：B	17. 答案：C	29. 答案：D	41. 答案：D
6. 答案：C	18. 答案：D	30. 答案：D	42. 答案：A
7. 答案：C	19. 答案：E	31. 答案：D	43. 答案：B
8. 答案：B	20. 答案：B	32. 答案：A	44. 答案：E
9. 答案：B	21. 答案：D	33. 答案：A	45. 答案：E
10. 答案：E	22. 答案：A	34. 答案：B	46. 答案：B
11. 答案：A	23. 答案：D	35. 答案：D	47. 答案：A
12. 答案：A	24. 答案：C	36. 答案：A	48. 答案：A

A_2型题

49. 答案：C	50. 答案：C	51. 答案：D	52. 答案：C

53. 答案：C
54. 答案：E
55. 答案：D
56. 答案：D
57. 答案：E
58. 答案：D

59. 答案：E
60. 答案：A
61. 答案：C
62. 答案：D
63. 答案：C

64. 答案：E
65. 答案：B
66. 答案：E
67. 答案：A
68. 答案：A

69. 答案：D
70. 答案：D
71. 答案：E
72. 答案：B
73. 答案：E

A₃/A₄型题

74. 答案：E
75. 答案：E
76. 答案：B

77. 答案：D
78. 答案：E

79. 答案：D
80. 答案：B

81. 答案：B
82. 答案：C

第五章　妊娠、分娩和产褥期疾病患者的护理

A₁型题

1. 答案：B
2. 答案：A
3. 答案：C
4. 答案：A
5. 答案：A
6. 答案：E
7. 答案：A
8. 答案：D
9. 答案：D
10. 答案：A
11. 答案：B

12. 答案：D
13. 答案：D
14. 答案：B
15. 答案：C
16. 答案：C
17. 答案：A
18. 答案：C
19. 答案：D
20. 答案：E
21. 答案：C
22. 答案：B

23. 答案：D
24. 答案：C
25. 答案：A
26. 答案：E
27. 答案：E
28. 答案：D
29. 答案：A
30. 答案：C
31. 答案：E
32. 答案：A
33. 答案：C

34. 答案：C
35. 答案：C
36. 答案：E
37. 答案：E
38. 答案：D
39. 答案：B
40. 答案：C
41. 答案：B
42. 答案：E
43. 答案：A
44. 答案：E

A₂型题

45. 答案：B
46. 答案：A
47. 答案：B
48. 答案：B

49. 答案：B
50. 答案：C
51. 答案：B
52. 答案：D

53. 答案：B
54. 答案：A
55. 答案：A
56. 答案：B

57. 答案：E
58. 答案：C
59. 答案：C
60. 答案：D

61. 答案：C
62. 答案：C
63. 答案：D
64. 答案：D
65. 答案：C

66. 答案：E
67. 答案：D
68. 答案：B
69. 答案：B
70. 答案：B

71. 答案：E
72. 答案：E
73. 答案：A
74. 答案：D
75. 答案：A

76. 答案：A
77. 答案：B
78. 答案：E
79. 答案：D
80. 答案：E

A_3/A_4 型题

81. 答案：C
82. 答案：B
83. 答案：C
84. 答案：E

85. 答案：C
86. 答案：C
87. 答案：D

88. 答案：C
89. 答案：A
90. 答案：A

91. 答案：C
92. 答案：C
93. 答案：B

第六章　妇科疾病患者的护理

A_1 型题

1. 答案：B
2. 答案：A
3. 答案：B
4. 答案：A
5. 答案：A
6. 答案：E
7. 答案：A
8. 答案：A
9. 答案：E

10. 答案：C
11. 答案：E
12. 答案：B
13. 答案：C
14. 答案：A
15. 答案：E
16. 答案：D
17. 答案：A

18. 答案：E
19. 答案：C
20. 答案：C
21. 答案：C
22. 答案：D
23. 答案：B
24. 答案：C
25. 答案：D

26. 答案：B
27. 答案：C
28. 答案：E
29. 答案：B
30. 答案：A
31. 答案：E
32. 答案：E
33. 答案：D

A_2 型题

34. 答案：B
35. 答案：D
36. 答案：B
37. 答案：E
38. 答案：B

39. 答案：A
40. 答案：E
41. 答案：B
42. 答案：D
43. 答案：D

44. 答案：D
45. 答案：B
46. 答案：A
47. 答案：A
48. 答案：B

49. 答案：A
50. 答案：E
51. 答案：C
52. 答案：E

A₃/A₄型题

53. 答案：B	55. 答案：D	57. 答案：E	58. 答案：E
54. 答案：A	56. 答案：E		

第七章　儿科疾病患者的护理

A₁型题

1. 答案：D	10. 答案：C	19. 答案：E	27. 答案：D
2. 答案：D	11. 答案：B	20. 答案：B	28. 答案：B
3. 答案：C	12. 答案：C	21. 答案：C	29. 答案：D
4. 答案：D	13. 答案：C	22. 答案：E	30. 答案：B
5. 答案：D	14. 答案：E	23. 答案：C	31. 答案：B
6. 答案：B	15. 答案：B	24. 答案：C	32. 答案：B
7. 答案：B	16. 答案：D	25. 答案：D	33. 答案：D
8. 答案：E	17. 答案：B	26. 答案：B	34. 答案：E
9. 答案：C	18. 答案：E		

A₂型题

35. 答案：D	39. 答案：C	43. 答案：C	46. 答案：B
36. 答案：C	40. 答案：D	44. 答案：E	47. 答案：B
37. 答案：E	41. 答案：A	45. 答案：C	48. 答案：C
38. 答案：B	42. 答案：A		

A₃/A₄型题

49. 答案：B	52. 答案：B	55. 答案：A	58. 答案：D
50. 答案：E	53. 答案：B	56. 答案：C	59. 答案：A
51. 答案：D	54. 答案：C	57. 答案：D	60. 答案：D

第八章　泌尿生殖系统疾病患者的护理

A₁型题

1. 答案：B	11. 答案：B	21. 答案：B	30. 答案：C
2. 答案：B	12. 答案：A	22. 答案：A	31. 答案：E
3. 答案：C	13. 答案：E	23. 答案：E	32. 答案：B
4. 答案：C	14. 答案：E	24. 答案：C	33. 答案：D
5. 答案：D	15. 答案：B	25. 答案：E	34. 答案：A
6. 答案：C	16. 答案：A	26. 答案：E	35. 答案：C
7. 答案：D	17. 答案：E	27. 答案：B	36. 答案：D
8. 答案：A	18. 答案：C	28. 答案：A	37. 答案：C
9. 答案：E	19. 答案：B	29. 答案：B	38. 答案：A
10. 答案：C	20. 答案：A		

A₂型题

39. 答案：B	44. 答案：B	49. 答案：E	53. 答案：B
40. 答案：B	45. 答案：B	50. 答案：D	54. 答案：A
41. 答案：E	46. 答案：D	51. 答案：A	55. 答案：A
42. 答案：E	47. 答案：E	52. 答案：A	56. 答案：B
43. 答案：E	48. 答案：C		

A₃/A₄型题

57. 答案：C	59. 答案：C	61. 答案：A	63. 答案：E
58. 答案：E	60. 答案：B	62. 答案：D	

第九章　神经系统疾病患者的护理

A₁型题

1. 答案：B	3. 答案：B	5. 答案：B	7. 答案：B
2. 答案：B	4. 答案：C	6. 答案：D	8. 答案：E

9. 答案：B   13. 答案：E   17. 答案：B   21. 答案：C

10. 答案：E   14. 答案：D   18. 答案：A   22. 答案：C

11. 答案：E   15. 答案：B   19. 答案：A   23. 答案：B

12. 答案：B   16. 答案：C   20. 答案：E

A_2 型题

24. 答案：A   27. 答案：E   30. 答案：A   33. 答案：B

25. 答案：B   28. 答案：E   31. 答案：B   34. 答案：A

26. 答案：D   29. 答案：B   32. 答案：C   35. 答案：D

A_3/A_4 型题

36. 答案：E   38. 答案：E   40. 答案：A   41. 答案：B

37. 答案：B   39. 答案：A

第十章　肌肉骨骼系统和结缔组织疾病患者的护理

A_1 型题

1. 答案：D   9. 答案：E   17. 答案：A   25. 答案：D

2. 答案：D   10. 答案：D   18. 答案：E   26. 答案：B

3. 答案：C   11. 答案：A   19. 答案：B   27. 答案：E

4. 答案：A   12. 答案：B   20. 答案：D   28. 答案：A

5. 答案：C   13. 答案：C   21. 答案：C   29. 答案：C

6. 答案：B   14. 答案：C   22. 答案：C   30. 答案：D

7. 答案：E   15. 答案：A   23. 答案：C   31. 答案：B

8. 答案：B   16. 答案：C   24. 答案：C

A_2 型题

32. 答案：D   35. 答案：E   38. 答案：C   41. 答案：C

33. 答案：E   36. 答案：C   39. 答案：D   42. 答案：B

34. 答案：A   37. 答案：B   40. 答案：C   43. 答案：E

44. 答案：C
48. 答案：B
51. 答案：D
54. 答案：C

45. 答案：D
49. 答案：C
52. 答案：D
55. 答案：D

46. 答案：D
50. 答案：C
53. 答案：A
56. 答案：B

47. 答案：E

A_3/A_4 型题

57. 答案：A
60. 答案：B
62. 答案：D
64. 答案：B

58. 答案：B
61. 答案：D
63. 答案：E
65. 答案：C

59. 答案：C

第十一章　损伤、中毒患者的护理

A_1 型题

1. 答案：B
11. 答案：C
20. 答案：B
29. 答案：D

2. 答案：A
12. 答案：E
21. 答案：D
30. 答案：B

3. 答案：B
13. 答案：C
22. 答案：A
31. 答案：D

4. 答案：E
14. 答案：B
23. 答案：C
32. 答案：A

5. 答案：E
15. 答案：C
24. 答案：A
33. 答案：E

6. 答案：D
16. 答案：D
25. 答案：B
34. 答案：B

7. 答案：B
17. 答案：D
26. 答案：E
35. 答案：E

8. 答案：A
18. 答案：D
27. 答案：D
36. 答案：D

9. 答案：D
19. 答案：A
28. 答案：B
37. 答案：C

10. 答案：A

A_2 型题

38. 答案：E
44. 答案：E
50. 答案：E
56. 答案：D

39. 答案：A
45. 答案：D
51. 答案：E
57. 答案：A

40. 答案：D
46. 答案：C
52. 答案：C
58. 答案：C

41. 答案：C
47. 答案：A
53. 答案：E
59. 答案：A

42. 答案：D
48. 答案：C
54. 答案：E
60. 答案：D

43. 答案：B
49. 答案：C
55. 答案：A

A₃/A₄ 型题

61. 答案：E	62. 答案：B	63. 答案：B	64. 答案：D

第十二章　内分泌、营养及代谢性疾病患者的护理

A₁ 型题

1. 答案：D	11. 答案：D	21. 答案：A	30. 答案：B
2. 答案：B	12. 答案：B	22. 答案：C	31. 答案：D
3. 答案：D	13. 答案：A	23. 答案：E	32. 答案：A
4. 答案：D	14. 答案：B	24. 答案：C	33. 答案：C
5. 答案：B	15. 答案：D	25. 答案：C	34. 答案：D
6. 答案：A	16. 答案：E	26. 答案：C	35. 答案：A
7. 答案：E	17. 答案：D	27. 答案：E	36. 答案：E
8. 答案：B	18. 答案：A	28. 答案：E	37. 答案：C
9. 答案：D	19. 答案：C	29. 答案：E	38. 答案：E
10. 答案：E	20. 答案：E		

A₂ 型题

39. 答案：D	42. 答案：E	45. 答案：D	48. 答案：D
40. 答案：D	43. 答案：B	46. 答案：B	49. 答案：D
41. 答案：B	44. 答案：B	47. 答案：E	50. 答案：C

A₃/A₄ 型题

51. 答案：A	54. 答案：E	56. 答案：D	58. 答案：B
52. 答案：B	55. 答案：B	57. 答案：B	59. 答案：E
53. 答案：D			

第十三章　血液、造血器官及免疫疾病患者的护理

A₁型题

1. 答案：A	5. 答案：E	9. 答案：A	13. 答案：C
2. 答案：A	6. 答案：D	10. 答案：A	14. 答案：C
3. 答案：B	7. 答案：D	11. 答案：C	15. 答案：C
4. 答案：D	8. 答案：B	12. 答案：C	16. 答案：C

A₂型题

17. 答案：C	20. 答案：C	23. 答案：D	26. 答案：A
18. 答案：E	21. 答案：E	24. 答案：D	27. 答案：E
19. 答案：B	22. 答案：C	25. 答案：D	28. 答案：D

A₃/A₄型题

29. 答案：D	31. 答案：C	32. 答案：B	33. 答案：A
30. 答案：D			

第十四章　传染病患者的护理

A₁型题

1. 答案：A	10. 答案：E	19. 答案：D	28. 答案：E
2. 答案：A	11. 答案：E	20. 答案：D	29. 答案：B
3. 答案：E	12. 答案：A	21. 答案：D	30. 答案：E
4. 答案：D	13. 答案：D	22. 答案：E	31. 答案：D
5. 答案：A	14. 答案：E	23. 答案：C	32. 答案：C
6. 答案：B	15. 答案：C	24. 答案：E	33. 答案：B
7. 答案：B	16. 答案：E	25. 答案：D	34. 答案：C
8. 答案：E	17. 答案：C	26. 答案：E	35. 答案：C
9. 答案：D	18. 答案：E	27. 答案：B	36. 答案：B

A₂ 型题

37. 答案：A	41. 答案：B	45. 答案：A	49. 答案：D
38. 答案：B	42. 答案：A	46. 答案：E	50. 答案：D
39. 答案：C	43. 答案：C	47. 答案：B	51. 答案：B
40. 答案：D	44. 答案：D	48. 答案：C	52. 答案：A

A₃/A₄ 型题

53. 答案：D	56. 答案：C	58. 答案：A	60. 答案：E
54. 答案：D	57. 答案：D	59. 答案：D	61. 答案：C
55. 答案：C			

第十五章　皮肤和皮下组织疾病患者的护理

A₁ 型题

1. 答案：B	2. 答案：D	3. 答案：B	4. 答案：B

A₂ 型题

5. 答案：A	7. 答案：D	8. 答案：A	9. 答案：B
6. 答案：E			

第十六章　精神障碍患者的护理

A₁ 型题

1. 答案：D	7. 答案：E	13. 答案：D	18. 答案：C
2. 答案：B	8. 答案：C	14. 答案：E	19. 答案：D
3. 答案：D	9. 答案：C	15. 答案：C	20. 答案：B
4. 答案：E	10. 答案：D	16. 答案：D	21. 答案：A
5. 答案：A	11. 答案：D	17. 答案：E	22. 答案：E
6. 答案：C	12. 答案：C		

A₂型题

23. 答案：B	27. 答案：C	31. 答案：B	35. 答案：B
24. 答案：A	28. 答案：A	32. 答案：D	36. 答案：A
25. 答案：A	29. 答案：C	33. 答案：D	37. 答案：A
26. 答案：C	30. 答案：C	34. 答案：A	

A₃/A₄型题

38. 答案：B	40. 答案：A	42. 答案：D	44. 答案：D
39. 答案：C	41. 答案：C	43. 答案：A	45. 答案：B

第十七章　中医基础知识

A₁型题

1. 答案：C	5. 答案：B	8. 答案：C	11. 答案：D
2. 答案：A	6. 答案：A	9. 答案：D	12. 答案：A
3. 答案：C	7. 答案：C	10. 答案：E	13. 答案：C
4. 答案：A			

第十八章　人文知识

A₁型题

1. 答案：D	9. 答案：B	17. 答案：D	25. 答案：A
2. 答案：D	10. 答案：D	18. 答案：D	26. 答案：E
3. 答案：B	11. 答案：C	19. 答案：B	27. 答案：D
4. 答案：C	12. 答案：C	20. 答案：D	28. 答案：E
5. 答案：A	13. 答案：C	21. 答案：C	29. 答案：C
6. 答案：A	14. 答案：B	22. 答案：E	30. 答案：E
7. 答案：D	15. 答案：C	23. 答案：D	31. 答案：D
8. 答案：C	16. 答案：A	24. 答案：D	32. 答案：E

| 33. 答案：C | 35. 答案：C | 37. 答案：D | 39. 答案：D |
| 34. 答案：B | 36. 答案：C | 38. 答案：C | 40. 答案：A |

A_2 型题

41. 答案：E	47. 答案：A	52. 答案：B	57. 答案：C
42. 答案：A	48. 答案：A	53. 答案：C	58. 答案：D
43. 答案：C	49. 答案：B	54. 答案：C	59. 答案：D
44. 答案：A	50. 答案：C	55. 答案：C	60. 答案：D
45. 答案：B	51. 答案：B	56. 答案：B	61. 答案：A
46. 答案：B			

A_3/A_4 型题

| 62. 答案：B | 63. 答案：B |

● 丛书编委简介

　　本丛书是由点石教育牵头组织，联合国内多位护理界和教育界资深专家、学者和经验丰富的教学名师共同编写完成，更特别聘请国内护理界资深专家李小妹教授(博士生导师，西安交通大学护理学系主任，国务院医学硕士专业学位研究生指导委员会委员，教育部高等学校护理教学指导委员会委员，国家卫计委护士资格考试专家委员会委员，美国护理科学院院士)担任丛书主编，对图书内容进行严格把关，保证了丛书内容的专业性和权威性，以及丛书内容编排上的科学性和实用性。

李小妹教授主要著作及参编书籍

《护理学导论》(全国高等教育自学考试指导委员会规划教材)

《整体护理理论与实践》《护理教育学》(卫生部规划教材)

《临终关怀伦理学》《全科医学》(面向21世纪重点教材)

《护理心理学》《护理学导论》(卫生部规划教材)

《儿科护理手册》《社区护理》(卫生部规划教材)

《社区护理学》(全国高等教育自学考试指导委员会规划教材)

《护理管理学》(全国高等教育自学考试指导委员会规划教材)

《护理学管理学辅导教材》(全国高等教育自学考试指导委员会规划教材)

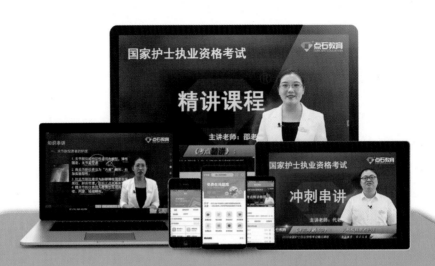

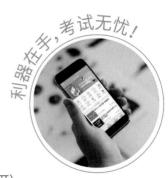

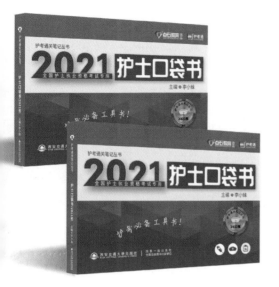

《护士口袋书》

主　　编：李小妹

开　　本：64开

定　　价：19.60元

发行时间：2020年09月

▌ 图书特点

　　本书按章节归纳了护士执业资格考试的重点、难点和高频考点，内容条分缕析，表格与文字并重，重点突出，携带方便，适合考生在各个阶段备考使用！本书还收录了常用护理临床应用的英文缩写及中文译意、临床常见指标参考值、护理操作常规及常用公式，可作为护士临床工作中的参考工具书。

▌ 推荐指数

早期备考：★★★★★　　　基础巩固：★★★★★　　　考前冲刺：★★★★★

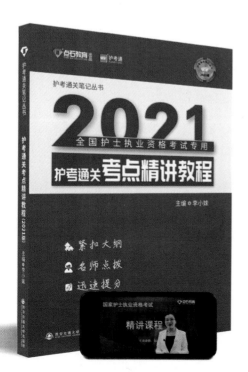

《护考通关考点精讲教程》

主　　编：李小妹

开　　本：16开

定　　价：129.80元

发行时间：2020年09月

▌ 图书特点

　　本书紧扣国家《护士执业资格考试大纲》（简称《大纲》），立足大中专院校考生的学习情况，通过对《大纲》基本考点进行整理、归类和分析，在《大纲》基本考试要求的基础上对知识结构和章节顺序进行了重新编排和优化，并将难点、重点、高频考点通过图文、图表、口诀等形式进行总结，让考生备考更加轻松、高效！

▌ 推荐指数

早期备考：★★★☆☆　　　基础巩固：★★★★★　　　考前冲刺：★★★★☆

注：本书配套同步高清视频讲解，掌握考点，轻松易懂！

（观看请下载"护考通"APP）

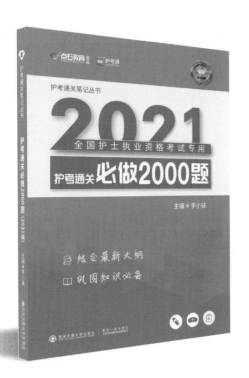

《护考通关必做2000题》

主　　编：李小妹

开　　本：16开

定　　价：56.00元

发行时间：2020年09月

▍图书特点

　　本书为《护考通关考点精讲教程》的同步配套题集，按系统分类精选习题，对各系统题量、难度、题目形式都进行精心优化，内容设置合理，考点覆盖全面，能够帮助考生巩固各章节所学考点，厘清做题思路。本书也可单独作为练习题使用。

▍推荐指数

早期备考：★★★☆☆　　基础巩固：★★★★★　　考前冲刺：★★★★☆

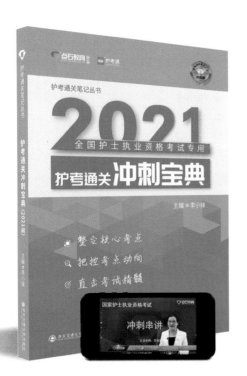

《护考通关冲刺宝典》

主　　编：李小妹

开　　本：16开

定　　价：68.60元

发行时间：2020年09月

▍图书特点

　　本书主要针对备考冲刺阶段的考生，总结了各章节的重点、难点和易混点，同时配套大量针对性强的考题，以考题带出知识点、以知识点带出考点，遵循命题规律，能够让考生快速梳理自己的知识短板和薄弱点，巩固知识点，快速查漏补缺。

▍推荐指数

早期备考：☆☆☆☆☆　　基础巩固：★★★★☆　　考前冲刺：★★★★★

注：本书配套同步高清视频讲解，举一反三，快速巩固提分
　　（观看请下载"护考通"APP）

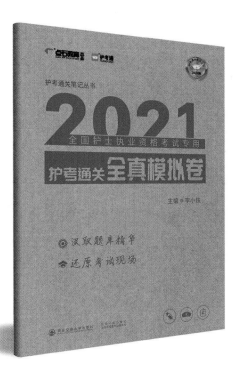

《护考通关全真模拟卷》

主　　编：李小妹
开　　本：16开
定　　价：48.60元
发行时间：2020年09月

▌图书特点

　　本书中的模拟卷按照《大纲》考试科目要求，参照历年考试试卷结构、题量、题型分布、难度系数设计组卷，题目选取考察全面，难度适宜，接近真题命题思路，能够帮助考生快速检验自身的复习水平，熟悉考试题型，提高应试能力。本书配套详细的答案解析！

▌推荐指数

早期备考：★☆☆☆☆　　　基础巩固：★★★★☆　　　考前冲刺：★★★★★